# 美食のサピエンス史

The Omnivorous mind
Our Evolving Relationship with Food

ジョン・アレン
成広あき＝訳

羊土社

THE OMNIVOROUS MIND

Our Evolving Relationship with Food

by

John S. Allen



Japanese translation published by arrangement
with Harvard University Press
through The English Agency (Japan) Ltd.

2つの文化を背景に、素晴らしい料理を作ってくれた母、
ヤエコ・スミ・アレン（1928－2006）に捧ぐ

# はじめに

8月も残りわずか。私はどうしてもやらねばならない仕事を2つ抱えている。1つは本書を書き上げること、もう1つは――こちらのほうがよっぽど差し迫っているのだが――キッチンにある数キロのズッキーニをさいの目に切り、ピクルスにして保存すること。ここには大昔からヒトを悩ませてきたジレンマが横たわっている。すなわち、余った食べ物をどうするか？　食べきれない分は誰かと分け合うべきなのか（誰と？）、それとも、後々のために保存しておくべきなのか（どうやって？）。幸いなことに、次の季節が来ても食料が足りなくなることはないので、保存については考えなくてよい。私がピクルスを作ろうとしているのは、単にそうしたいからだ。ところが私たちの祖先にとっては、食べ物が余るのも善し悪しだっただろう――困難極まるというほどではなかったにしろ、祖先たちは認知的にも社会的にも途方に暮れていたのではないだろうか。

ズッキーニのピクルスは絶品だ。これから数カ月後には冬本番を迎えるが、このピクルスを口にすれば、夏の記憶がありありとよみがえってくるだろう。[1] しかしそれにもまして、思いもよらぬよろこびを得ることができるはずだ――主菜を彩るだけの脇役でしかないにもかかわらず。少なくとも私にとってこのピクルスには大きな認知的価値があるらしく、その価値は多岐にわたっている。このよろこびの源泉はというと、かつての夏の記憶であり、あるいはほとんど自らの手で仕上げたものを食べているという誇りと達成感、そして栽培から収穫、下拵え、保存に至るまでのあれこれについて、じかに知っているという満足感である。さらには安心感すらもある――いつかこの高度文明社会から振り落とされることがあっても飢え死にすることはないだろう、私にはこの手作りピクルスがあるのだから。

このようなことを書き連ねていると、「食にすこぶる関心をもった、新手のアメリカ人」だと思われるだけかもしれない。つまり正統な料理文化から少しずれていると。食品産業のグローバル化によって(同時にローカル化の重要性も説かれているが)、今までは手に入らなかった世界各国の食材を買えるようになり、その結果、異端の料理文化が生まれた、私はその担い手なのだろうか? たしかにそうかもしれない。しかしこれを認めたところで、ピクルスの入ったガラス瓶を見てあれほどのよろこびが感じられる理由を説明できるわけではない。食べ物には意味があるのだ。食べ物が記憶を呼び覚まし、食べ物がアイデンティティを形成する。本書で私が主張したいのは、感情にはいくつもの要因が——厳密に言えば、いくつもの歴史が——絡み合っているということだ。

第1の歴史として、個人的な文化史がある。私はアメリカに生まれ、1960~70年代に毎日のように保存食品や加工食品を食べながら育った(今も食べている)。実際アメリカやその他の先進諸国で暮らしていれば、この種の食品に事欠かない。もちろん自家栽培の野菜などと比べて健康には悪いが、新鮮さとはどれほど無縁であろうとも、何らかの加工がなされた食品を進んで選ぶ。そうしたことが先進諸国に共通する文化的な特徴となっている。そして第2の歴史には、私の家族が食べ物と家庭菜園をかなり大切にしていたということがある。両親は可能な限り、庭で新鮮な季節の野菜を育てていた。収穫した野菜を瓶詰めなどにもしていたが、当時ここまでするのはいささかやり過ぎだと考えられていたし、やや古くさいとさえ言われていた。とはいえ食べ物がたっぷりあること、これが重要なのである。家計が苦しいときでも常に十分な食べ物に恵まれていたことは、両親の誇りだったのだ(世界大恐慌と第2次世界大戦の時代を経験したからこその誇りだろう)。このようなわけで、家庭に深く根づいた食べ物——たとえばズッキーニ——によって、私のなかに記憶や誇り、そして家族にまつわる強烈な感覚が呼び覚まされるのは、決して驚くにあたらない。

最後に挙げるのは、全人類に共通する進化史である。ヒトが生きていくためには、ほかの動物と同じく食料が欠かせない。自然選択の結果あらゆる動物には、食料を追い求め、獲得し、摂取しようとする行動メカニズムが備わっており、さらに、より高度に発達した認知体系を有する動物であれば、食べ物を巡る活動によろこびを見出していることだろう。ヒトが動機づけや快感、報酬を認知する基本的なメカニズムは、依然としてほかの生物と変わらない。しかし私たちの認知が表出・形成される背景には、移りゆく文化がある。ヒトの進化と進化心理学における研究目標の1つは、私たちの行動、感情、認知、感覚を、生物学と文化の相互関係として理解することだ。ズッキーニの例で考えてみよう。収穫から数カ月経った後にそのピクルスを口にするよろこびは、たしかにある程度は私の家庭環境と文化的環境に由来するが、それだけでは説明しきれないほどに奥深く、かつ普遍的なのだ。ここでの課題は、私のよろこびの一部を生物学で説明し、別の一部を文化的環境によって説明することにあるのではない。そうではなく、生物学的な過去と文化的な過去が混ざり合うことによって、1つの複雑な感情が産み落とされると解釈しなければならないのである。

本書『美食のサピエンス史』で私が目指すのは、ホモ・サピエンスが、どのような脳の働きによって食べ物を「とらえて」いるか理解することだ。私たちの認知の複雑さと知能の高さはほかの動物と比べて抜きん出ている。そして食事についてもまた独特であって、雑食動物ならほかにもいるが、ヒトの雑食性は単純に食べられるものを食べるという段階にとどまらない。食べ物には文化が絡んでいるからだ。私たちはそれを単なる栄養としては見ていない。自分で気づかないうちでさえ、文化によって与えられた重要な意義を感じ取っているのだ。また、耕作や調理技術によっても食の領域は拡大され、古くは何百万年前にまでさかのぼる技術があるいっぽうで、ごく最近生まれた技術もある。

　私たちの食生活とそれについての考えには、人類の独特な自然史が見てとれる。一方では哺乳類であり霊長類である私たちの食事と食物観は、動物学的な仲間と共有する何百万年もの進化から大なり小なり影響を受けている。ところが最後の約500万年で、人類は独自の進化の道を歩むこととなった。知能が高まるにつれ意識や言語の感覚はいっそう豊かとなり、行動の適応性や柔軟性だけでなく文化も発達した。脳の働きによって生み出されたこのような変化によって（脳そのものが過去数百万年で構造的に変化し、容量も大幅に増えている）、私たちの食べ物との関わり方や食べ物に対する考え方、さらには食行動の本質が形作られてきた。

　私は食とヒトのこのような関係について、認知的な観点からアプローチしたいと思っている。となれば生物学的・進化学的な過去への言及は必須であり、またヒトとその祖先が何千年も身を置いてきた文化的環境についても述べる必要があるだろう。本書を通じてぜひとも示したいのは、脳の認知システムを解きほぐすことによって食の本質に迫れるということ、そしてさらには、食べ物の獲得・調理・摂取が、ヒトの社会的・文化的環境における認知の諸相に直接的な影響を及ぼしているということだ。そこで提言がある――ヒトは「食の理論」を進化させてきたのではあるまいか？　すなわち私たちは、おのおのが属する食環境を系統立ててとらえるために、複雑な認知の適応を繰り広げてきたのではないか。この理論は言語やジェンダー、社交性がそうであるように、人間精神の一部をなしている。

　言語についてはもう少し詳しく触れておくべきだろう。というのも、ヒトの行動は「食べる」をはじめとして、すべて文化的環境の中におさまっているが、言語はその輪郭を浮かび上がらせてくれるからだ。さらに言語を使うという行為は、必然的に生物学的・文化的な影響を受けるため、この点で

「食の理論」に類似している。つまり、いずれも「生物×文化的《バイオカルチュアル》」な現象なのである。心理学者のスティーブン・ピンカーによれば言語とは本能だ。その根拠としてとりわけ重要なのは、発達障害などがなく発育環境が正常とみなせる限り、ほぼすべてのヒトが言語を学習するということである。[2] たしかに母親のお腹から出てくるやいなや、すぐに言葉を話し始める乳児はいない。生まれて1時間もしないうちに立ち上がり乳を飲む子馬とは違うのだ。しかし出生時には言語に関する神経回路はすでにあり、いかなる国に生まれようが数年ほどその言語環境にいれば、巧みに言葉を操れるようになる。

ヒトの経験において言語はこのうえなく重要であり、私たちと大型類人猿を明確に分かつものとして、言語獲得ほど決定的なものはない。言語はヒトの認知と思考に革命をもたらし、その結果、文化が複雑に発展を遂げただけでなく、ヒトは情報をひとまとめにして記憶できるようになり、長期にわたる集中的な学習も可能となった。なるほど私たちは生物学的に見ても行動の面から見ても、ほかの動物とあらゆるレベルでのつながりがある。しかしヒトの行為——性交と求愛、暴力と攻撃、利他的行動と懐柔、健康と病気——は、おのおのが属する文化的環境と認知的環境によってことごとく作り替えられているのだ。

食事や食に対する態度もまた、このような文化的・認知的環境によって作り替えられている。私たちは脳で食べているのだ。もちろん脳で食べ物を咀嚼しているわけではないが、ヒトにとって「食べる」とは、摂取や消化だけの話にとどまらない。そこには必ず意思決定と選択がある。単に食べられるものを食べているだけでもなければ、おいしいからといってそればかり食べるわけでもない。生活における食べ物の役割は、カロリーや栄養素などの単純な次元をはるかに超えているのだ。

私たちは食べ物をどんなふうにとらえているのか？　そのプロセスは何かを認知するときとおおかた同じで、脳の発達した神経経路・神経ネットワークと、身の回りの文化的環境によって形成されている。脳は文化を創り出す究極の根源であり、いまだに進化し続けているが、そうやって生み出された文化がまた脳の機能に、そして——程度こそ小さいが——脳の構造にまで影響を与えている。つまり私たちの行動と認知は、まさに「生物×文化的」な現象だと言える。基本的なところで、たとえば空腹について考えてみよう。この感覚を統制・監視するメカニズムは脳に深く根づいており、ヒトと哺乳類とのあいだに違いはない。ところが空腹感はきわめて主観的なもので、個々の経験や心理状態に左右される。そしてもちろん、食文化にも影響されるのだ[3]。

「食べる」とは言語と同じくヒトの経験に欠かせない行動であり、この行動をさまざまなレベルで調べ上げていくことは、じつに実りの多い作業である。認知が表出・形成されるレベルにはいろいろあるが、食べ物はその各層においてどのようにとらえられているのだろうか？　食べ物と食習慣について考えることで、脳機能のさまざまな面がわかってくる。つまり食行動に着目すれば、プリズムが白色光を原色に分散させるように、脳の基本的な神経経路を解き明かすことができるのだ。ヒトの食事とは、ひとりひとりの食行動を総合したところに浮かび上がる、文化的現象である。そして文化とは個々の脳活動の総和であると同時に、脳の活動を増幅・増強させるものでもある。したがって雑食である私たちの食へのアプローチを理解するには、ヒトの食事を「生物×文化的」な現象としてとらえなければならない。

本書ではこの先、ヒトの食事と食行動の基盤について、進化学的観点、文化的観点、そして認知神経科学的な観点から見ていくことになる。第1章ではこのアプローチを紹介するために、多くの人々を魅了してやまない「サクサク」の食べ物に着目し、なぜそれほど人気なのかを考察する。第2章では、霊長類の発生からきわめて雑食性に富む現代までを概観し、食事の歴史を跡づける。食にまつわる諸感覚については第3章で触れ、味というものが生物学的であると同時に文化的である理由に焦点をあてる。第4章で扱うのは、「よりたくさん食べたい」という自然な性向だ。それから一般性はぐっと下がるが、同様に興味深い「食べる量を減らしたい」という現象も見落とせない。第5章ではさまざまな記憶表象・記憶段階について考え、食べ物がどのようにして想起における特別な役割を果たしているのか考察する。第6章のテーマは「分類」と「カテゴリー化」だ。食環境は巨大かつ複雑なものだと考えられるが、ヒトが世界という対象にどんな分類・カテゴリー化を施しているか探ることで、私たちの心のなかでは、環境というものがどのように整理・単純化されているのか見えてくる。そして第7章では、もっとも独創的な生き物であるヒトが、食に関していかなる創造性を発揮しているかに目を向け、最後の第8章は「食の理論」についての詳説にあてる。この考えが読者のみなさまに進んで受け入れてもらえることを願っている——少なくとも消化不良にだけはならないことを。

# 目次

（画像提供：ブラス・ジョエル）

# 美食のサピエンス史

# 第1章 サクサク、カリカリ、パリパリ、シャキシャキ……etc.

「サクサク」や「カリカリ」のたった一言が、人に「食べたい」と思わせる。食材や調理技術についてどれほど語ろうがこの言葉には敵わない。サクサクの食べ物にどこか魅力を感じるのは、人間の生得的な性質である。

――マリオ・バターリ『The Babbo Cookbook』Random House, 2002

私たちはみな、「サクサク」や「カリカリ」、あるいは「パリパリ」や「シャキシャキ」のもつ魅力にとらわれた経験がある。マリオ・バターリ*訳注1が経営するレストランは、イタリア郷土料理をベースにしたすばらしい（そしてしばしば値の張る）創作料理を売りとする高級店だ。このような高級店の場合、メニューの料理名に「サクサクの～」「カリカリの～」などとあれば、いささか趣に欠けるだろう。しかし給仕係が料理の特徴を説明したり、本日のオススメは何かを説明したりするとき、「サクサク」などの言葉がこぼれ出ないことはない。いっぽうファストフード店であれば、自分好みの繊細かつ荘厳な食事体験を求めるような客はいないため、高級店と違って「趣」などを気にする必要はない。ゆえに購買意欲をそそるための決め台詞として、「サクサク」という言葉はさかんに用いられている。1970年代の初め、ケンタッキーフライドチキンは新メニューを追加した。その名も「エクストラクリスピー（Extra Crispy）」。これは非常にマーケティングの才能に富んだネーミングであり、2つのことが達成されている。1つは、そのチキンが単にサクサク《クリスピー》なのではなく、「特別に《エクストラ》」サクサクであるとわかりやすく伝えたこと。2つ目は、新メニューが「特別に」サクサクなら、もともとあった「オリジナルレシピ」のチキンのほうも当然サクサクであるとのイメージを作ったこと（サクサクしていない商品は見向きもされないのだ）。

では、どうして私たちヒトは「サクサク」が好きなのか？　それが魅力的であることは、おそらく説明するまでもないだろう。ヒトがみな幸福追求権を有しているのと同じぐらいに自明である。「サクサク嫌い」などいない、その裏づけとして、サクサクの食べ物が食文化の境界をいとも簡単に越えていくという事実を見てみよう。これは以前、同僚の文化人類学者が残念がっていたことでもあるのだが、ニュージーランドからサモアへ向かう夜の便に乗ると、機内はいつもフライドチキンのにおいがしたそうだ。サモア人の乗客たちは空港へ来る途中で必ずケンタッキーの店に寄り、家族や友人のためにサクサクのチキンを買いだめしていたのである。あるいは、ジャガイモの例を見てみよう。新大陸で作られていたこの野菜は、産業革命以前にはすでに旧大陸の広範囲へと伝わっていた。ところが科学技術が発達し、根菜類を使ったサクサクの製品（おもにポテトチップスと冷凍フライドポテ

＊訳注1　マリオ・バターリ（1960〜）　イタリア料理の鉄人として世界的に有名なアメリカ人シェフ。1998年、ニューヨークにレストラン「Babbo（バッボ）」を開業して以来、パートナーのジョー・バスティアーニッチらとともにアメリカ、イタリア、シンガポール、香港に事業を展開した。2017年末に発覚したセクハラ問題によって第一線を退き、2019年3月にはレストランの全経営権を売却している。

ト）が登場すると、これらが大量生産されて広く流通した。国連食糧農業機関（FAO）はジャガイモの「真価が発揮された」と評し、この活躍を祝うため2008年を国際イモ年に定めたほどである[1]。サクサクのポテト製品は世界中で重宝されており、ジャガイモが主要作物でなくなった国でさえ総合的な需要は維持されている。

どうやら「サクサク」にはパワーがあるらしい。どんなに分厚い文化の壁であろうが、難なく突き破ってしまうのだ。たとえば日本はその歴史の大部分を通じて諸外国との交流が大陸国に比べると少なかった。日本は文字通り島国であるだけでなく、文化的にも島国であり、和食の大半には独特な文化が見てとれる。しかし私たちがよく知る典型的な和食のあのサクサクした食感は、じつはすべて異文化の料理がもとになっている[2]。てんぷらは15、6世紀の南蛮人宣教師によってはじめて作られた。あるいは彼らを通じてもたらされた。日本は1630年代より他国とのあらゆる接触を厳重に制限したが、それ以前には、宣教師たちの出入りも許されていたのだ。豚カツも西洋料理のシュニッツェルを日本風にしたものである。シュニッツェルとはカツレツ料理のことで、オーストリアやドイツなどのヨーロッパ諸国で発祥している。唐揚げにしてももともとの意味は「唐風（中国風）の揚げ物」である。少なくともたしかなのは、鶏の唐揚げや豚カツ、野菜のてんぷらなどといった和食のなかで、寿司だけは日本独自の伝統的な料理であるということだ。

科学者のなかでも、たとえば進化心理学のほか、生物と文化の両面からホモ・サピエンスを研究する者は、文化の境界を超越するような行動パターン・認知パターンに出会うと冷静を保てなくなる。非常にわくわくしてしまうのだ。彼らによると、文化を越境するような行動・認知パターンは、単に特定の環境や文化の影響によって形成されたものではなく、その根底には生物学的・進化学的な何らかの基盤があるという。別の言い方をすれば、多文化に共通するパターンや習慣には、文化の収斂や異文化からの伝播によらないものがあるということだ。「サクサク」の魅力はおそらくその1つで、たしかに食べ物そのものは文化から文化へ伝わるが、「サクサク」に大いに魅了される条件それ自体は、もともと多くの文化に共通して備わっているようである。

本章冒頭で掲げたバターリの文章によると、「サクサク」に魅力を感じるのはヒトにとって生得的なものらしい。これは一見、じつにもっともな意見だと思われる。しかし「生得」という言葉には強い意味があり、これを使用すると、社会科学の分野によっては喧嘩を売っているとみなされてしまうほどだ。「生得」とは、ヒトの脳に生まれつき備わっているもので、いかなる環境下でもほとんど例外なく特定の行動や好みに終始するということである。つまり「本能」という言葉にかなり近い。ヒトが言語にまつわる本能をもっていることは広く認められているが、「サクサク」を欲する本能の存在など証明できるだろうか？　言語の本能はホモ・サピエンスが歩んできた進化の道のりに深く根ざし、文化の境界を超越しているが、「サクサク」もそうなのか？　おそらく「生得」や「本能」などの言葉は、「サクサク」の魅力を説明するには意味が強過ぎる。あるいはこれらの語を用いるにしても、ヒトの行動や認知についての文脈では、いくぶん穏やかな意味として考えるべきではないか。この章では「サクサク」について考えながら、ヒトの食事や食行動全般への「生物×文化的」アプローチがどのようなものであるかを示していく。どうして私たちは「サクサク」が好きなのか？――この疑問に答えるには、「サクサク」が私たちにとってどのようなものかを考えねばならない。

## 「サクサク」のみなもと：昆虫

「サクサク」とは何に由来するものなのか？　自然界を見渡してみよう。つまり何の加工もされていない食べ物に着目してみると、「サクサク」のみなもとは豊富にある——もっとも、とくに現代の西洋料理に慣れ親しんでいる人にとっては、それほど魅力的ではないだろうが。それは昆虫だ。おそらく動物性食物のなかでもっともサクサクしており、キチンという多糖類でできた硬い外骨格に身を包んでいる（とはいえ、もちろん成長の初期段階におけるブヨブヨした状態のものも食べることができる。たとえば蜂の子など）。

昆虫は脂肪とタンパク質を豊富に含んでおり、世界中の至るところで、食事の脇役にもなれば主役にもなっている。欧米人の目には救荒食品か珍味のいずれかに映りがちだが、伝統料理の多くは実際のところ、その中間に位置している。すなわち、昆虫が手に入るから食べている、ということだ。[3] 外骨格の発達した成虫を食べるときは、たいてい炙るか、焼くか、揚げるかして特別にサクサク《エクストラクリスピー》な状態にする。ここで1つ、すてきなレシピを紹介しよう。インド北東端のナガランドで暮らす部族民による、バッタの料理法だ。


採集時期：コメの収穫後（の夜間）であることが多い。

はじめに翅と腹部を取り除く。

きれいな水で洗う。

ショウガやニンニク、トウガラシ、塩、タマネギ、発酵タケノコなどの食材とともに植物油で揚げる。たいてい水は用いないため、乾いた仕上がりとなる。[4]

なかなかおいしそうである。このようにして調理されたサクサクのバッタは、ナガランドをはじめ、世界中の伝統的な市場のほか、わりと新しい市場でも簡単に入手することができる。

未調理の昆虫と比べれば、サクサクに仕上がった昆虫の唐揚げは、西洋人の目にさえ魅力的に映るにちがいない。昆虫食の広がりを根拠とすれば、「サクサク」の魅力がヒトにとって生得的であることを導けるかもしれない。しかしどうして西洋人は、昆虫を食べるなんてありえないと決めつけているのだろう？　文化人類学者のマーヴィン・ハリスは、この問題についてかなり詳細に検討している。[5]ハリスによれば、西洋人は昆虫を「きたならしく、吐き気をもよおす」ものとみなすがゆえに食べないのではない。真相は逆で、食べる習慣がないからこそ「きたならしく、吐き気をもよおす」ものに見えている、とのことである。食べ物という認識がなければ、昆虫は病原菌を媒介して作物を損なう害虫でしかない。ではどうして一部の文化では、食べ物としての昆虫の価値が認められていないのか？ハリスによれば、大型の脊椎動物が十分に存在する一方で、手ごろなサイズの昆虫がいない環境では、食物獲得の戦略に昆虫が入り込む余地はない――すなわち、常に昆虫ではなく肉を選ぶということだ。こうした環境条件に合致するのは北半球の各地であり、そこで発祥したのが伝統的西洋料理である。ところが北半球にだって昆虫はいる。ちょうど良い大きさで栄養のある昆虫が、昔も今も季節ごとに生息しているのだ。そのため西洋料理と同じ風土で発祥したそのほかの伝統料理には、北アメリカ先住民をはじめ、大型の脊椎動物と昆虫を両方用いた料理も存在している。[6]ハリスは欧米人の考え方を、具体的な環境条件への最適解とみなしていた。この考えはたしかに興味深いが、しかし、昆虫食を拒絶する理由としてはあまりにも筋が通り過ぎてはいないだろうか。この先で見ていくように、食べ物の選択には、個人レベルにおいても文化レベルにおいても、多岐にわたる要素が絡んでいる。何を食べ、何を食べないか？――これは文化的アイデンティティの根本的な指標の1つなのである。

ヒトは霊長類である。哺乳類の1グループである霊長類には、そのほか、類人猿をはじめとするすべてのサルと、奇妙な小型種の集まりである曲鼻猿類（キツネザル、ガラゴなど）が含まれる。霊長類の食事（第2章参照）をざっと概観してみればわかるように、このグループの動物はなかなか昆虫に夢中らしい。実際、約5000万年前の霊長類の共通祖先は、大部分が昆虫を食料にしていた可能性がある。[7]つまりこの食虫性の霊長類による遺産と、昆虫食がかなり広くホモ・サピエンスに浸透している現状を考えあわせれば、食虫への嫌悪を生得的とする根拠など、どこにもないことになるだろう――むしろ、嫌悪とは真逆なのではないだろうか。霊長類の一種であるヒトが昆虫を食べるのは、昆虫の大半がサクサクだからなのか？　それとも、私たちがサクサクの食べ物を好むのは、祖先がサクサクの昆虫を好んでいたからなのか？　後者の考えに立てば、「サクサク」は大昔から魅力的だったゆえ、私たちの認知に深く根づいていることになろう。昆虫と特別にサクサク《エクストラクリスピー》なフライドチキンには、どうやら関係がありそうだ。昆虫は揚げ物用の鍋に紛れ込んでしまった招かざる客などでは決してないのである。

## 「シャキシャキ」のみなもと：植物

植物は自然界に存在する「シャキシャキ」のみなもとである。「シャキシャキ」と植物性食物がどう結びついているのか考えれば、たいてい「新鮮さ」などが挙がるだろう。しかし「新鮮さ」とは多面的な概念であり、食べ物の種類によるし、入荷から販売、購入に至るまでどのような経路をたどってきたかにも左右される。[8]「新鮮な肉」「新鮮な魚」と言っても、それらは当然シャキシャキしていない。それに野菜（少なくとも葉菜類や茎菜類）の「シャキシャキ」と歯応えは、水分を含んでいるしるしであり、いったん収穫すると水分量が減るだけでなく、栄養成分も変化してしまう。たとえば糖はあっという間にデンプンへと変わる。店で買ってきたスイートコーンと、家庭菜園でとったばかりのものを食べ比べたことのある人なら、その違いがわかるだろう。そのうえ鮮度が落ちれば落ちるほど、野菜の栄養は摂取しにくくなり、この傾向はとくに生で食べたときに顕著である。また細菌に汚染された場合にも、野菜は「シャキシャキ」を失って「ぬるぬる」になってしまうことが多い。

歴史家のスーザン・フリードバーグが言うように、生鮮野菜が今日の先進諸国に見られるような食べられ方をしたことは、人類の歴史上一度もない〔9〕。というのも葉菜や茎菜を食べる地域では、かねてから地産地消が基本であり、そのうえ野菜のとれる季節も限られていたからだ。ところが、今日では冷却技術・加工食品・輸送システムの発達によってあらゆる産地の野菜が手に入り、ほぼ年中食べることができる。さらに葉菜類が健康に良いことを強調する積極的な宣伝活動が展開されたこともあり、野菜は穀物や肉を補助するだけのもの、という考え方は覆されていった。こうして野菜の需要が高まると、今度は生産・包装の面に技術的進歩がもたらされ、「より新鮮な」製品が生み出されることとなる。もっともここで言う「新鮮」とは、収穫後すぐに食べるという意味での「新鮮」とはまったく異なるのだが。

私の主張は、工業化によって登場した新製品は大して新鮮でもないのに、あたかも新鮮であるように見えるということだ。新鮮さが重要視された結果、味を犠牲にしてでも消費者へ「シャキシャキ」をアピールするため、亜種・変種の繁殖が行われてきている。私たちの脳には新鮮度を評価する「ボタン」があり、これが「シャキシャキ」*訳注2や「サクサク」*訳注3などに反応している。「シャキシャキ」の重要性は、アイスバーグレタスやレッドデリシャスの人気の高まりに見てとることができ、これらは

＊訳注2　葉がキャベツ状のレタス。
＊訳注3　アメリカ産のリンゴで、デリシャス種の一種。

シャキシャキであるうえに見た目も文句なしだが、しかしほとんど味がない――こうした農産物が、いわばイメージキャラクターとして広告に用いられているが、広く一般大衆に販売される生産物としてのあるべき姿ではない。

地産地消を呼びかける人や、生産の小規模化、有機栽培をうったえる人にとって悩ましいのは、産地直売市場で買った品もスーパーマーケットで買った品も、大して変わらないということだ。たとえばピーマンにしても、隣町で8月の朝に収穫されたものと、カナダの温室で2月に育てられたものは似たり寄ったりなのである。というのも、ヒトはプロセスよりも最終形を見定めるように進化してきたからだ。それはどのくらい新鮮か？　食べても大丈夫だろうか？　味は口に合うだろうか？――こうしたサインを「読み取る」能力は生存のために欠かせないが、食べ物がどのようにしてできあがったかを理解する能力などは、ほとんど無価値なのである。それにヒトは「便利」を愛する生き物だ。手に入れやすい食べ物ほど魅力的に感じるのは、仕事に育児に大忙しな現代のシングルマザーも、旧石器時代の狩猟民も同じなのである。ゆえに、地産地消や有機栽培などについて、体の健康にも環境にも有益だ、といくら声高に叫ばれても、私たちは常にそうしたことを考慮したうえで何を食べるか決めるわけではない。

先進諸国の食事について非難する人は多いが、現代の消費者の食べ物に対する考え方に変化を与えるには、険しい道を歩むことになるだろう。というのも近年の文化的発展は、数千年にわたって発達してきた私たちの食にまつわる行動と認知を、簡単に混乱させうる状況だからである。そして何世代にもわたって現代の食習慣を方向づけてきたのは、食品の製造・流通分野における工業と科学技術の世界だった。これらの業界が生み出す製品は、私たちの頭の中にある食の「ボタン」を巧みに押し続けているのだ。この「ボタン」に関しては後で詳しく触れることになる。

積極的な販売活動の結果、現代の食卓には一年中サラダが登場することになったわけだが、もちろん誰もがシャキシャキの生野菜を好きだとは限らない。フードライターのジェフリー・スタインガーテン[＊訳注4]は、加工食をとらず腹八分目に抑える菜食主義者には好意的である一方、「サラダっ食い（冬でも週に2度以上、夏は4度以上サラダを食べる人）」については「頭を垂れ、木目模様のプラスティックのボウルに鼻をくっつけんばかりにして、ばりばり噛むのと口に運ぶのとを同時にやる」とあざ笑う。[10] スタインガーテンが指摘しているのは、野菜として分類されている葉、茎、莢《さや》、豆の多くには（「野菜」とは味の良い植物性食品を指すが、いくぶん恣意的に決められているところがあり、植物学的には果物に分類されるトマトなども含む）、ふつう、ヒトやほかの動物に食べられるのを防ぐために、さまざまな毒素が含まれているということ。食べる側と食べられる側の戦いは古代から存在しており、食べる側が植物の防衛を攻略するために新しい方法を編み出せば、今度は植物が被害拡大を防ぐために毒素でさらに守りを固める、あるいは毒素以外のやり方をとってきた（同じような戦いは、昆虫とその捕食者のあいだでも繰り広げられている）。たとえば敵と戦うのではなく誘惑するのもその1つである。一部の植物が多肉多汁で甘い果実をつけるのは動物を惹きつけるためのものであり、種子の入った果実を食べた動物がその場から移動することで、知らぬ間に植物の遺伝子を拡散させることになる。

ヒトにもっとも近い霊長類のなかには、チンパンジーなどの果食動物（常食が果実）やゴリラなど

＊訳注4　ジェフリー・スタインガーテン（1942〜）　アメリカのフードライター。1965年にハーバード大学を卒業し、1989年より「ヴォーグ」誌にて食に関する記事を執筆する。日本語で読める著作は『すべてを食べつくした男』『やっぱり美味しいものが好き』（いずれも文春文庫）など。

の葉食動物（常食が葉や茎）などがいる。私たちとより密接なつながりがあるのはチンパンジーで、体の大きさも近ければ活動パターンにも大きな差異はない。つまりヒトの生活は、熟した果実を求めて歩き回るチンパンジーの生活と一致点が多く、反対に、高繊維・低カロリーの葉や茎をゆっくりと大量に食べる生活とは縁遠いわけである。したがって私たちの祖先の食事型は、おそらく果食に傾いていたのではないか——そうであれば、生野菜を嫌う人がいる理由の説明になるかもしれない。

果食動物と葉食動物には単純な違いがあるが、霊長類学者によると、現実の世界においては常にはっきりした差異が認められるとは限らない。というのも、チンパンジーや森のサルの好物である熟した果実は季節を通じて存在するとは限らないし、干ばつが生じる場合もあるからだ。あるいは身近にある果実を食べ尽くしてしまうケースだってなくはない。[11] こうしたときに頼みの綱となるのが、栄養は少ないがより手に入れやすい代替食である。熟した果実が手に入らないとき、あるいは獲物となる小型ザルがいないとき*訳注5、チンパンジーの代替食物は葉菜、さらにはシロアリや硬い木の実となるだろう。*訳注6 進化学的に見ると、代替食物には好物と同等の重要性があるのかもしれない。ジョアンナ・ランバートが例に挙げているのは、野生のチンパンジーが、代替食物を得るにあたってしばしば道具を使用するということだ（小枝を使って巣穴のシロアリを「釣る」、あるいは石の槌を使って木の実を割る）。これは私たちの原初の祖先に見られる、食に関する諸適応を理解するうえで大いに役立つ。[12] いっぽうで好物を食べている姿からこの手の洞察が得られることはないだろう。このことについては、後ほどさらに詳しく述べることになる。

今日の先進諸国ではありとあらゆる食べ物・食品が容易に手に入るため、ほとんどの人にとって、昆虫などは常食の範疇《はんちゅう》には入らないだろうし、きっと本心では、生野菜も同じような代替食と位置づけているのではないだろうか。このことと、果実を常食とする霊長類が代替食物を選択する際、その食感を魅力の1つととらえたかもしれないことは、進化上まったくの偶然ではないだろう。好物の果実に栄養素があるのは味でもわかるし、それを食べればすっかり飢えが満たされることからもわかる。こうしたことが代替食物に当てはまらないことはほぼ明らかであり、ならば代替食の魅力の根拠はほかの部分にあるにちがいない。そして、たとえ一番の好物ではないにせよ、状況によっては最善の選択になるのだから、代替食物には間違いなく何らかの魅力があると言えるのだ。

## 「サクサク」のみなもと：調理した食べ物

自然界によってもたらされた「サクサク」「シャキシャキ」には昆虫、さらには水分と繊維たっぷりの植物があるが、私たちは、「調理」というヒトだけが発展させた技術によって、こうした食べ物に比べてはるかに華やかな食事にありつくことができている。調理によって創出される「サクサク」は、食感が魅力的なのはもちろん、たいてい香りも豊かで強烈だ。サクサクした食感を生み出しているのは、食材を加熱したときに起こる褐変反応で、たとえば、糖が加熱変化して褐色かつサクサクになるカラメル化などがある。カラメル化において重要なのは、単一の分子種（糖）がさまざまな分子

＊訳注5　チンパンジーの狩猟・肉食行動は生息環境によらず観察されており、同所的に生息する霊長類のなかでもとくにオナガザル類が獲物とされる。
「とくにチンパンジーの狩猟・肉食行動は生息環境に関わらず観察されており、この行動はチンパンジーにとって一般的な現象であることが明らかになっている。またチンパンジーでは、一部の個体に限れば、肉の摂取量は狩猟採集民のそれとほとんど変わらない……（中略）……また、狩猟・肉食の対象の選択性ということでとくに指摘しておきたいことは、彼らの主な狩猟・肉食の対象は同所的に生息する霊長類、とくにオナガザル類であるということである」――『霊長類研究』Primate Res. 13: 203-213, 1997

＊訳注6　ジョアンナ・ランバート　コロラド大学ボルダー校教授。専門は生態学・進化生物学。

に変化するという点であり、これによって豊かな香りが生み出されることとなる。ハロルド・マギー*訳注7も記しているように、「この驚くべき変化は、キャンディーその他のさまざまな菓子類のおいしさのもとになる、好都合なものでもある[13]」。

霊長類の遺産という観点から見ると、甘い食べ物を好む性質は、調理という営みが始まる以前からすでに存在していたことがわかる。糖を熱することによって味と魅力の強烈な新世界が開かれるのは事実だが、だからといって必ずしも食事の幅が広がるとは限らないだろう。砂糖（スクロース）が重要な地位を獲得するのは、砂糖生産が工業化された19世紀中ごろ以降の話である[14]。果食から真の雑食への変化には、おそらく別の褐変反応による影響が大きいだろう。それがメイラード反応だ。さまざまな食品の褐変、フレーバー分子生成のもとをなす反応で、1910年代、フランスの物理学者、化学者であるルイ・カミール・マイヤール（メイラード）によってはじめて説明を与えられたことから、その名をとって呼ばれている[15]。メイラード反応は糖とアミノ酸（単独あるいはタンパク質の一部）に熱を加えるところから始まる。両方の分子が反応して不安定な中間生成物をつくり、その後さらに数百種類の化合物をつくる。この反応にはアミノ酸に由来する窒素原子と硫黄原子が関わっているので、糖のカラメル化と比べるとはるかに多くの種類のフレーバーやアロマが発生することになる。

さまざまな食べ物の味と色の変化は、メイラード反応によって説明することができる。この反応はそれほど高熱にしなくとも生じるが、加熱することで反応速度を大幅にアップさせることは可能である。たとえば醤油の味と色はメイラード反応によるものだ。大豆と小麦を蒸し、食塩水を加えて発酵させている間に、この反応が起きている。

「サクサク」とメイラード反応にはどんな関係があるのだろうか？　これらはいずれも「焼く」「揚げる」といった乾式加熱調理法によって生じる場合がほとんどだ。肉、小麦粉、野菜はこの方法で調理されることが多いため、私たちが「サクサク」と感じているものの多くは乾式加熱調理法の賜物だと言える。「煮る」では温度が足りないため、肉の表面にメイラード反応はまったく生じないが、乾式加熱であれば表面が乾燥しているので、反応が起こるのに必要な温度に到達し、その結果、味が強まると同時に表面がサクサクの仕上がりとなる。ジャガイモについても同様で、揚げることによって表面はサクサクかつ風味豊かになり、調理時間さえしっかり管理していれば、中身のほうはしっとりしたままでメイラード反応は起こらない。マギーが指摘しているように、ポテトチップスとは、まさに中身をとって皮だけ残したフライドポテトなのである。[16] だからとびきりサクサクしていて美味なのだ。

人類の食事は調理という決定的な要因によって、「サクサク」のみなもとになり得る食べ物の範囲をぐっと押し広げてきた。この拡大はいつ始まったのか？　リチャード・ランガム*訳注8が力説しているのは、私たちの進化における技術発展のうち、調理全般に匹敵するほど重要かつ根本的なものはほとんどないということだ。[17] 彼がひもとく調理の歴史は、ホモ・サピエンスがいたころよりもはるか以前（ホモ・サピエンスがはじめて現われたのは約20万年前）、おそらく１６０万年前にまで及ぶ。この時代に生きていた人類種はホモ・エレクトスといい、はじめアフリカに出現すると、旧世界のさまざまな場所へと広がっていった。脳の大きさは、現生する大型類人猿（および原初の祖先）と現在の私たちの中間であり、[18] この時期には石器も製作されていたようだ。ただし彼らが技術を有していた証拠は、石器を除くと数少ない。というのも一般的に、木や獣皮でできた道具は考古学的な記録として残らな

＊訳注７　ハロルド・マギー（１９５１〜）　料理科学の第一人者。78年にイェール大学で文学の博士号を取得した後、84年に『On Food & Cooking: The Science & Lore of the Kitchen』を出版（『マギーキッチンサイエンス：食材から食卓まで』共立出版、２００８）。92年には分子ガストロノミーに関する学会の立ち上げにも加わっている。
＊訳注８　リチャード・ランガム（１９４８〜）　ハーバード大学教授。専門は生物人類学。

いからである。しかし後期のホモ・エレクトス時代からは木製の槍がいくつか発見されているため、彼らがこれらを使用していたことはほぼ間違いない。

調理には注意深い火の使用が欠かせない。考古学的に火の存在を裏づけるとなれば、何らかの住居とともに、炉や灰の明らかな形跡を発見する必要がある。しかし、ホモ・エレクトスが火を使用したのが、長期定住の始まる前だったらどうするのか？　ランガムは火の痕跡について、10万年どころか100万年以上もさかのぼることになると、その解明が困難なこともあると認めているが、一方で、火の使用が判明している遺跡であってもその形跡を見つけられないことが多いと指摘している。調理は小火でも行うことができるので、ほんのわずかな手がかりさえも残らない場合があるのだ。人類がはじめて火を使用した時期は正確にはわからないが、少なくとも数十万年前だとは言えるので、つまりはホモ・サピエンスが現われる前ということになる。ホモ・サピエンス以前に重要だった技術なら、私たちの進化においてもむろん重要だったにちがいない。

調理とは、あらゆる文化に見られるという意味で、ホモ・サピエンスの普遍的な行動様式である。ランガムのモデルをたどると、生の植物とわずかばかりの肉を食べていた初期のホモ属が、どのようにして調理した食事を、それもかなりの量の植物や動物を摂取するようになったのかがわかる。ホモ・サピエンスが食べることのできる植物の幅は、調理によってうんと広がっている。デンプン質でカロリー豊富な塊茎を食べることができるようになったのは、人類進化において格段に重要な一歩だったのではないか。また動物の肉にしても、料理することでとりわけ筋肉の部分の消化性が高まり、固かった部分も咀嚼しやすくなる。チンパンジーはときおり肉を食べるが、脳みそや腸《はらわた》、肝臓などの柔らかい組織ならがつがつ食べることができても、筋肉部となるとかなり長いあいだ噛み続けなければならない。私たちの祖先は調理によって、チンパンジーに比べて（そしておそらくは調理技術をもたなかった最初期の人類と比べても)、一段と大きな獲物の全体を、よっぽど効率的に食べ物とすることができただろう。私たちの祖先は調理を手にしたことによって、より多彩な食べ物を口にし、より大きなまとまり(大型の狩猟動物や大きくて固い塊根)からカロリーと栄養を摂取し、より少ないエネルギーで咀嚼・消化できるようになったのだ。こうした要因があったため、ホモ・サピエンスはエネルギーをたくさん必要とする大きな脳を維持することができたのである。

調理は人類進化にインパクトを与えたわけであるが、その根本には「サクサク」があったのだ、と言い張るつもりはない——なにしろ調理は食べ物を「サクサク」にするだけの技術ではないのだから。調理が定着したのは、そのまま食べると柔らかかったり、噛みごたえがあったりする食べ物が、調理することによって「サクサク」になるのを、祖先たちが堪能していたからかもしれない。調理とはまさに、食事の好みが技術によって修正・拡大された最古の好例なのである。なるほど私たちが「サクサク」を好むそもそもの所以は、昆虫や代替食としての植物にあったのかもしれない。しかし調理によってそれらとは異なる食べ物がサクサクになったとき、私たちの好みはすっかりこちらに移り変わったのだ。今日の先進諸国では、調理が産業化されたことにより、空前のスケールで「サクサク」が出回っていて、お気づきの方も多いように、ややもすると食べ過ぎてしまいがちである。私たちには「サクサク」をはじめ、生得的に魅力を感じてしまう食べ物があるが、これらを食べるための「スタートボタン」はあっても、「ストップボタン」のほうは進化してこなかったようである。

## 咀嚼する脳

私たちは、食べ物を口に入れて咀嚼することで「サクサク」を体験している。咀嚼に使うのは上顎

（上顎骨）と下顎（下顎骨）に埋め込まれた歯で、頭蓋骨から下顎骨へ伸びた4対の咀嚼筋を協働させることによって、下顎骨を動かしている。[19] 咀嚼筋は出生時点ではあまり発達していないので、学習によって制御を習得する必要があり、事実、新生児が母乳を飲むときに使っているのは、咀嚼筋ではなく表情筋の一部なのだ（おそらく母親にとってはありがたいことだろう）。

ホモ・サピエンスが最近縁の親戚とさえはっきり違っているのは、顎が小さいという点である。私たちはヒトの頭蓋骨の形にこれといった不満もないだろうが、大型類人猿などの動物学的仲間と比較してみると、ヒトの頭蓋はてんで妙な形をしている。滑稽なほどに平らな顔面頭蓋、そこに含まれる小さな顎、そしてその上に、大きな脳頭蓋が乗っているのである。このような咀嚼器の退縮は、大きな脳を有するための必要条件ではないことから、大部分の研究者はここに重大な転換があったと考えている。すなわち食べ物を扱うにあたって口と手に頼りきりだったところから、石器や調理をはじめとする技術の利用への転換があったのではないかということだ。実際、歯の縮小は（顎の縮小が伴わないケースもある）、ホモ属（ヒト属）と二足歩行の類人猿を分かつ一般的特徴となっており、これは現在だけでなく、初期のホモ属が現われた約200万年前にも当てはまる（詳細は第2章で扱う）。

さて、私たちはみな歯が小さく、口も小さいわけであるが、では、どのようにしてそれを操っているのだろうか？　この問いは脳へと私たちを誘うが、咀嚼における脳の役割を見る前に、いくらか基本的なところを見直しておくのが有益だろう（ただし、内容はかなりボリューミーだ[20]）。中枢神経系は脳、脊髄という2つの主要部分からなる。脊髄とは、脊椎の中を通る神経線維の太い束のことで、身体各部の神経（末梢神経）につながっているほか、頭蓋底部の大きな孔（大後頭孔《だいこうとうこう》）を通って脳へつながっている。

脳は頭蓋骨の中に保護されており、脳幹、小脳、大脳の3つの主要部分からなる。脳幹は直接脊髄

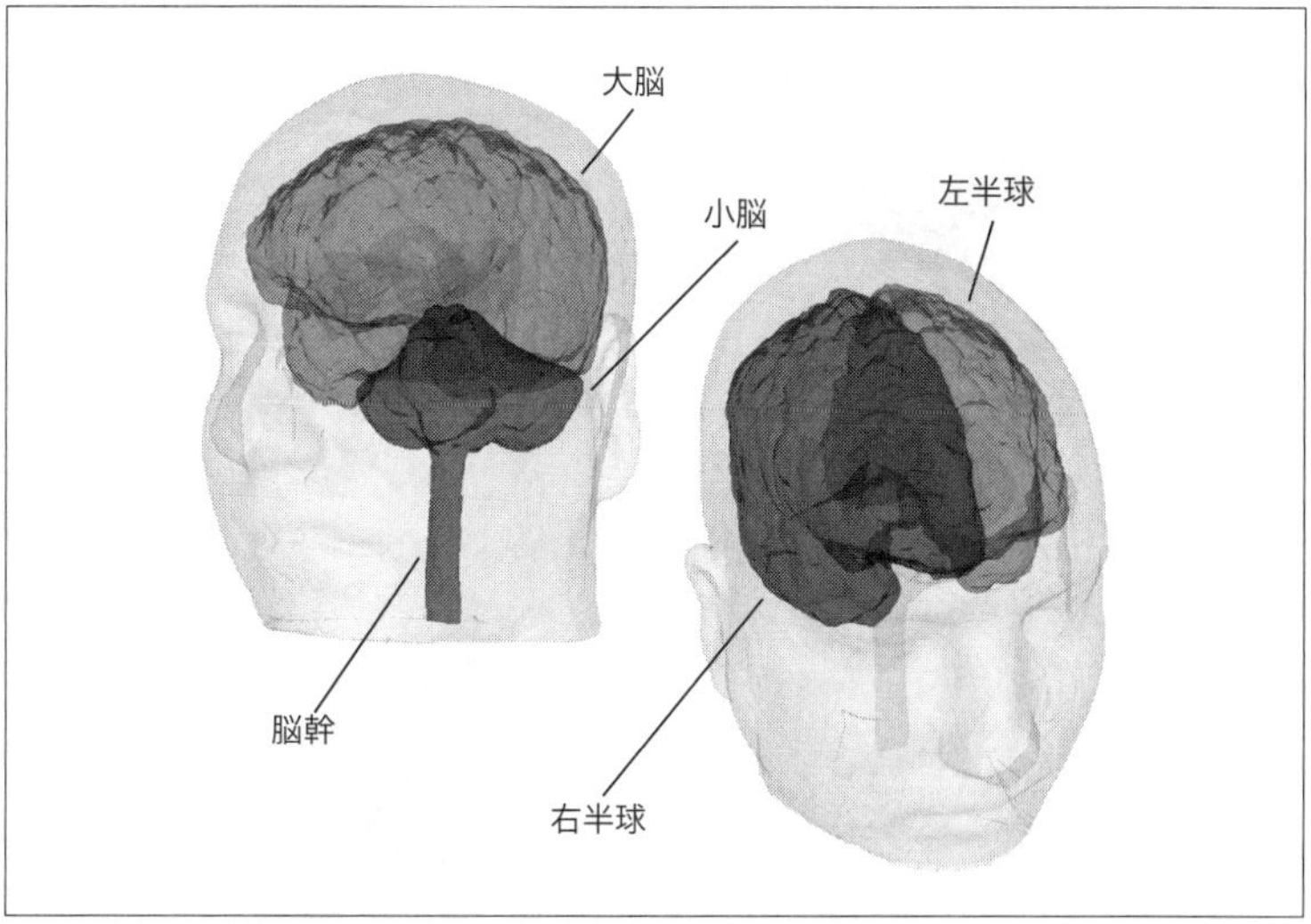


ヒトの脳の主要各部

につながっているうえ、頭と顎の神経（脳神経）はほとんどがこの脳幹を通って脳へ入る。脳幹は複雑な運動パターンや呼吸の一部をつかさどっているほか、睡眠や意識の統制にも欠かせない。小脳は大脳の下に隠れており、バランスや姿勢、さらには随意運動の制御においても重要である。

　脳組織は灰白質と白質の2種類に分けるのが慣例だ。灰白質とは脳の一部で、おもに神経細胞、すなわちニューロンから成り立っている。ニューロンが多く存在するのは大脳の表面であり、ここにはいくつも皺《しわ》が寄っており大脳皮質と呼ばれている。大脳皮質の溝になっている部分は溝《こう》、襞の山の部分は回《かい》という。皮質が襞状になっているため、一定の脳容積により多くのニューロンが含まれている。小脳には大脳に比べてはるかに多数の皺があるため、ニューロンの密度が高い（その他の要因として、小脳には小型タイプのニューロンも存在しているということがある）。

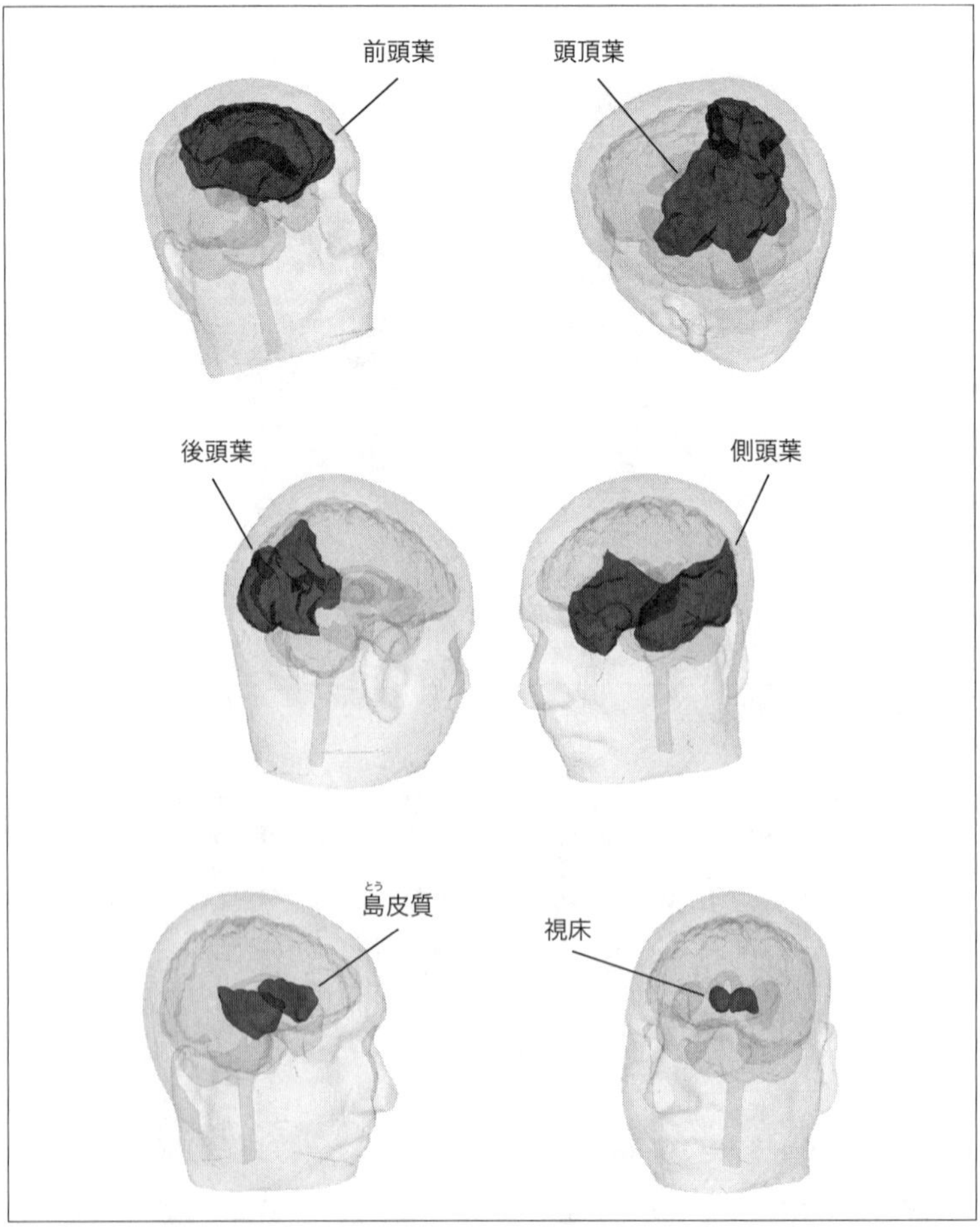


ヒトの脳はどちらの大脳半球も、前頭葉、頭頂葉、側頭葉、後頭葉の４つの主要部位に分けられる。島皮質とは各大脳半球の前頭葉、側頭葉、頭頂葉の下に隠れていて、「島」のようになっている部分のことであり、味情報の処理においてとりわけ重要である。視床はいくつかの核（ニューロンの集合体）からなり、身体からの情報はここを入口として大脳皮質に伝わる。

ニューロンはさらに、密集して塊状となり（「核」という）、おもに白質内部に埋め込まれている。白質を構成するのは非神経細胞、*訳注9 さらにはニューロンの一部で情報伝達経路となっている長い突起だ。突起には2種類あり、1つはニューロンからニューロンへシグナルを送る軸索、もう1つは軸索からのシグナルを受信する樹状突起である。これらはきわめて長く、複雑に張りめぐらされている場合もあり、そのため多数のニューロン間の相互伝達を同時に行うことが可能となっている。伝達は電気化学的に行われており、ニューロンは電荷によって活性化、すなわち「発火」するが、シナプス（一方の軸索と他方の樹状突起の接合部）の間隙においては、神経伝達物質という化学物質が伝達の担い手となっている。軸索と樹状突起は、ミエリン鞘（髄鞘）という脂質に富んだ白色物質に包まれており、軸索を伝導する電気刺激は、このミエリン鞘が絶縁体として働くことによってショートせず末端まで届く。多発性硬化症（ＭＳ）などの病気は、神経系の一部でミエリン鞘が中断、あるいは破壊されたときに生じるものである。

　大脳には大きな半球が2つあり、相互の情報伝達は脳梁と呼ばれる厚い帯状の白質を介して行われる（ほかにも小規模な神経経路がある）。各大脳半球はとりわけ大きな溝によって、構造的に4つの主要部位——前頭葉、頭頂葉、側頭葉、後頭葉に分けることができる。それぞれに特定の機能があり、さらに多数の小部分へと分割することも可能だが、重要なのは、各小部位は脳葉の垣根を越えて相互伝達することができ、これによって脳の機能的ネットワークが形成されているということだ。

　大脳皮質は機能面では2種類に分けるのが慣例となっており、そのうちの1つは、運動制御や感覚

＊訳注9　グリア細胞（神経膠細胞《しんけいこうさいぼう》）。ニューロンを保護する役割のほか、栄養供給や物質代謝とも関係のある細胞で、その数はニューロンをはるかに上回っている。

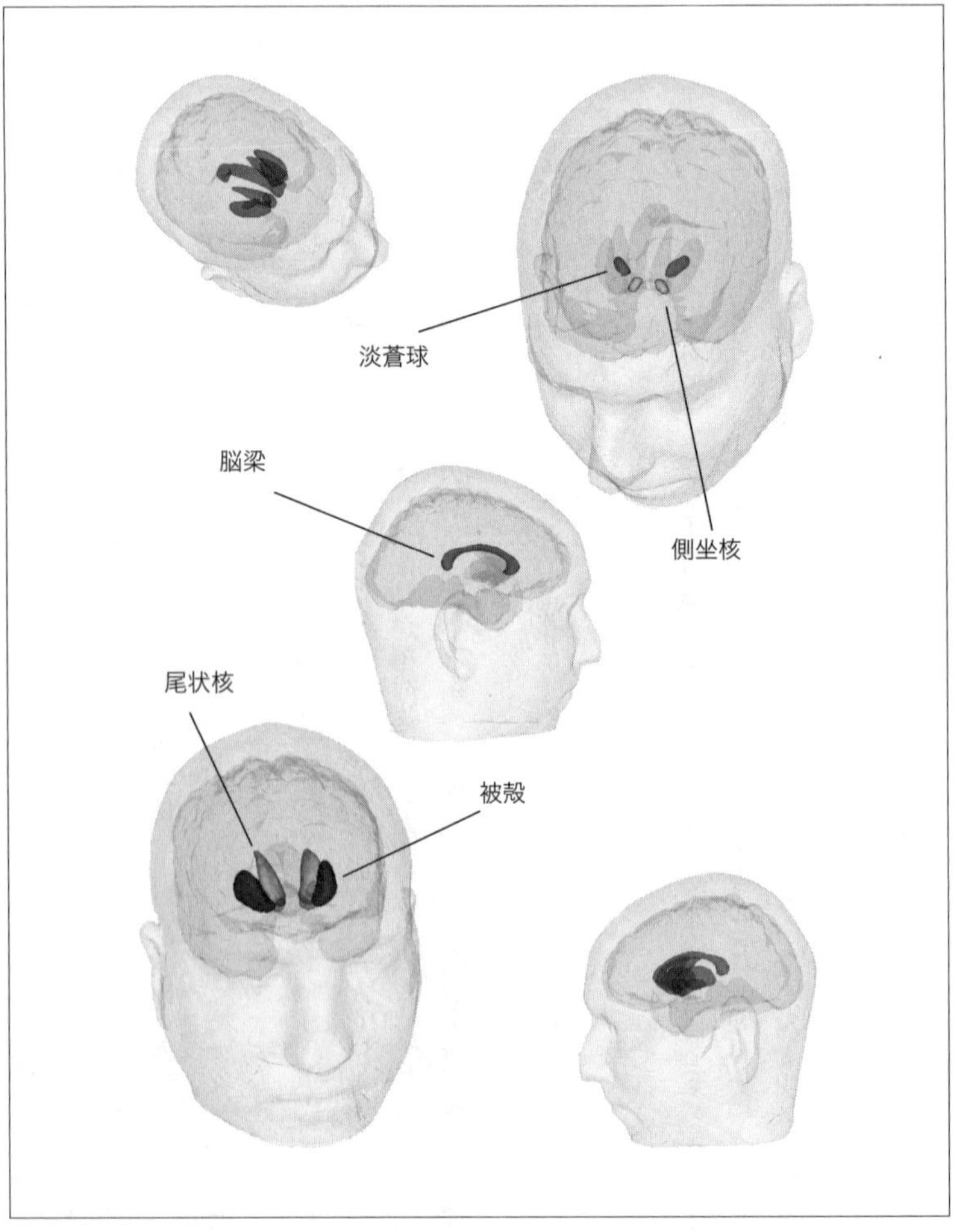


大脳基底核は、淡蒼球、側坐核、尾状核、被殻などからなる核であり、運動において、さらには摂食などの動機づけ行動において重要だ。脳梁は大脳半球間に位置する白質構造で、半球間の伝達はあらかたここを経由する。

入力に直接関与する領域である。一次運動野は前頭葉に存在し、脳表面の主要な目印である中心溝に寄り添うように位置している（みなさんご存じのように、各脳半球が制御するのは、身体の反対側の運動だ）。一次感覚野は大脳の各所に分布しており、触覚や位置感覚をつかさどる領域は頭頂葉、視覚野は後頭葉、聴覚野は側頭葉、嗅覚野は前頭葉にある。

大脳皮質の大部分はこのような運動野や感覚野ではなく、連合野と言われる領域だ。*訳注10 その名にふさわしく、ここでは脳の異なる部位からの入力が互いに「連合」し、一次情報の処理がなされており、なかには単一の一次情報源からしか入力を受け取らない連合野もあるが、たいていは多様な感覚情報を統合している。一般に哺乳類においては、脳が大きく発達すればするほど、運動野や感覚野に対する連合野の比率が高くなると考えられている。思考、意思決定、創造活動などの高次の認知機能は、すべてこの連合野で生じているのだが、重要なのはこれらの精神作用が、いわゆる低次領域からの強い入力とともに生じ得るということだ。低次領域の１つである大脳辺縁系は、おもに左右両半球の内側面に沿って分布する小さな構造をいくつか含んでいる。辺縁系が制御する基本的機能は多岐にわたり、たとえば嗅覚や基本的情動、記憶などがある。英語にはgoing limbic（辺縁系のなすがまま、の意）という言葉があって、怒りや狂気あるいは情欲にあふれている状態の人を指すのだが、これは、脳には原始的で動物的な部分があり、感情が刺激を受けるとときどき表に出てくるという考えに由来する。低次領域のもう１つのグループは大脳基底核である。これらの構造は運動全般の制御や摂食などの動機づけ行動において、とりわけ重要である。

＊訳注10　大脳皮質の表面積は新聞紙１ページ分（およそ２２００～２５００平方センチ）に相当するが、連合野はそのうち３分の２を占める。

情動と感情（などの低次処理）は、アントニオ・ダマシオ[*訳注11]が力説しているように、意思決定や意識をはじめとする典型的な高次処理に欠かせない。[21]脳というのは、単にいくぶん進化した領域がマトリョーシカのごとく入れ子になった集合体なのではなく、低次から高次にかけてひとまとめに統合された構造体なのである。ヒトがどのようにして食べ物や食行動をとらえているかについて考えるとき、この点をないがしろにしてはならない。たとえば無発酵のパンを食べるとき、普段ならこれといった思考も感情もなしに口に放りこみ、咀嚼し、飲み込み、消化することができる。ところが、教会でミサに参加しているカトリック教徒ならどうだろう。無発酵のパンは聖餅なのであって、これを口にする過程でパンはキリストの肉へと化体するのだ。こうした行為には間違いなく思考と感情が伴っているだろう。パンと葡萄酒がキリストの肉と血に変ずるというキリスト教理（実体変化）は、科学研究になじむものではない。しかし近年では脳科学の進歩によって、信心深い行動や複雑な文化的行動の背景に、どのような脳のプロセスが存在しているのか理解することが可能である。

さて、脳についてのオリエンテーションはここまでにして、いよいよ咀嚼について見ていこう。表面上は摂食のスタート地点であるかのような咀嚼を、脳はどのように統制しているのだろうか。[22]咀嚼筋は三叉神経（第５脳神経）を介して脳幹につながっており、咀嚼時の周期的なパターンを制御しているのは、脳幹におけるニューロン群だ。これらはまとめて中枢パターン発生器（ＣＰＧ）と呼ばれており、咀嚼中に高次の脳領野からの入力を受け取るとともに、三叉神経と脳幹のその他の核を含む複雑なフィードバック回路を維持している。咀嚼には高次での制御も存在しているが、大脳を取り除いた動物実験によってわかったのは、咀嚼の基本パターンがＣＰＧと三叉神経の回路のみによって維持されているということだ。ＣＰＧは、このように根本的かつ、進化において原初的な行動と関係しているにもかかわらず、明らかに高次の認知プロセスである言語処理においても、その重要な回路の一部となる場合がある。つまりここにおいても、脳の高次と低次は統合されているのである。

では私たちが咀嚼するとき、大脳のこうした高次領域では何が起きているのか？　研究者が使用している精密な脳機能イメージング技術には、たとえば機能的核磁気共鳴法（ｆＭＲＩ：被験者にさまざまな行動をとってもらい、各脳領域の血流の変化を計測する）などがあり、これによって咀嚼時に活性化する部位の特定が可能となっている。[23]ところが問題がないわけではない。というのも、こうした画像化技術が最大の性能を発揮するのは、頭部が静止しているときであって、これは咀嚼中には少々無理な注文である。もちろん脳研究には、病巣解析（脳機能の喪失を特定の損傷部位に関連づける方法）や脳に直接電気刺激を送る方法など、従来から用いられていた手法があり、これらによって口や舌に関連する領域が前頭葉の一次運動野と頭頂葉の感覚野にあることは、すでに明らかにされていた。ｆＭＲＩを用いた研究が始まったことで、こうした知見の正しさが裏づけられたほか、かねてからの予想通り、小脳（随意運動制御をつかさどる）と視床（間脳における神経核の集まりで、大脳皮質と低次領域の重要な中継点）が活性化していることもたしかめられたのである。そのうえ島皮質にも、咀嚼時における活性化が見られた。前頭葉と頭頂葉の下に埋もれた小部位である島皮質は、複数の皮質領域からの入力情報を統合する場所であり、味情報の統制などに関与している。

あるｆＭＲＩ研究によれば、咀嚼に関わる大きなネットワークは、前頭連合野と頭頂連合野の一部にまで及んでいる可能性があるという。この発見は、ガムを噛んでいるときの脳活動と、ガムなしで咀嚼運動（疑似咀嚼）したときの脳活動の比較によって得られたものであるが、[24]ガムを噛むという行

＊訳注11　アントニオ・ダマシオ（１９４４〜）南カリフォルニア大学（ＵＳＣ）脳・創造性研究所教授。現代神経科学に関する著作が多数ある。

為のいったい何がこれらの領域を活性化させているのかは定かでない。咀嚼以外の要素が関わる食べ物を異なる状況で口にすると、咀嚼の運動制御や感覚刺激の監視に直接関わる連合野のほかにも、さまざまな連合野が活性化する可能性も考えられる。

## サクサクの食べ物は騒がしい

サクサク、シャキシャキした食べ物を噛めば、脳の別の機能的ネットワークも活性化されるだろう。すなわち聴覚のネットワークである。[25] 私たちに音が聞こえるのは、内耳の中にある特殊な細胞が空気振動を感受し、これが神経信号に変換されているためだ。もしくは、耳の内部構造によって頭蓋骨中の振動が検知されるためである。耳で感知したあらゆる振動を脳へ伝えるのは、身体のバランス維持や頭の位置変化の感知をもつかさどる内耳神経（第8脳神経）で、内耳神経の神経線維はまず脳幹へ入ると、中脳のさまざまな核を経て、側頭葉上部の一次聴覚野へと達する――脳をボクシンググローブに見立てると、側頭葉はちょうど「親指」にあたる。一次聴覚野は大脳皮質のヘッシェル回として知られる部位を中心に局在し、その周辺には聴覚処理をつかさどる連合野がある。この側頭連合野には言語の聞き取り・理解のための領域もいくらか存在しているが、これはいたって当然のことだと言えるだろう。

サクサクしたものを咀嚼したとき（さらに言えば、いかなる食べ物を咀嚼したときでも）、支配的な感覚として働くことになるのは味覚と嗅覚であるが、これらについては後で考察する。ここで注目するのは、咀嚼には必ず音も伴っているということだ。食事中に気になりがちな音の多くは、誰もが耳にすることのある音である。テーブルマナーの主眼点は、すすったり（「ずるずる」）、唇を鳴らしたり（「ぴちゃぴちゃ」）したときに生じる音――エミリー・ポスト協会*訳注12によれば「不快な雑音《グロス・ノイズ》」――を排除するところにあるだろう。もっとも、こうした音が許容されている文化もあり、たとえば日本では麺類にがっつくとき、ずるずると音を立てて食べる。レストランのオーナーや支配人にとっては常識だが、店内に音楽を流す、フロアの音響品質を変える、などといった音環境の操作によって、お客たちの食べる量や店で過ごす時間は左右される。

　食事中に絶えず聞こえている音と言えば、その筆頭格はもちろん自分の頭部で起こる音である。ところが私たちは実際のところ、このような音を聞いていないことが多い。というのも、すべての感覚神経系に共通する特徴として、「慣れ」がある。ひたすら単一の刺激にさらされ続けると、感覚神経の反応性はたいてい低下するのだ（どれくらい低下するかは状況によって異なる）。たとえば服を着たとき、はじめのうちは肌に布地の感覚があるが、きわめて馴染み深い感覚刺激であるためすぐに慣れてしまう。ｆＭＲＩを用いた計測によってわかったのは、聴覚刺激が繰り返されると、ヘッシェル回とそれに近接する聴覚連合野が活発性を失うということであり、「慣れ」という現象と見事に符合している。[26] これはなかなか興味深い。というのも、聴覚信号は大脳皮質へ達するまでにいくつかの神経経路や中継点を経由しているにもかかわらず、「慣れ」の反映は、聴覚野などの高次領域にしか見られないからである。

　「慣れ」は脳にとって欠かせない。これがなければ、多種多様な感覚入力があるなかで、周辺環境

＊訳注12　エミリー・ポスト（１８７２〜１９６０年）アメリカの作家。１９２２年に出版した『エミリー・ポストのエチケット（原題：Etiquette）』がベストセラーとなり、礼儀作法にまつわる権威的な存在とみなされた。１９４６年に設立された協会は、現在もポスト家の親族によって運営されている。

を知覚することができないのである。「慣れ」について一般的に言えるのは、強い刺激ほど、あるいは珍しい刺激ほど、慣れるまでに時間を要するということだ。トーマス・ケラーやフェラン・アドリアなどの有名シェフは、こうした「慣れ」に積極的に立ち向かい、多彩なメニューを少量ずつふるまうという、長めの（そして値の張る）コース料理を提供している（第7章参照）。これは今に始まったことではない。かねてから、お祝いのときには決まって多彩な料理がふるまわれていた。多彩であるということは、豊かで満ち足りていることの表れだと考えられており、たとえばアメリカの感謝祭ではなんともさまざまな料理が食卓に並ぶ。感謝祭の日には、ついうっかり食べ過ぎてしまうものであるが、その理由の1つは品数が普段よりも多いということだ。1品だけをひたすら食べ続けるよりも、色んな料理をちょっとずつ食べるほうがはるかに簡単なのである。それにしても、現代の食環境はホモ・サピエンスの歴史からすると異色である。工業化されたおかげで、「慣れ」などものともしない、魅力あふれる食べ物や味が次から次へと繰り出されるのだから。たとえばポップコーンにしても、パサパサで味つけされていなければ、ほとんどの人は見向きもしないが、バターと塩分がたっぷり含まれていれば、たらふく腹に収めたいと思うだろう。

サクサクの食べ物が魅力的な理由の1つは、味覚と嗅覚だけでなく、聴覚までもが刺激されるということだろう。「サクサク」はさまざまな食感のなかでも別格で、仮に味自体にはそこまで惹かれない食べ物であっても、この食感を味わえるだけで十分満足に値するのである。そしてサクサクした食べ物は、噛んだときの音が大きい。感覚入力が強烈であるほど、「慣れ」が生じるまでに時間がかかるのなら、私たちは「サクサク」を口にしたときはいつでも、より長くその食感を楽しめるのではないか。もちろん何を食べたいか決めるときには、常にいくつもの要因が絡んでくるものだが、すべての条件がまったく同じで、「サクサク」の有無だけに違いがあるのなら（実際にそんな状況はありえず、よくある思考実験なのだけれど）、頭の中に響く音で選ぶ、ということも十分考えられるのではないだろうか。みなさんが今度ポテトチップスを食べるとき、それは味を堪能する時間であるとともに、音を味わう時間でもあるのだ。

## 「サクサク」な言葉

「オノマトペ」は学校で教わる難しい単語の1つだが、とはいえ年齢を重ねてもそう簡単に忘れてしまう単語ではない。コツをつかめば発音するのが面白いし、いくつか例を挙げれば（「ブンブン」「シューシュー」など）その語が意味するところも理解できる。国語の授業で習うあらゆる修辞法のなかで、隠喩と直喩がどう違うかは忘れてしまいがちだが、オノマトペははるかに頭に残りやすい。これはおそらく文法的・修辞学的な重要性とは無関係だろう。なにしろ、オノマトペはそれほど頻繁に使われているわけではないのだから。しかし明らかに自己の記憶やイメージを呼び起こす言葉であることは事実で、この喚起性があるがゆえに、オノマトペの概念に関する知識はより強固なものとなっていくのである。

「サクサク」や「バリバリ」はオノマトペだ。「サクサク」の英語「crispy」の語源はいささか複雑であるが（ほとんどの辞書では、「巻いた」あるいは「波だった」を意味するラテン語だとされている）、起源が何であれ、この語がまずもって「固いがもろい」食べ物を形容するために使われるようになったことは明らかだ。しかし言うまでもないことだが、「サクサク」という語音は、サクサクした食べ物が口の中で鳴らす音とまったく一致しない。にもかかわらず、どういうわけかこの語の響きは、耳に実際の食べ物の音を呼び起こすのである。「バリバリ」はもとよりオノマトペだったとされているが、こちらも同様に、いっそう強烈な感覚を呼び覚ます。料理のメニューに載せるなら「サクサク」のほうがいいだろう。というのもこの語は、食べ物を上品かつ控えめに表現する場面で使われやすいからで、いっぽう「バリバリ」が呼び起こす食べ物のイメージはというと「噛むと大きな音がする・あまり加工されていない・自然そのまま」というものだからである。しかし、こうした言葉が食べ物の魅力を高め、レストランの売れ行きを左右するのはなぜなのか？　答えの1つは、それらがオノマトペであるということだ。脳機能イメージング研究によれば、これらの言葉はまったく異なる2つの方法によって、食べ物を口にせずともその感覚を呼び起こしている。

オノマトペを聞いたとき、脳はどのように反応しているのだろうか？　苧阪《おさか》直行のグループは、この問題を探求すべく一連のｆＭＲＩ実験を行っている[27]。苧阪はオノマトペと脳の関係が、とりわけ日本人にとって重要であると論じ、その理由として日本語にはオノマトペが豊富である点を挙げている。苧阪らは被験者に単語をいくつか聞いてもらい、脳のどの部位が活性化しているか観察したところ、言葉が喚起する行動や心の状態が、実際に経験されているかのような反応が見られた。たとえば帯状回（大脳半球内側面の正中線に沿って存在する）について見てみよう。帯状回前部は、辺縁系の情動中枢と前頭葉の実行機能を仲介する一方で、痛みによって活発化する領域でもある。苧阪らが発見したのは、単に痛みを連想させる言葉を聞いただけで、被験者の帯状回前部が活性化するということであり、さらに別の研究者によれば、痛みに苦しんでいる人の表情を見ただけでも活性化する場合があるという[28]。つまり他人の痛みを感じ取ったとき、私たちの脳内では、実際に自分が痛みを感じているときと同じネットワークが活発に作動しているのだ。もはやオノマトペとの関係をはるかに超えた現象であり、社会性認知・社会的共感の観点からするときわめて興味深いことである。

苧阪はさらに「歩行」を連想させる単語を聞いたとき、被験者の脳にどのような反応が起こるかを調べた。実験で用いられた単語は6つ——てくてく（2通り）、すたすた、とことこ、よちよち、よたよた——である。そして比較のために、音の感じられ方は同じだがまったく意味をなさない畳語をいくつか用意したところ、「歩行」の6単語を聞いたときのみ、視覚連合野（後頭葉の一次視覚野周辺にある）の一部が活性化することを発見した。これはいくらか驚くべきことである。実験のあいだ被験者の視界は塞がれており視覚入力はゼロ、すなわち単語の音を聞いただけなのだ。にもかかわらず活性化したのが視覚連合野の一部、すなわち、身体動作における視覚情報処理をつかさどる領野なのである。したがって「歩行」を示す単語を聞いただけで、実際に歩行者を見たときと同じ反応が引き起こされたということだ。

どうやらオノマトペには、情動を制御・経験する部位と心的イメージに関連する部位を活性化させるパワーがあるらしい。では、行動を制御する部位と、実際の行動時に活発化する部位には、いったいどんな関係があるのだろうか？

運動制御による脳の活性化は、リハビリテーションやあらゆる身体能力のトレーニングと関係する、重要な研究分野だ。ただしＭＲＩ機器のなかで行える運動には限りがあるため、この分野に関心を寄せる研究者は、運動イメージ（運動する自分の姿を想像すること）と運動制御の関係性を究明する必要があった。[29]研究者たちが突き止めたのは、運動をイメージすることによって一次運動野が適切に活性化するということ、つまり、ある運動について考えると、実際にその運動をしているときに働く脳領域が活性化するということである。とはいえイメージと実際の運動はまったく同等なのかというと、そうではない。イメージしているだけでは、一次感覚野が活性化しないからである。しかし両者には機能的な一致が多数認められるため、この分野の研究においては、ｆＭＲＩなどの脳機能イメージング技術が重要なツールとなっている。

「サクサク」と「シャキシャキ」の意味するところがすべて、ここにきてわかりはじめてきた。「サクサク」や「シャキシャキ」などのオノマトペは、おそらく単に読んだり、聞いたり、言ったりするだけで、実際に食べ物を口にしている感覚を生み出しており、どうやらこの感覚は、口と舌に関係する一次運動野の活性化として表れている（もちろん単語を実際に発したときには、これが直接に影響して、口の運動に関連する運動野が活性化することになる）。「サクサク」という語にこうした反応を生み出すパワーがあるのは、聞いたり言ったりしたときに、「食べる」という運動イメージが強烈に呼び起こされ得るからである——食料品のパッケージに「サクサク」の文字を見つけたとき、私たちはある意味すでに食べているのだ。レストランのメニューにこの語が載っていれば、なかなかの謳い文句になるだろう。サクサクした食べ物がおいしい理由はただでさえほかにもあるのだから、この言葉はさらに説得力を増すにちがいない。「ガブガブ」「グビグビ」も食事に関するオノマトペで、たとえばコンビニエンスストアで冷たい飲み物を買おうとしているときなど、この言葉が目に入れば「サクサク」と同じように魅力的に映るだろう。しかし高級レストランのメニューを開いたときには出会いたくない文字である。先述したように、西洋のフォーマルな食事シーンでは、「ずるずる」すすったり「ガブガブ」飲むのはNGなので、多少ともテーブルマナーを心得ている人なら、仮にレストランに「ゴクゴク飲める〜」などのメニューがあったとしても、注文すらしないのではないだろうか——それ以外の状況では、どれだけ魅惑的に映る言葉だとしても。

## 「サクサク」っと結論を

「サクサク」の食べ物を本質的に魅力あふれるものにしている「何か」の正体にはたして近づいて

いるのだろうか？　私たちはどうして「サクサク」に夢中なのだろうか？　人類の祖先や類縁には、サクサクの昆虫に対して食べ物としての魅力を感じる種が、かつても今も多数ある。今日においてさえ、コオロギや幼虫、バッタの料理に親しんでいる文化圏は少なくない。それにホモ・サピエンスに近縁の動物にはシャキシャキした生の野菜を好んで食べる種もいるし、葉や茎が第１希望でない種さえ（ホモ・サピエンスはこのグループに入るだろう）、必要に迫られれば進んでこれらを代替食にしている。私たちが霊長類として受け継いでいる遺産には、「サクサク」「シャキシャキ」に魅力を感じる傾向が示されているのだ。頻繁にとは言わないまでも、少なくともある状況下においてはそうなのである。

食の条件は調理の開始とともに一変し、私たちの祖先は、メイラード反応を通じて「サクサク」にありつけるようになり、肉や塊茎などの植物を調理することで、いっそう栄養素を摂りやすくなったうえ、食材の味を向上させることもできた。こうした食事は生存競争にも大いに好影響を与えたことだろう。というのも調理によって、ありとあらゆる高品質な食材への扉が開かれたからである。私たちの生来の「サクサク好き」は、遠い親戚に由来するものであるが、この嗜好は、調理がもたらした利点によって――それは進化学的な時間ではごく最近のことである――いっそう強められているだろう。

おそらくサクサクした食べ物は、脳において特権的な地位を占めており、そこにはちょっとした理由がいくつもある。食事中にはさまざまな感覚が混じり合っているものだが、「サクサク」の音はそこへ聴覚を呼び入れる。そのためより強烈な、より変化に富んだ感覚体験が生まれ、食べているあいだ退屈や「慣れ」を寄せつけない。加えて先ほど述べたように、「サクサク」という言葉自体が食べ物の魅力を高めると考えられ、料理の食材に使おうかどうか考えているときなどには、間違いなくその言葉から影響を受けている。これはまったく思いもよらないことだろう。脳は言語という高次処理に関わる一方で、それよりもはるかに低次である聴覚プロセスによって大きく影響されているのだ。

「サクサク」が魅力的な理由はもちろんほかにも考えられる。現代の食環境では、サクサクの食べ物は至るところで購えるし、その販売促進ものすごい——が、肥満につながるとして悪者扱いもされている。サクサクの食べ物はたしかに「悪者」だ。少なくとも一部の食べ物についてはそう言える。しかし多くの方がお気づきのように——身に染みて痛感している方もいらっしゃるだろう——「悪者」を口にすること自体は、度を越さない限りにおいてなんともよろこばしい体験になり得るのだ。ポテトチップスを楽しめる理由は、塩分、脂肪、炭水化物がたっぷりで、おまけに「サクサク」、と来るからだけではない。あれもダメ・これもダメと脅してくる、まったく正反対の健康文化の只中にて、禁断の果実を口にするスリルも存在しているのだ。

ヒトにとって魅力的な食べ物はサクサクしたものだけではないし、もちろんなかには「サクサク」を好まない人もいるだろう。にもかかわらず本書の冒頭で「サクサク」の一般的な魅力について触れたのには理由がある。私はここでヒトの摂食行為を探究するための枠組みを準備し、最終的な目標として、現在の食行動全般の「なぜ?」をいくらか解明しようと目論んでいるからだ。食べ物についての考えや食に対する姿勢は、いくつもの歴史が複雑に絡み合った結果であり、こうした認知的、進化学的、文化的な歴史は、各個人のなかで独特に混ざり合い、さらにはそこへ個人史までもが流れこむ。これらがすべて結びついた結果私たちの脳内に生まれるのが、多面的な「食の理論」である。その詳細は第8章で扱うことになる。

# 第2章 〝超〟雑食のサル――二足歩行・大きな脳・小さな顔

すばらしいことに、人間だけが、咀嚼に適した道具一式を備えている。あらゆるものを噛みこなせる歯。切って、突き刺して、むしゃむしゃとすりつぶして。胃液にしたって向かうところ敵なし。生ものでも、火を通したものでも、熟れたものでも、腐敗したものでさえ。人間からすれば「何でも来い」である。

――「Gastronomy」（『Hogg's Weekly Instructor』（1849））より

ヤギやブタなどの動物は自然界の生ごみ処理機とみなされているかもしれないが、冒頭の引用句でこの19世紀の無名の評論家が指摘したように、私たちヒトだってなんとも巧みに多種多様な食べ物を食べている。ホモ・サピエンスの基本には、幅広い食べ物を捜し求め、特定の食物カテゴリーにおさまらないようにする生物学的傾向があるのだ。ところがこれに加え、私たちには文化からの影響もある。何をどう料理するかという選択は、文化によって左右されているのである。こうした2つの側面が組み合わさることで、ホモ・サピエンスの食事はほとんど無限の広がりを見せている。もちろん、みんながみんなあらゆる種類の食べ物を口にしているわけではなく、実際のところ、バリエーション豊富とは言いがたい食事にとどまっている人が多い。つまりヒトという同一種でありながら、おのおのの食事はてんでばらばら。それでいてかなり満足できるのである。なぜホモ・サピエンスは、このような適応性を備えることになったのだろうか？

少なくともその答えのいくつかは、私たちの進化史のなかにある。[1] およそ６００万年前、アフリカのどこかに珍しいサルが現われた。このサルがほかのサルと違っていたのは、森林で過ごす時間が少なく、開けた草原や林縁で過ごす時間が多かったという点、さらには現生する大型類人猿（オランウータン、チンパンジー、ゴリラ）のような、まるめたこぶしの指関節《ナックル》で体重を支える四足歩行（「指背歩行《しはいほこう》」「ナックル歩行」という）ではなく、二足歩行をしていたという点である。なぜ二足歩行を始め、どうして森から出てきたのかは、いまだに不明な点が多い。移動時のエネルギー効率がよくなるから、あるいは家族の規模が大きくなり運ばなければならない食糧が増えたからなど理由はたくさん考えられているが、唯一の説明として一般に認められているものはない。[2] どんな理由があったにせよ、この二足歩行のサルは広く適応して、いくつかの種へと分化しながら、何百万年もかけてアフリカ大陸の大部分へと行き渡り、さらにはアジアやほかの地域にも広がった。こうした二足歩行のサルはいずれもヒト族（ホミニン）に分類されており、過去数百万年のうちにいくつかの種や系統が進化したのだが、現存しているのはホモ・サピエンスただ1種のみである。

ヒト族は多様な進化を遂げたが、それには食べ物が重要な役割を果たしていた。ヒト族の仲間で、東・南アフリカの少なくとも3種を含むグループは、頑丈型アウストラロピテクスと呼ばれる。「頑丈」というのは、特別に体が大きくがっしりしていたからではなく（事実、体の大きさはチンパンジーとほぼ変わらなかった）、ほかのアウストラロピテクスと比べてはるかに頭が大きかったからである。頑丈型アウストラロピテクスの頭蓋は２００万～３００万年の進化のなかで、サルとしての一般的なものから、大きな咀嚼筋を伴った頭蓋へとすっかりつくり替えられた。大臼歯が非常に大きくなり、前歯（切歯と犬歯）はほとんど取るに足らないサイズにまで縮小した。頑丈型アウストラロピテクスには「くるみ割り人間《ナット・クラッカー》」との愛称が与えられたが、それもそのはず、こうした大きな顎と歯は見るからに木の実や種子などの固い食べ物を砕きやすそうなのである。

ところが解剖学的な第一印象は誤解を招くことがある。最近の研究で注目されるようになったのは、頑丈型アウストラロピテクスの歯が、生活様式について何を物語っているかということだ。[3] 顕微鏡によって歯の傷み具合を分析すれば、日常的に何を食べていたかのヒントを得ることができるし、歯のエナメル質には炭素の同位体が含まれていることから、どのような植物性食物を口にしていたのかまで理解することができる。こうした研究からわかったのは、頑丈型アウストラロピテクスの大きな歯と顎が固い物を咀嚼するためではなく、むしろイネ科植物やスゲ（イネ科に似た植物群）を食べるために進化したということだ。南アフリカの種はまだサルに近い食生活で、これらのほかに果実や植物も食べていたが、いっぽうで東アフリカの群となるとほぼ完全にイネ科植物とスゲに依存していたようである。したがって、サルとはまるで異なった、特殊化の見られる頭蓋をもたらした自然選択は、木の実や種子を食べていたからではなく、イネ科などの草を食べていたからこそ生じたのである。

化石記録によれば、最初の頑丈型アウストラロピテクスが出現するのは約２７０万～２５０万年前である。２５０万年前ごろというのは、人類進化の歴史においてきわめて興味深い時期であった。頑丈型アウストラロピテクスが東・南アフリカに出現しただけでなく、その地では最古の石器も使用されていたのである。約２００万年前になると、アフリカにおける代表的な化石には、歯よりも脳の拡大が特徴的なヒト族のものも新たに見られ始めるようになる。この時期には気候変動があったため森林と草原の割合が変化し、その結果、生息動物の種類と分布には明らかな影響が及ぼされた。

人類の系統樹はここで、私たちの直系祖先とその類縁にはっきりと分岐した。一方の系統にあるのは、大きな歯をもった頑丈型アウストラロピテクスで、現在ではパラントロプス属に分類されており、生存している子孫はない。そしてもう一方にあるのがホモ（ヒト）属だ。脳のサイズは明らかに大型類人猿や以前のヒト族を上回っており、最終的にはチンパンジーの約3倍もの脳容量へと進化する（それが今の私たちだろう——さらには絶滅してしまったネアンデルタール人なども）[4]。

頑丈型アウストラロピテクスのうち最後まで生き延びたのは、頑丈型の特徴がきわめて顕著な東アフリカの種であったが、約１００万年前に絶滅した。思うに、この種は草を食べることに特殊化し過ぎてしまったのではないか。たしかに特殊化にはすばらしい面もあるにはあるが、仮に環境条件の変化や競争相手の出現によって特殊化モードから脱さねばならないとき、うまいことそれができるとは限らない。これとは対照的に、頑丈型アウストラロピテクスの類縁種であり、かつ私たちの祖先であるホモ・エレクトスは、雑食への道を歩み始めた。知能が増えて技術が向上した結果、さまざまな生息地（草原、湖畔、混交林）を利用して、幅広い食べ物を口にするようになったのだ。

しかしどうして私たちの祖先だけが、進化における過大特殊化という落とし穴を免れることができたのか？　そして、故郷のアフリカ大陸で繁栄しただけでなく、世界各地のきわめて多様な環境へと拡大することができた、その進化上の決定的な要因とは何だったのか？　１つは知能、すなわちとてつもなく大きな脳のパワーがあったためである。しかし脳は身体の一部なのだから、脳だけが雑食性へ進化したのではない。身体まるごと、雑食性への進化の道を歩んだのである。ホモ・サピエンスの身体とは、基本的に霊長類の身体にいくつか変化が加わったものなので、ここで霊長類の起源をざっと振り返り、私たちの食事の進化の始発点を見てみることにしよう。

## 樹の上で食べる

一般に霊長類とは、生活の大半、あるいはすべてを樹上で過ごすものである。例外はあるものの少数なので、このように一般化しても問題は生じない（かなりの時間を地上で過ごすのはヒト、一部のヒヒ、大型類人猿など）。およそ6000万年前までさかのぼると、あらゆる類人猿や小型ザル、そして種々雑多な小型霊長類の集まりである曲鼻猿類（キツネザル、ガラゴなど）には、共通の祖先がいた。おそらくその姿形は、現生するいかなる霊長類というよりも、むしろ小型の齧歯《げっし》類に近かったのではないか。[5] 6000万年前というのは中生代から新生代へ移り変わる時期であり、まさに、爬虫類時代から哺乳類時代への転換期であった。哺乳類は中生代にも存在したが、そこでは中心的な存在になっていなかった（ただし、有胎盤類と有袋類が分かれたのはこの代）。現在考えられているのは、この転換期に地球が大異変に見舞われたということだ。おそらく小惑星や彗星の衝突によって地球は大幅な寒冷期へ突入し、多くの植物の命が奪われると、大型の草食恐竜がまず滅び、やがてはその捕食者であった肉食恐竜も絶滅した。

恐竜（爬虫類）が消滅したことは、哺乳類が繁栄するための好機となるいっぽうで、被子植物の多様化にもつながった。被子植物は受粉するにあたって昆虫に大きく依存しているが、昆虫もまた植物に依存しており、こうした相互関係によって、現在の生態系が発展する舞台が整っただけでなく、有胎盤類の分化（霊長類、齧歯類、食肉類などへ）の基盤ももたらされることとなった。

ほぼ1世紀前のことになるが、人類学者たちは霊長類とその他の哺乳類の違いを解剖学的に調べ、霊長類だけに見られる特徴の大部分が、どうやら樹上生活への適応によってもたらされたものであると指摘した。霊長類のほとんどが樹上で暮らしていることを考えれば、ことさら鋭い指摘だったとは言えないかもしれない。しかし、鉤づめではなく平づめのある手足で物を握れることや、嗅覚よりも視覚への依存が大きいこと（なかでも前向きに並んだ両眼によって、奥行知覚を伴った立体視が可能であること）についての考察から、霊長類の身体はまずもって、複雑な3次元的環境である木々の枝のなかを動き回るために進化したとされた。[6] このような身体構造上の適応によって、最古の霊長類はほかの哺乳類と棲む場所を分かち、さらに進化的な意味においても両者は別物となったのである。「何」をしていたかではなく、「どこ」でしていたか。霊長類の特殊性をもたらしたのは、樹上という場所だったのだ。この考え方は霊長類の起源に関する樹上説として知られるようになった。

樹上説は何十年ものあいだ支配的な学説として君臨し、人類学者や霊長類学者は、霊長類のあらゆる特徴が「樹上生活」という1点で説明できることにすこぶる満足していた。ところが1970年代になって再検討が始まる。マット・カートミル[*訳注1]が指摘したのは、哺乳類のなかには霊長類と同じ樹上生活者でありながら、物を握れる手足も立体視も発達していない種が多数あるということだ（たとえばリスなど）。となると、霊長類が手足で物を握り、立体視を行うようになったのは、どうも樹上生活への適応ということだけではない。[7] カートミルによれば、霊長類の特質は樹上生活者としての特質ではなく、視覚捕食者としてのそれである。つまり、立体視が可能だから奥行知覚によって獲物にうまいこと近づいて、足で木の枝を握って身体を支えながら、自由になっている手で昆虫をひっつかむ――これが霊長類の姿であるとカートミルは考えた。いっぽうロバート・サスマン[*訳注2]は、霊長類が樹上で生活するようになったことと被子植物の拡大を関連づけている。[8] 霊長類は昆虫のほかに果実も追い求めていたのだから、物を握れるようになった手足は、小枝についた植物の果実をとるのにもずいぶん役立っていたと考えることができるのだ。したがって霊長類の特質は、どこに住んでいたかだけでなく、そこで何を食べていたかにも関係があったにちがいない。

6500万〜4500万年前の化石記録には多少とも霊長類に似た生き物がわんさと存在しており、そのなかには間違いなく霊長類の共通祖先もいるはずだ[9]。霊長類の共通祖先の特徴で重要なのは、そのほとんどがかなり小型であるということ。哺乳類の場合、昆虫だけを食べる種の体重は500グラムを超えることはない――ただし昆虫食であっても、アリクイやツチブタのように巣穴の昆虫をまるごと食べ尽くしてしまう哺乳類は例外だが。したがって身体のサイズから考えると、霊長類の共通祖先の食糧は、昆虫のみであったと言って構わない。とはいえ霊長類がやがて、果実や樹脂をはじめとする植物性食物にますます依存していったことは明らかだ。とりわけ真猿類（類人猿と小型ザル）がそうで、なかには葉を大量に食べるようになった種もある（どうやら葉の消化能力は、旧世界ザルと新世界ザルでそれぞれ独立に進化したようである）。

であれば、霊長類とは草食性の樹上生活者である――と言ってもあながち間違いではないだろう。完全に肉食性なのはメガネザルで、この小型種は霊長類の系統樹において、キツネザルやロリスなどの曲鼻猿類というよりは、むしろ類人猿や小型ザルなどの側に属している。しかし類人猿や小型ザルにしても、日常の食事に占める動物性食物の割合は、もっとも小型な種の場合でさえ3〜4割程度で、大多数はほぼ完全に草食性である。ヒトにもっとも近縁なゴリラとオランウータンの食事はほぼ100%が植物からなり、チンパンジーではやや減るが、それでも一般的には90%以上が植物からなる[10]。ヒトはこの点で明らかに異なっており、報告によると伝統的な狩猟採集民の食事は、土地の条件に

＊訳注1　マット・カートミル（1943〜）　アメリカの人類学者、ボストン大学教授。著書に『人はなぜ殺すか：狩猟仮説と動物観の文明史』（内田亮子訳、新潮社、1995年）がある。

＊訳注2　ロバート・W・サスマン（1941〜2006）　アメリカの人類学者、ワシントン大学（セントルイス）教授。著書に『ヒトは食べられて進化した』（ドナ・ハートとの共著、伊藤伸子訳、化学同人、2007年）がある。

よって大きく変動する場合があるとはいえ、65％が植物質、35％が動物質となっている。

私たちホモ・サピエンスは樹上生活者ではないし、類人猿と比べてさえ、平均的な肉の摂取量が多い（もちろんその量には個人差があるし、文化によっても大きく異なる）。二足歩行の開始は、暮らしの場が木々や森林から開けた草原へ変化したことのしるしであり、頑丈型アウストラロピテクスは、このような移動を伴いつつも草食性にとどまったわけであるが、私たちの進んだ道は違った。森をあとにすると、いろいろな植物を口にしながらも、肉の摂取量を増やしていったのである。そのうえさらなる進化として脳容量が著しく増大し、おそらくはこれが、草原における頑丈型アウストラロピテクスの生態的地位《ニッチ》を奪う一助となったのだと思われる。しかし肉食はいったい脳の拡大にどう関係したのだろうか？　進化における古典的難問を言い換えるなら、「肉が先か、脳が先か？」

## 脳と肉

「男は狩猟し、女は採集する」という進化モデルは、20世紀前半からさまざまな形をとって存在しており、このモデルが性的分業や男女の関係に対してどのような意味をもっているかについての議論は、１９７０年代に始まっている。モデルの中核をなす考え方は、私たちの祖先にとって肉は重要な食糧で、狩猟は生活様式において決定的な役割を担っていたというものだ。このような狩猟説をいち早く提唱したシャーウッド・ウォッシュバーン*訳注3は、１９５７年にこう記している。

> 肉を好むこと、それはヒトをサルから区別する主要な特徴の一つであり、この食性によって生活様式全体に変化がもたらされる。そして狩猟という行為には、集団内での協同、労働の

分担、成人男性による食糧の分配、興味の増大、なわばりの拡大、道具の使用が伴うのである。[11]

ウォッシュバーンが強調しているのは、肉がホモ・サピエンスの進化においてきわめて重大だったということ——すなわちホモ属としての進化である。言い換えれば、ヒト族とゴリラ族の分岐において肉は重要ではなかったが、その後になってから脳容量の増加、石器の使用、知能と認知の向上という形で影響を及ぼしたということだ。そんなウォッシュバーンの考えに真っ向から対立していたのが、南アフリカの古人類学者レイモンド・ダートである。1924年にはじめてアウストラロピテクス類の化石を発見し、翌年にはその属名を「アウストラロピテクス」とした張本人であるダートは、肉を食べるようになったのはいつごろかという問いに対して、脳の大きくなったホモ属からではなく、脳の小さなアウストラロピテクス属からだとしている。[12] ダートにとって、アウストラロピテクス属とは「狩猟する類人猿」であった。すなわち石器以外の多様な道具を使って獲物を捕らえ、ときには同種のアウストラロピテクスでさえも狩猟対象にしたと考えていたのである。これに対しウォッシュバーンは——のちにはC・K・ブレイン*訳注4も——南アフリカの遺跡で発見された化石人骨を万事手抜かりなく調べ上げ、おそらくアウストラロピテクスは狩る側ではなく狩られる側だったのだと強く主張した。発掘現場の洞窟や窪地には動物の化石も残っていたことから、アウストラロピテクスもこれらと同じようにして、大型のネコ科動物やハイエナ、食肉鳥の餌食になっていたのではないかというわけであ

＊訳注3　シャーウッド・L・ウォッシュバーン（1911〜2000）　アメリカの人類学者、カリフォルニア大学バークリー校教授。霊長類学の第一人者。日本語で読める著作はない。

＊訳注4　C・K・ブレイン（1931〜）　南アフリカの古生物学者。化石生成論（タフォノミー）に関する著作・論文がある。父は植物学者・昆虫学者のC・K・ブレイン（1881〜1954）。

る。[13]現在主流となっているのはこの考え方であり、肉を食べる傾向は、アウストラロピテクスよりも後に現れたヒト族（約200万年前以後）の特徴とみなされている。

ウォッシュバーンは肉を食べることと狩猟の発達を直接に結びつけ、ことに男たちが協力して大型の獲物を狩るようになったことを指摘すると、1960年代にはこの考えが人類進化の「狩猟説」——狩猟こそが初期人類からホモ・サピエンスへの最重要段階だったとする考え方——へと進展した。この仮説の登場によって今日の狩猟採集民へ関心が集まり、20世紀後半においてもなお伝統的生活を続けるいくつかのグループが徹底的に調査されることとなる。もちろん文化的進化の歴史がそのまま冷凍保存されている民族などはどこにもないが、人類が進化を遂げた状況に近いという点では、先進国の農業社会よりも、狩猟採集民の維持する生活様式に分があることは明らかだ。1970、80年代に入ると、「狩猟説」には手厳しい批判の目が向けられた。男性中心的だとフェミニストが糾弾するいっぽう、一部の考古学者らは、人骨出土地から動物の化石も発見されていることについて、それは狩猟の結果ではなく、動物の腐肉を漁っていたためではないかと主張した。

ここで、人類の進化年表における2つの時期について考えてみよう。約250万年前には、ほぼ植物のみを口にしていたヒト族がいて、1万5000年前には、依然として植物がメインだが肉もかなり食べていた、ホモ・サピエンスの狩猟採集民がいる。1万5000年前から時をさかのぼってみると、脳の発達したネアンデルタール人（約15万〜3万年前）が大型の獲物を捕らえる有能な狩人だった証拠は十分過ぎるほど存在しているし、さらに30万年前から100万年前までさかのぼってみても、さまざまな人類種によって狩猟が行われていたことが裏づけられている。[14]それどころか考古学的証拠によれば、初期のホモ属（最古ではない）が東アフリカに現れた約175万年前においてすら、人類は石器を使って大型動物の死骸を切り裂き、加工していたのであって、[15]さらなる重要な事実も発見されている。すなわちこのとき口にしていた肉というのが、とりわけ質の高い部位のものだったということだ。これは獲物の肉にいち早くありつけていたという証拠であり、人類が「腐肉漁り」をしていたからではないだろうか（たとえば肉食獣が狩りに成功したのを見届けるや否や、これを追い払って肉を手に入れる）。あるいは――これがもっとも単純な解釈だろうが――人類が自らの手で実際に狩りを行っていたからではないだろうか。いずれにしても、ホモ属の食事において肉の重要性が高まっていたことは確実で、強力な証拠の存在は２００万年前ごろにまで及んでいる。そのうえ、これらの証拠はホモ属の脳容量が増大し始めた時期とほぼ一致しているため、最古のホモ属は２５０万〜２００万年前のあいだに、完全に近い草食性から雑食性へと変化した可能性が高い。

　初期ホモ属の狩猟方法がホモ・サピエンスと同じだったかどうかは知る由もないが、違いがなかったとは到底思えない。しかし、どんなやり方で動物を殺していたにせよ、しまいには鋭い石で肉をはぎ取って骨だけになってしまうのだから、狩猟方法の痕跡は残らない。ウォッシュバーンは狩猟によって人間性がもたらされたシナリオを描いたが、それが人類進化のどの時点での出来事だったのかは、いまだに決定するのが難しい。というのも考古学的記録のなかに、狩猟に伴う高次行動の痕跡を認めることは、なかなか簡単にはいかないからである。それでも、ヘンリー・バン*訳注5とクレイグ・スタンフォード*訳注6はこう記している――

*訳注5　ヘンリー・T・バン　アメリカの古人類学者、ウィスコンシン大学マディソン校教授。人類の起源にまつわる考古学や食事の進化史に詳しい。

*訳注6　クレイグ・B・スタンフォード（１９５６〜）　アメリカの人類学者、南カリフォルニア大学教授。人類学や生物学に関する著作・論文が多数ある。邦訳書は『新しいチンパンジー学：わたしたちはいま「隣人」をどこまで知っているのか？』（的場知之訳、青土社、２０１９年）、『直立歩行：進化への鍵』（長野敬ほか訳、青土社、２０１８年）など。

現時点での証拠によれば、なるほど肉の獲得・摂取はヒト化をもたらしはしなかっただろう。しかし、人間化に及ぼした影響がきわめて大きかったということは疑いようがない。[16]

私たちとほかの霊長類の根本的な違いは、むろん行動である。ヒトの行動には知能、言語、その他諸々の認知能力が反映されているが、これは脳が大きくなったからだとは単純に言い切れない。大きさだけが変化したのではなく、機能組織も変化したからである。とはいえ化石記録を見れば脳の拡大は明らかで、この変化が知的処理能力の向上と関係していることは間違いない。したがって、狩猟——すなわち肉を食べること——が人間化に大きく影響したのならば、それは脳が大きく進化する過程にも絶大な影響を及ぼした可能性がきわめて高いのではないか。どうしてそんなことが可能なのだろうか?

## 高くつく脳

脳は飢えている。脳の大部分はニューロンから成り、これらが相互伝達する際には、かなりの細胞エネルギーが必要となるからだ。あるニューロンの軸索から別のニューロンへと伝わるシグナルは「興奮の伝達」と呼ばれるが、これはなかなか的確なネーミングである。というのもこの電位はニューロン間の隙間であるシナプスにおいて、細胞末端間のイオンが移動することによって生じるからである。神経組織が消費するエネルギーは骨格筋のなんと16倍であり、こうしたエネルギー需要を満たすために、シナプスには「細胞の発電所」であるミトコンドリアが高濃度で存在する。[17]

人類進化のプロセスで脳が拡大したことは、決して取るに足らないことではない。[18] 大型類人猿の脳容量、ホモ属以外の人類種の脳容量はほぼ例外なく３５０～５５０mLにおさまるが、約２００万年前に生存した最古のホモ属では６００～８５０mLが一般的だった。その後まもなくすると、ホモ・エレクトスがはじめはアフリカ、次いでアジアに出現した。脳容量は９００～１２００mLに達し、１００万年以上に及ぶ生存期間を通じて、脳が大きくなっていったことが確認されている。数十万年前には、古代型ホモ・サピエンスと呼ばれることもある一群（より正式にはホモ・ハイデルベルゲンシス）がアフリカ、ヨーロッパ、アジアに現われ、脳のサイズはホモ・エレクトスよりも大きな１１００～１４００mLとなる。そして約20万年前、ついにネアンデルタール人とホモ・サピエンスが登場する。その頭蓋骨には１４００mLの脳がおさまるほどであり、なかにはこの数字をはるかに上回る脳の持ち主もあった。

人類の系統における脳の拡大ペースは、身体が大きくなるペースよりもうんと速かったため、脳そのものの絶対的な大きさだけでなく、身体に対する相対的なサイズも増加していった。ヒトの脳は身体のエネルギー資源にかなりの負担をかけており、ほかの哺乳類を見渡してもこれほどの例は見当たらない。質量としては身体のたった２％にすぎないのに、安静代謝率に占める割合は20～25％という桁外れの数字である――ほかの霊長類では８～13％、ほかの哺乳類では３～５％が一般的[19]。いったい私たちの祖先は、だんだんと大きくなっていく脳をどうやって維持していたのだろうか？　もうみなさんお察しの通り、この問いの答えがずばり肉である――もっとも、話はなかなか入り組んでいるのだが。

どんな動物にとっても食べ物の選択肢は植物か動物だけなので、栄養の行き届いた健康体を保てるかどうかは、植物質と動物質の健康的な食事バランス（種によって異なる）を満たせるかどうかにかかっている。ほとんどの霊長類は植物中心の食事、あるいは植物のみの食事で十分に健康を維持できるし、ホモ・サピエンスにしたってひとくちに雑食性だと言うことも可能だが、個々のレベルで見れば、植物以外を口にせずとも間違いなく健康体でいられるのだ。動物性の食べ物は栄養豊富で高タンパク、ミネラルやビタミンもたっぷり含まれているが、これは多くの植物性食物にも当てはまるのであって、思うに、人類固有の進化史において重要だったのは、特定の環境においてどちらのほうが手に入れやすかったかということではないだろうか。霊長類はおよそ肉食ではないものの、肉を口にすることには何の障壁もないらしい。これは決定的な要因であって、研究によると動物質を消化することは大半の霊長類にとって何でもない。植物質と同じように難なく消化し、ときに、味わう様子も見せながら食べることが明らかになっているのだ。[20]

ほとんどの霊長類は樹上で暮らしており、林冠という環境には動物質があるにはあるが、といっても小ぶりだし、捕獲するのが難しいときもある。一部の栄養素を肉食で補うケースがあるとはいえ、植物のほうが豊富で、確保するのに体力も使わないので、概して霊長類にとっては植物食のほうが賢明な選択だと言える。しかし、暮らしの場がサバンナの大草原となれば、状況は違ってくる。動物性の食べ物に難なく簡単にありつけるばかりか、倒し方さえわかれば大ぶりの獲物だって期待できるのだ。霊長類学者のキャサリン・ミルトンによれば、初期ホモ属は果実や木の実、デンプン質の根をはじめとするエネルギー豊富な植物に加え、肉を食事に取り入れたことによって、質の劣る植物質（葉や茎）を口にせずに済んだという。食べ物の質が低いと大量に摂取しなければならないし、長い消化管も必要で、そのうえ十分な量を手に入れようとすれば時間もかかってしまうわけであるが、[21]私たちの祖先は肉を口にしたことによって――そして同時に、質の高い植物のみを食べるようになったこともあって――大きな脳を維持するために欠かせない、質の高い食事を手に入れたのである。

脳と消化器官には、切っても切れない進化上のつながりがあるらしい。1995年、人類学者のレスリー・アイエロとピーター・ウィーラーは、食事と脳の大きさの進化を議論するなかで、消化器官の大きさに焦点を絞った名論文を執筆した[22]。2人は食事に着眼しただけでなく、解剖学的・生理学的な観点から体内へと目を向けた——すなわち、大きな脳の維持を生理的に可能にしたであろう、体内におけるトレードオフについて考えたのである。どうしてこのようなトレードオフが不可欠だったのかというと、脳が拡大するいっぽうで、身体の基礎代謝率（BMR）には変化がないからだ。アイエロとウィーラーがまず指摘したのは、脳だけが割高な身体組織なのではないということ、つまり心臓、腎臓、内臓器官（肝臓、胃腸）にしたって、正当な取り分以上のエネルギーを使い果たしているということである。そこで2人はさまざまな霊長類の臓器と身体の大きさを分析し、これらの動物の身体がヒトと同サイズだった場合、各臓器の大きさはどれくらいになるか予想した。その結果、私たちの心臓、腎臓、肝臓の大きさは、霊長類から導かれた予想値とほぼ一致していたが、胃腸の大きさは予想値を6割も下回っていた。

こうした胃腸の退縮によって節約されたエネルギー量は、脳の拡大によるエネルギー需要の増加分にほぼ一致していたため、胃腸と脳のあいだにはエネルギーのトレードオフが存在すると考えることができた。アイエロとウィーラーは、脳が拡大すると酸素もよりたくさん必要になるため、心臓や肺が小さくなることはまずないだろうと主張している。同じように考えれば、脳はエネルギーをグルコース（ブドウ糖）として貯蓄できず、ほかからの一定した供給に頼らざるを得ないのだから、グルコースを脳へ送っている肝臓が縮小することもおそらくないだろう。そして初期ホモ属が進化を遂げた高温なサバンナ気候では、尿濃縮を維持する腎機能が重要であったため、腎臓もサイズ減少の候補とはならなかったのだ。ここに1つの進化シナリオが浮かび上がってくる。すなわち、食事の質が上がれば上がるほど消化管は短くなり、かつ代謝活動のうち脳の維持にあてられる割合が増えるということだ。もちろんこれは堂々めぐりではあるが、だからといってこうした要因の相互関係が人類進化にとって重大でなかったとは言えない。アイエロとウィーラーの分析は、科学界から批判を浴びながらもこの分野の研究を促してきたことは確実で、脳の拡大にまつわる解剖学的トレードオフの考え方は今や定説となっている[23]。

霊長類は食事の質が高いほど大きな脳を有する傾向があり、霊長類にとっての高品質な食事に肉はなくても構わない[24]。ところが私たちの祖先は、どうやら肉の摂取量を増やすことによって食事の質を高めてきたようである。あるいは、それ以外にも方法はあったかもしれない。前章で論じたように調理することによって、肉以外にもカロリーは豊富だが食べづらい塊茎などの植物を、より効率的に加工・消化できるようになったことだろう。

しかし伝統的な狩猟採集民の社会文化的基盤では、明らかに狩猟が重要な役割を担っている（食事に含まれる肉の量と比べて不釣り合いなくらい大きな文化的重要性があるように見える事例がたくさんある）。肉の文化的重要性がいつごろ生じたのかは容易に判断できないが、栄養という土台がまずあって、そのうえに肉と狩猟の文化的地位が築かれたという線が妥当ではあるまいか。消化器官が小さくなり、脳が大きくなったことは、栄養革命と認知革命があったことの解剖学的なしるしである。おそらく肉は、これら2つの革命の結び目として、重要な役割を果たしていたのだろう。

## 魚介説

肉食が人類進化にプラスに働いたことについては、大まかに語られるのが大半だ。肉は（サバンナに住む狩猟民にとって）簡単に手に入るもので、高密度のカロリー源、タンパク源になるし、その他ビタミンやミネラルも豊富。そして食事での肉の摂取量が増えたことによって消化器官が縮小し、前節で論じたエネルギーのトレードオフというきわめて重要な結果につながった――と、されているわけだが、具体的に肉のこの栄養素とあの栄養素によって、脳の拡大や高次認知機能の進化が生じたとは考えられていない。しかしフレッド・プレビック*訳注7によると、初期ホモ属は食事に肉を取り入れたことで日常的に摂取するタンパク質の量が増え[25]、ひいてはチロシン（アミノ酸）をより多く摂取できるようになっていた。チロシンとはドーパミンの前駆体で、ドーパミンとは神経伝達物質の1つだ。プレビックは人類の進化プロセスにおいて、高次認知機能や言語機能にまつわるドーパミン経路が複雑化していることを指摘し、こうしたドーパミン経路を維持できた理由の1つとして、肉が多くて高タンパクの食事を挙げている。しかしながら、たしかにチロシンとドーパミンの関係は脳機能にとって重要かもしれないが、食事でのチロシン摂取量が増えたところで、結局は二次的な要因にすぎなかったのではないか。

私たちの祖先が森から出てきたとき、動物性の食物源とすることができたのは、なにも草原で暮らす大型の草食動物だけではない。湖や小川にも、手に入れやすい栄養源として魚などの水の生き物がおり、これらは林冠ではどうにも得がたい食べ物だ（そこには川など存在していない）。私たちの祖先がこうした魚などを食事に取り入れ、それによって脳の拡大進化が活性化されたとは考えられないだろうか？　というのも、ここにはスティーブン・クネイン*訳注8とマイケル・クロフォード*訳注9が見出した、進化上の難問があるからだ。つまり初期ホモ属が肉を得る技術を使うには、すでに脳がいくらか発達

＊訳注7　フレッド・H・プレビック　ウロンゴング大学（オーストラリア）心理学部の名誉フェロー。専門分野は認知神経科学、応用心理学。

していなければならないし、高度な認知能力も必要になる。肉という質の高い食べ物を得るだけの認知機能が整っていない段階で、いったい脳はどのようにして発達したのだろうか。[26]ここにはあらかじめ知能が大幅にアップしていなくても可能な、何らかの食行動の変化があったはずで、ことによるとそれは、漁猟だったのではないだろうか。

肉の重要性は大まかな栄養および品質によって語られるが、「魚介説」がよりどころとするのは水産物に含まれる特定物質の存在だ。[27]なかでも具体的に重視されているのが、神経系の発達に欠かせない要素である脂肪酸で、魚介説の提唱者によれば、まだ脳の小さかったころの人類が脂肪酸たっぷりの水産物を口にしたことで、その後の脳の発達（高度な狩猟や協力行動などが可能となった）が下支えされたとのことである。脂肪酸のなかでもとりわけ不可欠だと考えられているのは、ドコサヘキサエン酸（ＤＨＡ）とアラキドン酸（ＡＡ）だ。ＡＡは卵黄や臓物、陸生動物の筋肉から摂取できるが、ＤＨＡがもっとも含まれているのは魚類と甲殻類である（これらはＡＡも含有）。クロフォードとクネインらの考えによると、初期ホモ属はアフリカの湖や川の浅瀬にて、魚類や甲殻類をたくさん手に入れていた。漁猟するにあたっては何ら技術の進歩は必要なく、すでに身につけている採集技術さえあれば十分に対応できるとのことだ。したがって認知革命を待たずして、認知進化の口火となったのは、どうやら海産物だったのである。

これは興味深い考え方である。狩猟はサバンナで始まったのではない。身体は小さいが脳の発達したヒト族が、大型の獲物やどう猛な捕食者と闘うようになったときに始まったのではなく、雑草の茂る川や池のほとりで始まった――そう考えるのである。しかし魚介説には問題点がいくつかある。とりわけ注目すべきなのは、必須脂肪酸が魚介以外の食物源からも摂れるという点、さらには容易に手に入る物質によって体内での合成も可能であるという点だ。[28]そのほか、初期ホモ属が水産物を食べていた考古学的証拠がほとんど存在しないということも、魚介説への反論として説得力がある。なるほど当時は人口密度が低かったのだから、痕跡なんてあまり残らないだろうし、「証拠がない」からといって、とりもなおさず「ないことが証明」されるわけでもない――と、主張することはできるだろう。しかし仮にそうであったとしても――ホモ・サピエンスによる貝塚なら各地の海岸にどでかく残っているのに――１００万～２００万年前のアフリカの考古学的記録には、水産物が広範にわたって消費されていた証拠が見当たらないのである。

とはいえ、アフリカ以外の考古学的証拠に目を向ければ、どうやら初期ホモ属は実際に海の幸を食べていたのだろう。近年の研究によれば、事態は一変するだろう。近年の研究によれば、4万年前にジブラルタル（スペイン付近）の沿岸部で暮らしていたネアンデルタール人が海産物を食べていたということだ。クリス・ストリンガー*訳注10率いる考古学者の一団は当地の洞窟遺跡にて、炉の跡が残った灰の層を発見したほか、ムスティエ文化の剥片石器（ネアンデルタール人が残したものと考えられている）や破片、さらには付近の入り江に棲むムラサキイガイ（ムール貝）の貝殻を多数確認している。[29]この遺跡での居住期間は短かったようだが、ネアンデルタール人がどのように生活していたか、その一端をうかがい知ることが可能であり、ストリンガーらは次のように記している。

---

*訳注8　スティーブン・C・クネイン　シャーブルック大学（カナダ）医学・保健科学部教授。研究分野は老化プロセスにおける脳代謝、認知など。

*訳注9　マイケル・A・クロフォード　インペリアル・カレッジ・ロンドン客員教授。専門は代謝・消化・繁殖など。

*訳注10　クリス・B・ストリンガー（１９４７～）　イギリスの自然人類学者。大英自然史博物館の人類起源グループ・研究リーダー。日本語で読める著作は『サピエンス物語』（ルイーズ・ハンフリーとの共著、篠田謙一ほか監修、山本大樹訳、エクスナレッジ、２０１８年）、『人類進化大全：進化の実像と発掘・分析のすべて』（ピーター・アンドリュースとの共著、馬場悠男ほか訳、悠書館、２０１２年）など。

この居住層には……（中略）……ここで生活していたネアンデルタール人の諸活動が記録されている。すなわち貝類の選別と収集、採集した貝の洞窟までの運搬、洞窟での火起こし、貝を開くための熱の利用や貝の消費、炉の燃えさしでの打剥、そして居住地の放棄などである。[30]

同じ地域をもっと深く発掘すると、はるかに古い居住跡からはアザラシやイルカの化石が出土するとともに、ネアンデルタール人の典型的な狩猟対象である陸生哺乳類の骨も見つかった。そして、魚の化石もいくつか発見されたのである。

ネアンデルタール人がジブラルタルに残した痕跡により、ホモ・サピエンス以外にも、海の（あるいは湖や川の）生き物を食べていた人類種が存在したことは明らかだ。しかしそれがわかったところで、海産物の利用が始まった時期についてははっきりしないままである。というのも当時の支配的な人類種はホモ・サピエンスであり、ネアンデルタール人はもともとの居住地からジブラルタルへ追いやられていたからである。ストリンガーらはさらに、ジブラルタルでは陸の食べ物も海の食べ物も手に入れやすかったおかげで、内陸部のネアンデルタール人よりも長く生き残れたのではないかと考えている。

人類進化という広い視点から見ると4万年なんてごくわずかかもしれない。ならば、さらに古い時期の考古学的記録に、何らかの海産物が残っていないだろうか？　200万年というはるかに重みのある期間に及んで、魚介説を裏づけることはできないのか？　おそらくできる。ジャワの川の遺跡で見つかった証拠がまさにそれだった。1890年代初頭、オランダの軍医ウジェーヌ・デュボワが、現在はホモ・エレクトスと呼ばれている種の化石をジャワで初めて発見した。発掘場所となったのはソロ川のほとりにあるトリニール遺跡で、いつごろの遺跡かについては議論されているところだが、大枠は150万～90万年前である。当時のトリニールも現在と同じように、湖、デルタ、海からさほど遠くない川沿いの環境だった。デュボワやその後の研究者たちがトリニール一帯から回収した大量の遺物には、魚類や貝類、哺乳類、鳥類、爬虫類の骨のほか、人類祖先の化石も含まれていた。

トリニールで発掘された遺物をヨセ・ヨールデンら*訳注11がありためて詳しく分析したところ、浅瀬で得られたと思われる貝類が少なくとも11種、魚類が4種、いずれも可食性のものが見つかった。[31] ヒト族は大した技術をもっていなくても、こうした水辺でうまいこと食べていたようである。では、このような浅瀬の食料庫をどのように活用していたのだろうか？　この点を明らかにするためにヨールデンらは貝殻の化石の分布と大きさを調べた。すると、とくに豊富に存在した2種類の貝類から面白い全貌が見えてきた。まず、貝殻化石は遺跡全域に等しく分布しているのではなく、1カ所に集中していた。そして、2種類ともほぼすべてが成長した大きな貝殻で、若い貝殻は見事なくらいなかった。発掘する際に小さな化石やかけらを見過ごしたからではない。この点については細心の注意を払っていた。ヨールデンらは、ホモ・エレクトスは成長した大きな貝を選び、食べた後は限られた場所に貝殻を捨てて、100万年後に発見されることになる貝塚を残したと考えている。

ネアンデルタール人による海産物利用と、ホモ・エレクトスによる体系的な貝類の消費が明らかになったことで、ヒト族が海産物を食べていた年代と場所の範囲は間違いなく広がる。アフリカのホモ属の起源までではなく、ホモ・サピエンスが現われるずっと前から確実に海産物を食べていた。魚介

＊訳注11　ヨセ・C・ヨールデン　マーストリヒト大学（オランダ）特任教授。ナチュラリス生物多様性センター上級研究員。専門は海洋生物多様性、ヒト族の進化など。

説に対する批判は、周りにはほかにも脂肪酸に富む食べ物があったという点では正しい。さらに言えば、植物食でまかなえないものを陸生動物の肉がなんでも提供できるわけでもない。とはいえ、狩猟説によれば、食事における肉の増加には理論的正当性があるうえに、特定の進化環境での肉の増加を示す証拠もあるそうだ。したがって、たとえ肉が生理的に必要でなかったとしても、ヒトの脳と認知の進化において肉は重要な役割を果たしたと思われる。魚介食について同じ主張をするためにはさらなる証拠が必要だ。もっとも、脳の拡大と知能の増大に伴って、ホモ属は陸上だけでなく水辺からの動物性食物まで広がる多様な食事をとっていた可能性はますます高くなっている。

## 雑食から〝超〟雑食へ

おそらく、肉の話はここらで切り上げておくべきだろう。陸生動物の肉であれ水生動物の肉であれ、たしかに動物性食物の摂取が増えたことによって食事の質は高まったわけであるが、カロリーと栄養素の大部分は依然として植物性食物から摂取するケースがほとんどだったからである。肉食の痕跡からわかるのは、食物源の拡大が身体構造の特殊化によってもたらされたのではないということだ。そうではなく、ホモ・サピエンスはその技術によって雑食化したのである。しかし高度な技術の発達はホモ・サピエンスの認知進化のほんの一面にすぎない。知能の増大を本質的にもたらしたのは、行動における適応性と柔軟性なのである。私たちの祖先は環境内を探索し、新たな食べ物を有意義に試し、食べ物に関する情報を社会集団内で共有することができたのだが、これは道具の作製・使用におけるいかなる進歩にも劣らず重要であった。水産物はおそらく脳の拡大にとって必須でなかったのだろうが、それを食べようとしたところに鍵があったにちがいない。つまり新しい食べ物に挑戦しよう、水

れたのである。

の生き物を食べてみよう――そんな思いが私たちの祖先のなかに芽生えたからこそ、人類進化は促されたのである。

約180万年前、ホモ属としてはじめてアフリカの外へ出たホモ・エレクトスは、今で言うところの中東を経由してヨーロッパ、中国、インドネシアまで北上し、旧世界の大部分へと拡散した。このような移住はなぜ可能だったのか？　その決定的な要因は、食事の多様性にあったにちがいない。[32] 新しい環境や季節の産物、あるいは今までとは違う周期で巡ってくる自然の恵みや飢えを前にしても、ホモ・エレクトスは質の高い食事を維持できていたはずだ。というのも、調理によって新たな食べ物を開拓できたろうし、石器を使用することで、特定環境への適応力ではよっぽど人類よりすぐれていた動物に対しても、ある程度優位に立てたことだろう――木製・皮製の道具は考古学的記録として残っていないものの、むろん石器に同じく有用だったはずである。

さらには社会集団内でしきたりや知識を共有していたことも、私たちの祖先にとって好影響となったのではないか――つまりは文化である。ホモ・エレクトスの日々の暮らし方については何を語っても推測の域を出ないが、チンパンジーについてわかっているのは、一部の集団だけがほかとは違う行動をとったり、異なる道具を使ったりする場合があるということだ。[33] このようなしきたりは観察学習によって時間の経過とともに維持されていくもので、観察学習というのは文化的というより、むしろ前文化（プロトカルチャー）的な行動とされることが多い。しかしながら、程度の差こそあるものの、両者はその本質において変わらないのではないか。もっとも、言語をもたないなかでのしきたりの伝達を前文化という言葉で表したい向きもあろうが。

いずれにせよ、ホモ・エレクトスは間違いなく文化的な動物だったのであり、言語や言語に似た何かをもっていたかどうかはわからないが、私たちが使っているような話し言葉といくらか類似した情報伝達システムを有していたにちがいない。というのもホモ・エレクトスは脳が拡大しており、情報保存能力が高かったことが示唆される。こういった情報は同じ社会的集団内のほかの個体とも共有できたはずである。ホモ・エレクトスの集団がそれぞれ異なる環境で暮らしていたとすると、食事も集団ごとに違っていたにちがいないが、食事は生態系の違い以上に、おそらく文化の系統によっても変わってくる。うまくいった実践行動というのは、それぞれの系統のなかで時間の経過とともに存続されていくからである。

ホモ・エレクトスの雑食性は、ホモ・サピエンスに見られる雑食性の始まりを告げる合図だったのかもしれない。つまり、ここでいう雑食性とは、生態学で植物x%、肉y%、海産物z%と表にまとめられるような類いの雑食性とはまったく別のものである。文化人類学者のジョン・ホルツマンは、古くからケニア北部に居住する牧畜民のサンブル族がどのような食習慣をもっているかについて、大規模な調査を行っている。サンブル族の食事に関するホルツマンの解説を読むと、私たちがどのようにして何を食べているのか、ホモ・サピエンスとしての向き合い方がよくわかる。

サンブル族の料理は一見したところ、非常に不可解な様相を呈している。サンブル族の生活は人間関係や価値観にもとづいて複雑に成り立っているが、その中心を占めるのが、何をどうやって食べるかである。食習慣は社会的行為やシンボリックな世界にとってきわめて重要であり、どんな種類の食物を、いかなる状況で、誰と食べるかによって、個人・集団のアイデンティティの重大な側面が構築されている。ここには民族性、親類関係、ジェンダー、年齢の垣根は存在しないのである。このような一面がある一方、サンブル族の食事は質素で、基本は畜産品3品しかない。毎日の定番である乳と、肉、これはおもに儀式や動物がたまたま死んだときに食べられる魅力的な一品だ。そして血。血は乳のようなもので、活力をつけたいときや、食糧が不足したときに栄養を補うために飲まれる。もちろん実際のサンブル族の食事はもう少し手が込んでいる。[34]

さらには、何を食べるかだけでなく、何を食べないか——こちらも文化的にはほぼ同じくらい重要である。

食物の制限には民族の境界を設定する働きもある。サンブル族では、本来は食べられるさまざまな物、たとえば、魚、爬虫類、鳥、ロバ、各種狩猟動物などを口にすることが禁じられている。とりわけ厳しく禁じられているのが、人間に近い生き物とみなされているゾウである。このような制限を課すことによって、遊牧民のトゥルカナ族や狩猟採集民のドロボ族とのあいだに境界を定めやすくなる。[35]

ホモ・サピエンスのあらゆる文化がそうであるように、サンブル族にも独自の文化史と食事があるのだが、それにもかかわらず、人間的な雑食性の典型をここに認めることができる。どんな人間社会においても、食にまつわる事象は、地位や血縁やアイデンティティなどの文化的な絡み合いのなかに埋め込まれている。ホモ・サピエンスの文化は食糧不足や飢饉のときでさえ、無秩序へと至ることはない。[36]食糧不足が起こると、どの文化も型通りに近い反応をする。最初は文化のなかで共有している活動を強める。つまり別の食糧を探して蓄える。次に社会的退却が起こる。これは、個人が食糧をこっそりため込み、公共の活動から身を引くことを意味する。そして食糧をめぐる暴力や侵略が増える。飢饉が続けば、一部の文化的な慣習や制度は破綻を免れない。それにもかかわらず、ピーター・ファーブ[*訳注12]とジョージ・アーメラゴス[*訳注13]によれば、どんな深刻な飢饉に見舞われたときでさえ、文化システムの「骨格構造」が崩れ去ることはなく、このことは「食物と文化・社会のあいだに密接な連関が存在していることの証左なのである[37]」。

ヒトの雑食性は、単に広範囲の食物源から摂取しているというレベルでは語り尽くせない。すでに見たように、私たちが何を食べるかは進化史、すなわちある種の環境条件に適応した特定の生理機能によって決定づけられている。さらには各々の経験や好みにまつわる個人史からの影響もある。しかし、それだけではない。各々が生まれ、育ち、生活している文化の歴史も、ヒトが何を食べるかに影響しているのだ。

文化人類学の基礎を築いた学者の１人であるアメリカのアルフレッド・クローバーは、文化を「超有機的《スーパーオーガニック》」なものだと考えていた[38]。すなわち文化を理解するには、有機体として見るだけでなく、有機体を超えるものとして見る必要があると――。クローバーによれば、有機物の性質が無機物を超越しているのと同じで、文化の伝達性、高変動性、価値基準などの文化に顕著な特徴は、有機体としての成分組成や個人のふるまいといった観点からは説明され得ない。さらに文化が超有機的かつ超個人的と言えるのは、その伝達が学習によってもたらされるという点であり、決して各個人の遺伝形質に文化が埋め込まれているわけではない。文化は、その文化に属する個人あるいは集団よりも上の次元で変化しながら存続していく。だが実際のところは、ヒトの「有機体としての資質」がさまざまな物理法則や自然法則と相まって、文化現象に制約を加えているのである。

クローバーがこの概念を提唱したのは１９１７年のことだったが、さまざまな理由によって、文化人類学の分野で支持されるには至らなかった[39]。それでも私は思うのだが、ヒトの食行動を考えるにあたってこの概念はなかなかの武器になる。なるほど食習慣については文化的側面から論じることができるし、文化的背景が異なれば食べ物のとらえ方もさまざまだと言えるものだが、しかし結局のところ、食事の根底には常に生物学的な要因があり、どれほど強硬な文化決定論者*訳注14だろうが、これを無視するわけにはいかないのである。ところが単に「ヒトは雑食だ」と言っただけでは、食事の性質や複雑さや多様性についてまるで伝わらないのだから、私はこう断じてみよう——すなわち「ヒトとは〝超〟雑食なのだ」と。ヒトの食事は生物学的な歴史の産物であるが、集団内・集団間におけるその多様性とは、（すべてではないが）おおむね超有機的レベルでの変動性に関係しているのだ。食事というものは現われては消え、多様化しては収束し、拡大しては収縮するものである。つまりすべて文化的要因によって決められていると認めない限りは、ホモ・サピエンスが何をどのように食べているかを真に理解できないのだ。

食事の多様性はこの点において、言語の多様性と非常に似通った様相を帯びてくる。言語というのは超有機的レベルに存在し、かつそのレベルで進化を遂げる文化的実体であるが、それ自体としてはホモ・サピエンスの生物としての特徴にほかならないのだし、言語による表現とは、脳など身体のさまざまな部位が適切に機能してはじめて成り立つ。言語が文化的現象だとしても、認知神経科学的な側面からの研究は可能である。同様にホモ・サピエンスの摂食行動には、種全体の雑食性を支える土

＊訳注12　ピーター・ファーブ（1929〜1980）アメリカの著述家。人類学や生物学、言語学に関する著作が多数ある。邦訳書は『土は生きている』（石弘之ほか訳、蒼樹書房、1976年）、『生態』（坂口勝美訳、タイムライフブックス、1975年）など。

＊訳注13　ジョージ・J・アーメラゴス（1936〜2014）アメリカの人類学者、エモリー大学名誉教授。「生物×文化的」なアプローチによって人類学分野に大きく貢献した。

＊訳注14　個人の人格や行動様式が生物学的にではなく文化によって決定されるとする立場。

台としての生物学的根拠がある。

## 農業：食事に加わる制約から見た超雑食性

これまでの、動物学よりの見方から離れて食事をとらえてみよう。ホモ・サピエンスを雑食性にしているものがあるとすると、それは農業である。約1万年前に新旧両世界の各地で始まった農業であるが、それ以前には狩猟採集生活が行われており、ホモ・サピエンスは技術を駆使することで食べ物を獲得・処理していた。こういった技術のほとんどは苦労して編み出されたものだが、ほかの動物にも多少似通った形態が見られることもある。調理もヒト族の進化の文脈では並外れた技術かもしれないが、基本的には、あらゆる動物が食べ物を消化するために行っている化学的処理の過程を体の外に置いた形態とも考えられる。

農業が始まったことにより、ホモ・サピエンスはほかの種とのあいだに共働的・共進化的な関係を結ぶこととなった。こうした種間の相互作用は自然界ではよく見られるものであり、たとえば私たちは特定の炭水化物に適した消化酵素をもっていないが、腸内に生息する細菌のおかげでこれを消化することができている。ところが農業が違っているのは、ヒトだけが一方的に他種と関係を取り結び、また自らの必要に応じて動物の家畜化や植物の栽培化の流れを決定づけるという点である。進化的な意味においては、農業によって、家畜化された種に利益がもたらされたともいえる。トウモロコシをはじめとする穀類は原産地から世界中に広がり進化的成功を遂げたが、それはヒトを乗り物として「うまく逆用」したからだ。しかし実際は、ヒトは意志をもって選び働きかけた。その結果、穀類の進化的成功が導かれたのであり、この点が、農業における共働的あるいは共進化的関係を他の相互作用とはまったく異なるものにしている。

農業によってますます大きな人口密集地が生まれ、文明や帝国の発展へつながり、そしてついには21世紀の技術的先進世界へと至る。[40]評論家が口々に主張しているのは、農業こそがかつて人類の身に降りかかった最悪の出来事であるということだ。芸術や文学では長らく「気高い野蛮人《ノーブル・サヴェッジ》」が称えられてきたが、何世紀かのあいだに、文化的進化論を極端に単純化した考え方が支配的となった――すなわち、原始的なものよりも文明や文明人のほうが間違いなくすぐれているじゃないか、とする考え方だ。20世紀初頭になると人類学者たちは、文化の差異をそんなふうに見るのは偏見であって、根っからの間違いだとし、こうした考え方を破壊しようと尽力したが、[41]進歩の優劣についての所見が根底から覆されたのは、1960年代に入ってからのことだったのかもしれない。そして近年、マーシャル・サーリンズが狩猟採集民族を指して「始原のあふれる社会」と称したことは有名だ。[42]現在まで存続する数少ない狩猟採集民のうち、いくらかのグループを実地に観察したサーリンズによれば、狩猟採集生活は発展した経済圏での生活よりも労働時間が少なく余暇が多い。所有する物はほとんどないが、貧しくはないのであって「貧困は、一つの社会的ステイタスなのだ。だから、文明の発明したものにほかならない」なのである。

サーリンズは食事についても言及しており、農業社会では多くの人々が毎晩ひもじい思いを抱いて床に就いているのに対し、狩猟採集生活では食べ物の供給が安定し、より変化に富んでいるとしている。こうした食糧供給が可能だったのは、環境内の動植物の状況が季節ごとにどう変化するか、狩猟採集民族が知り尽くしていたためである。土着民がこうした知識をもっていることは、これまで「文明人」の目に映らないこともあったのだが、一部の観察者が気づいたのは、文明化による洗練された知識を明らかに欠いているのにもかかわらず、狩猟採集民が驚くほどうまいことやっているという事実だった。
狩猟採集民の食事が変化に富んでいるのとはまったく対照的に、農業社会で暮らす多くの人々にとっての食事はごく単調なものである。食べる物が1つの収穫物のみに偏ってしまうと、ときにビタミン不足に起因する病気につながる恐れがあり[43]、たとえばトウモロコシを主食とする地域では、ペラグラにかかる確率が高い。ペラグラとはビタミンBのニコチン酸（ナイアシン）が欠乏することによって起こる疾患で、その症状は不快きわまりなく、特有の発疹や下痢、さらには精神障害までをも引き起こす場合がある。文化によっては伝統的にトウモロコシのアルカリ処理*訳注15が行われていたため、これによって外皮に含まれるニコチン酸が吸収しやすくなり、ペラグラの発症リスクを低減することができた。また精白米へ過度に依存すると、ビタミンB1（チアミン）の欠乏により神経系が冒され、脚気《かっけ》を発症する場合がある。*訳注16

さらに大まかな言い方をすれば、農耕民の伝統的な食事は狩猟採集民の食事に比べバリエーションが乏しいため、身体の健康的な発育に必要な特定の栄養素をカバーしきれないのだが、その一方で、生存や繁殖には何ら問題なく、人口増加につながっていることもまた明らかなのである。とはいえ、農業の開始前後における骨格の健康を、同一地域の集団間で比較する考古学的な研究がいくつも行われた結果、農耕民の骨と歯にはほぼ例外なく、狩猟採集民には見られない栄養上のストレスが確認されたのである。[44] そのうえ農耕民の集団はその人口密度の高さゆえ伝染病にさらされる確率が高く、家畜がいる場合には動物からヒトへの感染リスクも存在するのである。

伝統的農業から工業化された現代農業への転換により、先進諸国の状況はずいぶんと変化した。食べ物は比較的安価かつ豊富であり、その供給は季節性や不作に左右されることがない。こうした現代の農業は当初、医学の進歩により伝染病の蔓延が食い止められたことと相まって、国レベルでの健康状態の向上、さらには人口増加へとつながった。個人レベルでもより健康体となり、身体のサイズが増加したのである。ところが20世紀中ごろに明らかとなったのは、こうした西洋の現代食によって支障をきたすグループがあるということだ。たとえばアメリカ先住民や太平洋諸島の住民の一部は、伝統的農業（漁労や狩猟も行われていた）にもとづいた食事から西洋食へ移行したがゆえ、肥満などの症状をはなはだ生じやすくなり、なかでも糖尿病を併発するケースが多かった。遺伝学者のジェームズ・ニールによれば、非ヨーロッパ人にこうした病気のリスクがあるのは、それまでに豊かな栄養環境を経験したことがなかったからであって[45]、ヨーロッパ人は自然選択により「倹約遺伝子」が排除されているそうだ。この倹約遺伝子というのは代謝を効率化するものの、豊かな栄養環境では肥満や糖尿病の発症リスクを増加させるものである。

おそらくニールは間違っていた。現代に至るまでのヨーロッパの食事がとりわけ豊かだったわけではないからだ。であればヨーロッパ人から自然選択で倹約遺伝子が排除されたとするシナリオも、間違っているのではあるまいか[46]。しかしながら、近年の西洋化をきっかけに肥満や糖尿病になりやすくなったグループはあったし、現に存在している。原因が何であるにせよ、これはれっきとした事実で、こうした人々の存在は、まるで危険の前触れのような様相を呈している。今日のあらゆる先進国、さらには中産階級の台頭した途上国では、肥満や糖尿病の割合がほとんど年ごとに上昇している。どう

＊訳注15　アルカリ水溶液処理を施すことによって、ナイアシンのほかにトリプトファン（ナイアシンの体内合成に必要な必須アミノ酸）も吸収されやすくなる。この処理はニシュタマリゼーション（Nixtamalization）と呼ばれ、トルティーヤの生地をつくる際に用いられている。

＊訳注16　米を主食にする日本では、脚気による死者数が1923年に2万7000人にのぼり、結核と並び二大国民病として恐れられた。ビタミンB1は玄米には豊富だが、精白することで失われてしまう。

やら現代の生活様式と食事が組み合わさることによって、人々は太り、より不健康になっているらしい。こうした現状をもたらしたものは何かと言えば、結局のところ農業こそが悪者だとする向きもあるのだから、過去へ立ち返ろうとする動きがあってもおかしくはない。すなわち、農業開始以前の食習慣へと。

## 現代に流行る旧石器時代食

農耕生活がぱっとしないのとは打って変わって、伝統的な狩猟採集生活はなんてすばらしいのだろう——こんな考え方があるのだが[47]、しかし食事に関して言えば、農業の開始によって失われたものはあるにせよ、当然同じだけ得るところもあった。先進諸国の状況を見てみれば、その豊かさゆえ食事の選択肢が幅広い。たとえばかつての食事を再現することも可能で、具体的には旧石器時代（農業が始まるはるか以前の人類史で、250万年前にまでさかのぼる）の食事をつくり出すことだってできるのだ。皮肉なことに、市場経済の発達や科学を駆使した農業の産業化によって現代人にもたらされたのは、その気さえあれば「穴居人のごとく食べる」こともできるという状況なのである。

以下にダイエット本のタイトルをリストアップしてみたが、旧石器時代食《パレオダイエット》*訳注17という選択肢を取り入れている人、少なくとも検討している人はかなり多い。

『The Paleo Diet: Lose Weight and Get Healthy by Eating the Foods You Were Designed to Eat（パレオダイエット：減量と健康には体に刻み込まれている食べ物を）』

『The Paleo Diet for Athletes: A Nutritional Formula for Peak Athletic Performance（アスリートの

ためのパレオダイエット：最高のパフォーマンスへの栄養処方）』

『The Paleo Solution: The Original Human Diet（パレオ・ソリューション：人間本来の食事）』

『The Primal Blueprint: Reprogram Your Genes for Effortless Weight Loss, Vibrant Health, and Boundless Energy（原始の青写真：遺伝子を初期化しよう！　無理なく減量、生き生き健康、無限のエネルギー）』

『The Primal Blueprint Cookbook: Primal, Low Carb, Paleo, Grain-Free, Dairy-Free, and Gluten-Free（原始の青写真クックブック：原始、低炭水化物、旧石器、穀物フリー、乳製品フリー、グルテンフリー）』

『The Evolution Diet: What and How We Were Designed to Eat（進化ダイエット：体に刻み込まれた食べ物について）』

『The Evolution Diet: All-Natural and Allergy Free（進化ダイエット：天然食材とアレルギーフリー）』

『The New Evolution Diet: What Our Paleolithic Ancestors Can Teach Us about Weight Loss, Fitness, and Aging（新進化食：減量、健康、老化について旧石器時代の祖先が教えてくれること）』

『The Paleolithic Prescription: A Program of Diet and Exercise and a Design for Living（旧石器時代の処方箋：食事と運動と生活）』

＊訳注17　旧石器時代（Paleolithic）の食事や、これにもとづいたダイエット法を「パレオダイエット」、あるいは「穴居人ダイエット」という。

『NeanderThin: Eat Like a Caveman to Achieve a Lean, Strong, Healthy Body（ネアンデルタール人は痩せていた：穴居人食で強く引き締まった健康な体を）』
『Orthomolecular Diet: The Paleolithic Paradigm（分子濃度調整ダイエット：旧石器時代のパラダイム）』
『Health Secrets of the Stone Age（石器時代の健康の秘訣）』

パレオダイエットは独自のちょっとした出版業界を生んだようである。これらの書籍が世に出始めたのは１９８０年代後半で、Ｓ・ボイド・イートンとメルヴィン・コナーが１９８５年にはじめてパレオダイエットを定式化してからまもなくのことであった[48]。

では旧石器時代にはいったい何を食べていて、それは今日の一般的な食事とどのくらい違っているのだろうか？　ここで留意すべき点が２つある。１つは比較対象が、理想平均的な個人の、理想平均的な食事であり、実際にはさまざまな要因によって、今も昔も、食事には多数のバリエーションがあるということだ。もう１つは、旧石器時代の人々が現代人よりもうんと活動的で、日常活動を乗り切るのによりたくさんのエネルギーを必要としたということだ。

旧石器時代食は現代食（すなわち西洋化した先進国の食事）に比べて高カロリーである。しかし脂肪からの摂取量は少なく、その分タンパク質からの摂取量が多くなっており[49]、事実、今日の推奨摂取量をゆうに上回っている。食物繊維や微量栄養素が多分に含まれているのは旧石器時代食で、カリウムの含有量はナトリウムと比べてかなり高い。炭水化物の割合についてはほとんど差がないが、旧石器時代食では果物や野菜という形でこれを摂取するため、食物繊維や微量栄養素もたっぷり吸収できる。いっぽう現代食では、精製穀物*訳注18や単糖類によって炭水化物を摂取するため、食物繊維や微量栄養素が豊富とは言えないのである。

なかなかの非難を浴びている現代食であるが、留意すべきなのは、現代食の弊害が、たいてい人生の後半を迎えてから現われるということだ。つまり心臓病、糖尿病、がんといった病である。こうした疾患になるのは、幸いにして伝染病にさらされることがあまりなく、もし実際に罹患したとしても適切な薬物治療を受けることが可能な人々、あるいは赤ん坊がすくすく育つような、申し分ないカロリー量に恵まれた人々である。肥満の割合が高く、理想的な健康水準に満たない集団においてさえ、現代食を食べているからといって、大人になる以前に死んでしまったり、生殖機能が冒されてしまうことはない。しかし、旧石器時代から変わらない身体をもつ私たちにとって、現代食は最適ではないのではないか？――そんな身体と食事の「ミスマッチ仮説」を裏づける証拠がある。臨床医のスタファン・リンドバーグは、都市化した現代世界における旧石器時代食の効果について大規模な研究を行った結果、次のように記している。

> 人類はここ一万年以内に常食するようになった穀物、牛乳、塩、精製脂肪、精糖に、うまいこと適応できていないらしい。……(中略)……赤身の肉類や魚類、貝類、甲殻類、昆虫、そしてさまざまな植物性食物を組み合わせて食べることこそ、人類の生理機能に適しているようである。[50]

＊訳注18　小麦粉や白米など。精白処理によって、栄養や食物繊維が多く含まれた殻粉・胚芽を取り除き、内側のでんぷん部分のみ使用した穀物食品。精製された炭水化物を多量摂取すると、うつ病リスクが高まるとの研究結果もある（Am J Clin Nutr. 102:454-463, 2015)。

リンドバーグらが実施した治験で明らかになったのは、旧石器時代型の食事が2型糖尿病の症状を軽減しうるということ、さらにはその効果の大きさが、糖尿病の管理を目的とした従来の食事や、よく知られている地中海食[*訳注19]にもまさるということだ[51]。

旧石器時代食が現代人にとってベストな選択かどうかはさておき、現代農業の提供する食事は見たところ多様（スーパーに並んでいる朝食用のシリアルを見ればわかる）だが、その一方で特定の基本食材をうまくやりくりしているという認識が重要である。工業化された農業のもとでつくられるありふれた食べ物に飽きても、スーパーに行けば種々雑多な中から選り取り見取り。これが先進国に見られる贅沢さである。私たちが食べているものは社会的地位を映し出し、文化によって形作られているが、先進国に暮らす個人は食べたいものを追求する機会がますます増えている。ビーガンやグルテンフリー、朝食にコーラとドーナッツ、特大サイズの超雑食を選ぶことだってできる。

旧石器時代食を擁護する人はとかく、ホモ属の一員として生きてきた時間の99％が旧石器時代食だったという。言うまでもないが、霊長類としての時間で考えるとわずか3％ほどにすぎない。甘味、塩味、脂っこさ、さらにはサクサクに対する私たちのスイッチ、食事の量を減らすのではなくよりたくさん食べたいというスイッチが進化したのは、霊長類の進化全期間にわたってのことだ。今でもこのスイッチが入れば、誰でも応答する。だが、身体が旧石器時代食のほうにうまく合っているとしても、心は必ずしもついていかない。それにはいくつか理由がある。まず、ホモ・サピエンスは食事に関しては日和見主義であり、さまざまな環境に適応して柔軟に食べていける。旧石器時代の食事はある程度偶発的な要因に左右されていたのだが、こういった制約がとれた今、そのような食事の再現を選ぶとは限らない。また、農業の利点として、より大きな集団や、その集団のつくり出す強力な文化制度を支える力を備えていることが挙げられる。農業によって引き出された社会的な力は食事だけでなく、心や体も形作ってきた〔52〕。最後に個人レベルで見ると、旧石器時代食もほかの食事と何ら変わらない。つまり、それまで作り上げてきた食習慣を意識的に変える作業を伴うわけだ。後で触れるが、食事の変化は、人がなしうることのなかでも難しい部類に入る。

超雑食は、どのような種類の食事もすべて私たちにとって「自然」であることを意味している。もちろん、雑食を実現させるために文化を利用しているし、厳密に栄養学的な観点から見れば、私たちが下している決定の多くは「不自然」である。問題なく食べられる食べ物を「きたない」、あるいは敵が食べていたなどなど、まったく明確でない理由によって却下したりする。このような気まぐれに対して、進化的には間違いなく代償を払ってきたはずである。同時に、こういった代償に対しては、より広い文化や認知体系のなかに食べ物を埋め込み、食べることでもたらされる恩恵が上回っていたにちがいない。ほかの霊長類にもそれらしい行動がうかがえる。サルの給餌パターンは集団内の優勢順位に強く影響を受けているし、チンパンジーは配偶相手を求めて食べ物（肉）を交換する。ところがホモ・サピエンスはほかの霊長類以上に、食べ物を栄養や体の維持というよりも、社会生活に関係づけている。これが私たちの雑食の基礎をなし、結局のところホモ・サピエンスを進化的に成功させた鍵となっているのである。

＊訳注19　イタリア、ギリシャ、スペインなどの地中海周辺地域の伝統的な食事。高脂肪食なのに血中コレステロール値を抑えられる。1980年代より注目されるようになった。

# 第3章　感覚をつかさどる脳と食べ物

パリでは食通たちがわざと黙り込んで、鶉を一口ひとくちゆっくりと楽しみながらおもむろに食道へころがしていく。片やジャック親父の小さな小屋では、三、四人の仲間がシチューの豊かな湯気を胸いっぱい吸い込んでから、腹の減った労働者らしく勢いよく平らげていく。パリでも田舎町でも、これはうまい、ということが、ちゃんと分かる素朴な本能があるが、この本能は、例えばアメリカの大学の寮の食堂とか、町角のカフェでは悲しいまでに感じられないものである。アメリカでは、ただお腹さえふくれればよい、と皆が思っているようで、なんともつまらない顔をして食べている。食べ物の香りや風味などさっぱり分からない。国としてアメリカは味音痴なのである。

――M・F・K・フィッシャー『食の美学　さあ召しあがれ』

ことによるとアメリカ国民の「味音痴」は、70、80年前に比べればちょっとはマシになっているのではないだろうか。テレビ食[*訳注1]に熱狂したのももう過去の話であり、今や、ファストフードの長所をいくら挙げても短所の数には及ばない、との見方が広く浸透している。おまけに消費者はどんな形であれ「良質」や「自然」をますます期待するようになっているから、加工されまくりのパック食品にすらこうした要素を求めるありさまだ。もはやアメリカとは有名シェフがごろごろいる国であり、食知識にまつわるクイズ番組がこぞって放送される国であり、産地直売市場のネットワークが張りめぐらされた国である。さらには料理本も大量に出版されていて、そのメニューの数ときたら一生かかっても作れっこないほどだ[1]。かと思えばお昼どきのマクドナルドやウェンディーズのドライブスルーは順番待ちの車で溢れかえり、車内には「つまらない顔」をした運転手が独りっきり。さっさと腹をふくらませることだけを考えている。

食への関心著しいアメリカ国民は、フランスの食生活もここ数十年で変化してきていることに、いくらか胸を撫で下ろすことができるだろう。フランス人だってファストフードになじんでいるし、手間いらずだから惣菜のお世話にもなっている。別格の地位を誇る伝統的フランス料理にも国内外から物言いがついていて、もっとあっさりした仕上がりにすべき、食材そのものを活かして多様な食文化を取り込んでいくべき、とのことである。そのためひょっとすると、フランスとアメリカの食生活は互いが互いの色を帯び、いささか似通ったものになっているのかもしれない。だが最近フランスのノルマンディーを訪れた際、私は一度ならず、20代の青年が独りで昼食を味わう姿を目の当たりにした。ビストロやカフェで1、2杯のワインとともに、何品もの料理をゆっくり堪能していたのである。そんな光景、アメリカではめったに拝めないだろう。しかしフランスではおおむねアメリカよりもたく

＊訳注1　オーブンなどで加熱することで、すぐ食べられるようにパッケージされた冷凍食品。1950年代よりアメリカで販売開始された。テレビを観ながらでも簡単に準備できることからTVディナー（TV dinner）とも呼ばれる。

さんのものが食へと注ぎ込まれている——時間もお金も、身も心も。

心身ともに食へと注ぎ込むには食体験から生まれる感覚を大切にすることが重要で、これを決定づけるのが味覚である。味覚には2つの概念がある。すなわち狭義としては、環境内の特定物質を味蕾によって感じ取る生理的能力のことであり、いっぽう広義としては、特定の食べ物に対する個人的な嗜好・欲望の総和であると考えることができる。この広義の味覚に含まれているのは、生理的な味覚や嗅覚だけではない。触覚や視覚、さらには聴覚といったほかの感覚も関わっているのだ。そのうえ広義の味覚はおのおの経験によって育まれるもので、家庭環境や文化的環境からの影響とも無縁ではない。とはいえその根本を支えているのは、基本的な感覚生物学である。

進化学の研究によれば、さまざまな生物の感覚機構は、少なくとも細胞レベル・分子レベルではおおかた共通している。イエバエから家ネコに至るまで、諸感覚を構成する要素は基本的に同じなのである。ただし各感覚に対する必要性が種ごとに異なるため、それぞれの目的に合うよう変更されたり、違う使われ方をされたりしている。たとえば昆虫と脊椎動物の視覚系は、どちらも神経細胞の種類(サブタイプ)が少なく、それぞれのサブタイプによって複数の細胞層が構成されている。また視覚情報も、各段階で同じような処理を経て神経系に対応づけられているし、視覚系の発達を制御する遺伝子のしくみも似ているのだ。嗅覚にしたって、脊椎動物と無脊椎動物には共通点がある。すなわち環境内の化学物質(におい物質)が、特殊化した嗅細胞の受容体と相互作用すること——これによって両者はにおい物質を感知できているのであって、この嗅覚受容体というのが1つの大きなタンパク質ファミリーに由来している点も同じである。さらには触覚においても、昆虫と私たち脊椎動物のあいだに共通の分子的基盤があるようだ。[2]

## 味の文化

多細胞生物という広い世界を見渡せば、もっとも根本的なところで、あらゆる生命体の感覚系に共通の起源があることは明白なのである。しかしそれならば、どうしてフランス人とアメリカ人で——言うまでもないが、どちらも同じ「ヒト」なのだ——味覚の使い方が違うのか？ どうして一方では「ゆっくり楽しみながら」食べ、他方では「なんともつまらない顔」なのだろうか？ 本章冒頭に掲げたM・F・K・フィッシャーの言葉は、生理学とは関係がない。味覚とはつまり好みの問題なのである——おのおのの主観であって、およそ検証不可能なものごとの典型だ。ヒトのあらゆる行動は文化的環境によって形作られるが、食べ物の好みもそうである。食についての考え方・感じ方を左右する要因は、味覚受容器の領分をはるかに超えたところにたくさん存在しているのだ。

ではどうしてかつてのアメリカ人は、食体験から生まれる感覚を大切にする気になれなかったのか？ アメリカ人はかねてから、食事が洗練されることへの疑念を抱いていた。美食なんかより粗食のほうがすぐれているじゃないか、あるいは少なくとも健康により良いし、よっぽど信頼できるじゃないか——。デイビッド・カンプ*訳注2によれば、こうした態度が生まれたきっかけはいくつかある。「この国が清教徒に起源をもつこと、料理に対するイギリス流の古くさい考えを最初から受け継いでいたこと、あるいは建国以来の信条である〈我々の自由と権利を踏みにじるな〉をかたくなに貫き通したこと」[3]。19世紀になると、アメリカはフランス料理、さらにはより官能的な伝統料理から影響を受け

*訳注2　デイビッド・カンプ　アメリカの作家。雑誌「バニティ・フェア」や「GQ」の寄稿編集者。著作『The United States of Arugula』が全米でベストセラー。

始めるが、そんなときでさえ、咀嚼主義の権威《ザ・グレート・マスティケイター》、ホーレス・フレッチャー[*訳注3]や、シリアル食品業界の王様、ジョン・ハーヴェイ・ケロッグ[*訳注4]などの巨人たちによって、「科学的」な方向へと逆行する動きが存在した。料理本ライターの先駆けであったファニー・ファーマー[*訳注5]までもが――その名は今ではすっかり素朴な生活の代名詞となっている――アメリカの食を方向づけるにあたっては、科学的知識が重要だと説き勧めるほどであった。

　こうした人々の動きが契機となってアメリカ流の栄養学主義《ニュートリショニズム》（社会学者ジェルジ・スクリニス[*訳注6]による造語で、フードジャーナリストのマイケル・ポーラン[*訳注7]によって広まった）[4]が起こった。栄養学主義というイデオロギーの基盤をなす原理・信念とは（1）食べ物は栄養成分の総和として考えると一番よくわかる、（2）栄養学者などの専門家は、食べ物の隠された真実を（有益な面も、有害な面も）明らかにしなければならない、（3）食べることでもっぱら大切なのは、身体とその健康の維持である。栄養学主義にとっての食べ物は栄養成分の運搬役にすぎず、ポーランによればここから当然の成り行きとして、このうえなくけしからん帰結が導かれる。すなわち、自然食品と加工食品の区別がないということ。口に入れる物質の化学組成だけが問題なのである。もちろん成分の定量化は無用の長物ではない。しかし、都会に暮らす人が旧石器時代食をとろうとしたとして、ガゼル[*訳注8]の臀部やら幼虫やら塊茎やらにあたるものを、スーパーに並ぶ食材のなかから見つけ出すことなんてどだい無理な話ではないだろうか。

　食べ物によって快楽を味わうことへまったく関心がない、あるいは積極的にこの行為を悪く言う――こうした文化から影響を受けることによって、アメリカ人の味覚が形成される運命にあったのなら、フランス人はどうしてこれほどまでに食べ物から快楽を得られるようになったのか？　当然ながら、ここにはたくさんの要因があったのだ。フランス革命前後の数年間は、美食主義の発展にとって決定的な時期であり、[5] 18世紀半ば、まずもって生じたのがレストラン革命である（「レストラン」という語はそもそも、「体力を回復《レストレ》させるブイヨン」を意味する言葉だった）。当時、パブやバーで扱われていた料理はメニューに限りがあったし、その提供方法にしても大皿にどかんと盛ってあるだけという平凡なものだった。ところが新たに誕生したレストランという空間では、優雅な環境のもと料理がもてなされ、さらに客の空腹を満たすだけでなく、めいめいの好みまでが重視されるようになったのだ。

歴史家のレベッカ・スパングは、このほかにもさらに広範囲に及ぶ文化的動向として、革命の動乱から生じた事象を２つ指摘している。いずれもフランス人の食に対する態度に大きな影響を及ぼしたものである。[6] 第一共和政からナポレオンによる第一帝政へ移り変わろうとしていた19世紀はじめ、各地ではさまざまなテーマに関する美学論争が繰り広げられていた。助長したのは政府高官であり、こ

＊訳注３　ホーレス・フレッチャー（１８４９〜１９１９）アメリカのフードライター。時計商として資産をなした。肥満改善のために咀嚼を中心とした健康法を考案。その具体的な内容は『フレッチャーさんの噛む健康法』（市来英雄文、松元祐子さし絵、医歯薬出版、２００８年）に詳しい。

＊訳注４　ジョン・ハーヴェイ・ケロッグ（１８５２〜１９４３）日本でもおなじみ「コーンフロスティ」の生みの親。弟のウィル・キース・ケロッグはケロッグ社初代社長。

＊訳注５　ファニー・M・ファーマー（１８５７〜１９１５）ボストン料理学校で校長を務めた後、主婦層を対象としたミス・ファーマー料理学校を開校した。著書である『The Boston Cooking School Cookbook』は後に改訂されて『The Fannie Farmer cookbook』となり、今でも広く読まれている。

＊訳注６　ジェルジ・スクリニス　メルボルン大学（オーストラリア）獣医学・農業科学部上級講師。『Nutritionism : the science and politics of dietary advice』の著者。

＊訳注７　マイケル・ポーラン　ジャーナリスト、作家。食品や農業に関する著作が多数ある。邦訳書は『人間は料理をする　上・下』（野中香方子訳、NTT出版、２０１４年）、『雑食動物のジレンマ　上・下』（ラッセル秀子訳、東洋経済新報社、２００９年）など。

＊訳注８　ウシ科の哺乳類。

こには「パンと見世物」的要素[*訳注9]があった。すなわち国民が芸術と科学に関心を向けていれば、国事や経済に首を突っ込んでくることはない——政府の目論見はこれである。それゆえ、料理や食事について語ることは政府公認の「快楽」の1つとなり、公の討議におけるテーマとして適格なものとなったのだが、農学については語られることがなかった。議論のトピックとして選ばれたのは美食学《ガストロノミー》で、たとえば穀物取引の話題は検閲対象になったけれど、最近オープンしたレストラン、お祝いのときに使う食器類、新発売のパイやタルトについての議論は、政府によって大いに促進されていたからだ。こうして食の美学は、絵画や音楽と同じ社会的地位を獲得した、いや、授けられたと言うべきか[7]。

フランス革命中の流行語に「egalité（平等）」というのがあったが、そこに宿る精神もフランスの新たな美食学に引き継がれている。アレクサンドル・バルタザール・ロラン・グリモ・ド・ラ・レニエールは、初のレストラン批評家にして、美食学にまつわる数々の書を遺した著述家でもあり、19世紀前半のフランスでもっとも有名な食通でもあった。グリモ・ド・ラ・レニエールによれば、食通の役割はそれまでには存在しなかったもので、社会的階級を超越する。凝った料理にも簡素な料理にも正しい評価を与えられる能力は、富裕層だからという理由だけで自動的に手に入るものじゃない。スパングによると、「食通たちの実力主義の国には、金で動く官吏も世襲の称号も存在するはずがないのだった[8]」。食通の地位は、食べる人の味覚と前に並んだ料理との関係のなかで築かれたのだ。ひとりひとりの味覚能力が重要視されるようになったことで、食べ物はただただお腹を満たすためのものではなくなった。それはどんな味がして、どんな見た目なのか？——そういったことに価値をおく食文化の土台がここに整ったのである。もちろんこれはフランス料理以外にも言えることだが、フランスにあってはその国の歴史を通じて、食に対する態度にどんな起源が存在したのかをたどることができる。

近代国家としてのはじまりにおいてアメリカには「equality」が、フランスには「égalité」があり、両国の食文化にも共通してこれら「平等」というイデオロギーの土台が見てとれる、が、その流儀は正反対だった。アメリカにおける平等とは、食べ物によって社会の身分差がなくなることを意味するものであり、これは旧世界の大半に比べて、食糧が比較的豊富に確保されていたことによる。食べ物によって得られる感覚的体験については、とりわけ価値がおかれることもなかったため、腹がふくれるかどうか以外のことは低俗な大衆の趣味と見下された。いっぽうフランスでは食べ物を味わい、評価し、食べ物について語り合う能力が社会的地位を変えるための手段となり、その結果、文化における食べ物の地位が高まって、アメリカよりも形式を重んじる食文化が形成されることになった。

食習慣は文化によって異なるが、そこには、おのおのの食に対する考え方を決定づける力が、さらにはとうとう知覚までをも左右する力がある。歴史家のマッシモ・モンタナーリはこう記している。

味とは文化の産物である。……（中略）……味覚器官は舌ではなく脳なのだ。文化から（ひいては歴史から）大きな影響を受けている脳という器官を通じ、味の評価基準は伝達され、かつ学習されている。[9]

味とは文化的なものであり、伝統と慣習の複雑な絡み合いのなかに埋め込まれている。ホモ・サピエンス全体を見渡してみると、ヒトと食べ物の関係にはいろいろな差異があるものだが、その大部分

＊訳注9　政府が人民へパンと見世物を提供することで、その政治的関心を逸らすこと。古代ローマの詩人ユウェナリス（60頃～130頃）の言葉。

は間違いなく文化や民族性の違いによって説明することができるだろう。しかし、ここにあるのは文化の違いだけではない。同じ文化のなかにおいても、いわば味覚の優劣なるものが存在しているのだ。もちろんこれは個人レベル・家庭環境レベルで、歴史と伝統が影響しているためだが、しかし、生物学も一枚噛んでいるのではないか。

グリモ・ド・ラ・レニエールとほぼ同時代の人に、ジャン・アンテルム・ブリア＝サヴァラン*訳注10がいる。その当時、料理についての書き手としてもっとも名を馳せたブリア＝サヴァランは、誰だって食の技術と快楽を手にすることはできるが、並大抵の人では美食家《グルマン》の高貴な地位に達することはできないと考えていた。

わたしは先天的素質を信じるのである。……（中略）……先天的グルマンは、概して中肉中背で、丸顔もあり四角い顔もあるが、目はきらきらと光り、額は狭く、鼻は低く、唇《くちびる》はぼってりとしてあごには丸みがある。婦人の場合は丸ぽちゃで、美人というよりは愛嬌《あいきょう》があり、いくぶん太りすぎの傾きがある。〔10〕

このような見方は、高貴な生まれだからといって良き食通になれるものではないという考え方と一致する。自らの感覚を駆使しておいしい食べ物を見極める能力を標榜する食の能力主義には、平等というイデオロギーが作用している。同時に、平等とは誰もがみな一様であることを意味しているわけではないこともはっきり示している。味覚の生理学と身体の形態学とを関係づけたブリア＝サヴァランの見解には、彼の生きていた時代が反映されている。一方、私たちの時代の科学によれば、視力や聴力が人によって違い、さらに個人においても一生のあいだで変わっていくように、味覚には体の構造上、幅のあることが明らかにされている。

## 味覚の基本

ここまで見てきたのは、文化や歴史がヒトの味覚機能をどのように決定づけるかであり、そこにはイデオロギーによる影響さえあることがわかった。ここからはその裏側に目を向けよう——すなわち万人にあらかた共通している、分子生理学的な味覚の基本について考えていくことにする。あらゆる感覚は、環境からの刺激に対して特異的に反応する細胞が、神経インパルス（つまり発火）を引き起こすことによって生じるものであり、味覚と嗅覚はいずれも化学物質の検知による感覚なので、その受容器は化学受容器と呼ばれている〔1〕。

味の知覚は、特殊化した味細胞が働くことで開始される。味細胞があるのは（当たり前だが）口の中で、50〜150個がまとまりとなって小体（味細胞のほかに支持細胞なども含む）を形成しており、これを味蕾《みらい》という。味細胞からは指のような形の突起（微絨毛）が伸びており、その表面に分布する化学受容体が口腔内に露出している。唾液の作用と咀嚼によって食べ物が液化されると、化学物質が溶け出して味蕾は刺激を受け取りやすくなる（身に覚えのある方が多いだろうが、口が乾くと味を感じにくくなるのはこのためだ）。味蕾は乳頭という凹凸状の構造の中にあって舌の表面全体に分布し、合計すると1万個ほどになる。また舌以外の口腔表面にも存在する。味蕾に含まれる味細胞が神経イ

---

＊訳注10　ジャン・アンテルム・ブリア＝サヴァラン（1755〜1826）　フランスの政治家。美食学を創唱し『美味礼讃』を著した。サヴァランの名を記念したケーキやチーズがある。

ンパルスを発生させるには味神経とのあいだにシナプスを形成する必要がある（ちなみに嗅細胞は検知した知覚を直接中枢神経に伝える）。

においが何千もの種類の受容器によって知覚されるのに対し、味は5つの基本味（甘味、酸味、塩味、苦味、うま味）の組み合わせからなる。うま味に関係しているのはグルタミン酸ナトリウム（MSG）で、アジアでは調味料として使われる場合が多い。アミノ酸の一種であるグルタミン酸は、タンパク質豊富な食べ物の多くに含まれている。私が育ち盛りのころ口にしていたのは、MSGがふんだんにふりかかった絵に描いたようなアメリカ流の食事だった。思い返してみるに、その当時おいしいと思っていた食べ物の味、とくに牛肉の味には、MSGによるおいしさアップの効果が絡んでいたのである。また、基本味の1つとして「脂味（脂肪酸の味）」を推す声もあるが、それを示すにはさらなる根拠が必要になるだろう[12]。

自然界の食べ物を口にしたとき、うま味や甘味を感じればそれは栄養が含まれているサインである。苦味はおおむね毒性のしるしなので、少しでも感じたら食べ続けるわけにはいかない。本能的に吐き出すことになる。味覚受容体の分布は基本味ごとに違っていて、甘味受容体は舌の先端、塩味受容体は先端と前部の両側面、酸味受容体は後部の両側面、苦味受容体は奥に集中している。うま味受容体が多いのは口の奥のほうで、ちょうど咽頭の入口あたりである。各味覚受容体からの情報は脳の味覚中枢に集まって、相対的な入力強度にもとづいて味覚が統合される[13]＊訳注11。

味の知覚に関係しているのは味覚受容体だけではない。たとえばパサパサした食べ物を食べると、しっとりした食べ物に比べて味がしないと感じることがあるが、これは味の知覚が食感《テクスチャー》に左右されているためである。さらには生理的要因によっても、特定の食品や味への欲望は変わりうる。たとえば体内の塩濃度が低いときに生じる「食塩欲求」。身体は塩分が欲しくて欲しくてたまらないので、その結果、塩を含む物質がいつもに増しておいしく感じられるのである。また、先述したように嗅覚の役割も重要だ。咀嚼することで放出された化学物質が、嗅覚受容体によってとらえられるからである。つまり味の知覚とは、味覚受容体と嗅覚受容体がコンビで活性化されることによって生み出されるものなのだ。

味の順応効果は複雑な現象である。[14] 味覚受容器の短期的な順応は、ほかの感覚で生じる「慣れ」（たとえば衣服の肌触りに対する「慣れ」）のようなもので、繰り返し同じ刺激にさらされることで味細胞には脱感作が生じる。しかし、味刺激にさらされるのは食べ物を口に入れてから食道を通り過ぎるまでだから、その時間はさほど長くない。ゆえに同じ味でも慣れることなく、たくさん食べることができるのだ。とはいえ長期的に見ると、何度も同じ味にさらされることによって、さらには個人的な経験・記憶・条件づけによって特定の味へ順応していく。すなわち長期的な順応というのは、文化的環境から大きな影響を受けているということだ。たとえばコーヒーをはじめて飲んだとき、その味に二の足をふんでしまう人は多いのではないか。こんなものは身体に取り込むべきじゃない。苦味はそのサインなのである。ところが何度も飲むうちにこのメッセージを無視するようになり、コーヒーなしには朝が始まらなくなっている。苦味物質は相変わらず含まれているというのに、順応したことによって苦味以外の複雑な風味を味わったり、コーヒーの効能をありがたがったりできるのだ。

＊訳注11　舌の場所によって感じる味が異なるという説には異論も多い。

## 脳が味わう

味を受容するのは口の中だが、それを認識するのは脳である。口内の味細胞から脳への接続は比較的わかりやすい。[15]味細胞にはニューロンがつながっており、これが脳神経（顔面神経、舌咽神経、迷走神経）を経て、脳幹へと至るのだ。味が脳幹（孤束核《こそくかく》）に伝達されると、意志とは関係なく嚥下や咳などの反射が生じる。口にしたものが不味かったり、予想していた味とまったく違ったりしたとき、場所も気にせず思わず吐き出してしまった経験は誰にでもあるだろう。ここからわかるのは、味の処理には低次領域のレベルで行われるものもあるということだ。すなわち意識とは無関係のレベルでの処理である。このような反射作用がある一方で、味神経線維は脳幹のさらに奥へとつながっており、脳の中継核である視床を経て大脳に達すると、最終的に味覚野へ至る。味覚野があるのは島皮質、および島皮質を覆う前頭葉の一部である（島皮質は前頭葉、側頭葉、頭頂葉の奥に隠れて「島」のようになっている）。味の情報が伝達されるのはこれらのみではない。低次領域の1つで感情処理をつかさどる扁桃体も情報を受け取り、味の評価における重要な役割を果たしている。

ここまで来ると、味覚情報の処理はやや複雑になる。味覚野を出た神経線維は、前頭眼窩野《がんか》、もしくは眼窩前頭皮質と呼ばれる前頭葉の外側下部の領域へ投射する。[16]この領域のニューロンは、5つの基本味に「調律」された*訳注12ニューロンをはじめとしてもちろん味刺激に応答するが、それだけではない。（学習によって）味と関連づけられた特定のにおいや、口に入れたときの食べ物の「食感《テクスチャー》」（粘性、歯応え、舌触り、硬軟など）にも応答するのだ。味、におい、食感に関するこれらの情報は、眼窩前頭皮質の別のニューロンによって統合され、さらには視覚からの情報もここで合流する。脳における味とにおいの処理網をモデル化し、この分野の第一人者であるエドマンド・ロールズは次のように記している。

私たちは食べ物について多方面からさまざまな情報を知覚しているが、これらをまとめ、一つの表象として得ることができるのは、情報統合を受け持つニューロンのおかげである。[17]

食べるということは、まさに多感覚的な体験だ。眼窩前頭皮質における情報統合に特化したニューロンは、諸々の知覚内容を密接に結びつけるための機能的基盤となっている。

食事における諸感覚の結びつきは、普段なかなか味わえないものだが、ある方法によって意識的に体験することができるようになった。それは、感覚の1つを取り除いてみるというものである。20世紀の終わりごろ、「暗闇レストラン」という興味深い企画がもちあがった。お察しの通り、完全なる暗闇で食体験を味わうというものだ。暗闇レストランを思いついたのはスイス在住の盲目の牧師ユルグ・シュピールマン。目が見えないとはどのような状態なのかを客にほんの少しだけ体験してもらうという主旨だった。[18]このようなコンセプトが謳い文句となり、ヨーロッパ、北アメリカ、アジアには類似のレストランができていった。のちに続いたレストランの主眼はどちらかというと目の見えない体験よりも、目の見える人が視力を奪われたときに生じると言われている味覚、嗅覚、触覚の高まる体験におかれていた。暗闇での食事に特化したケータリングサービス会社、ダーク・ダイニングのオーナーであるデーナ・ソールズベリーはその点を簡潔にまとめている。

＊訳注12　5つの基本味（甘味、苦味、酸味、塩味、うま味）に特異的な応答を示すニューロンのこと。

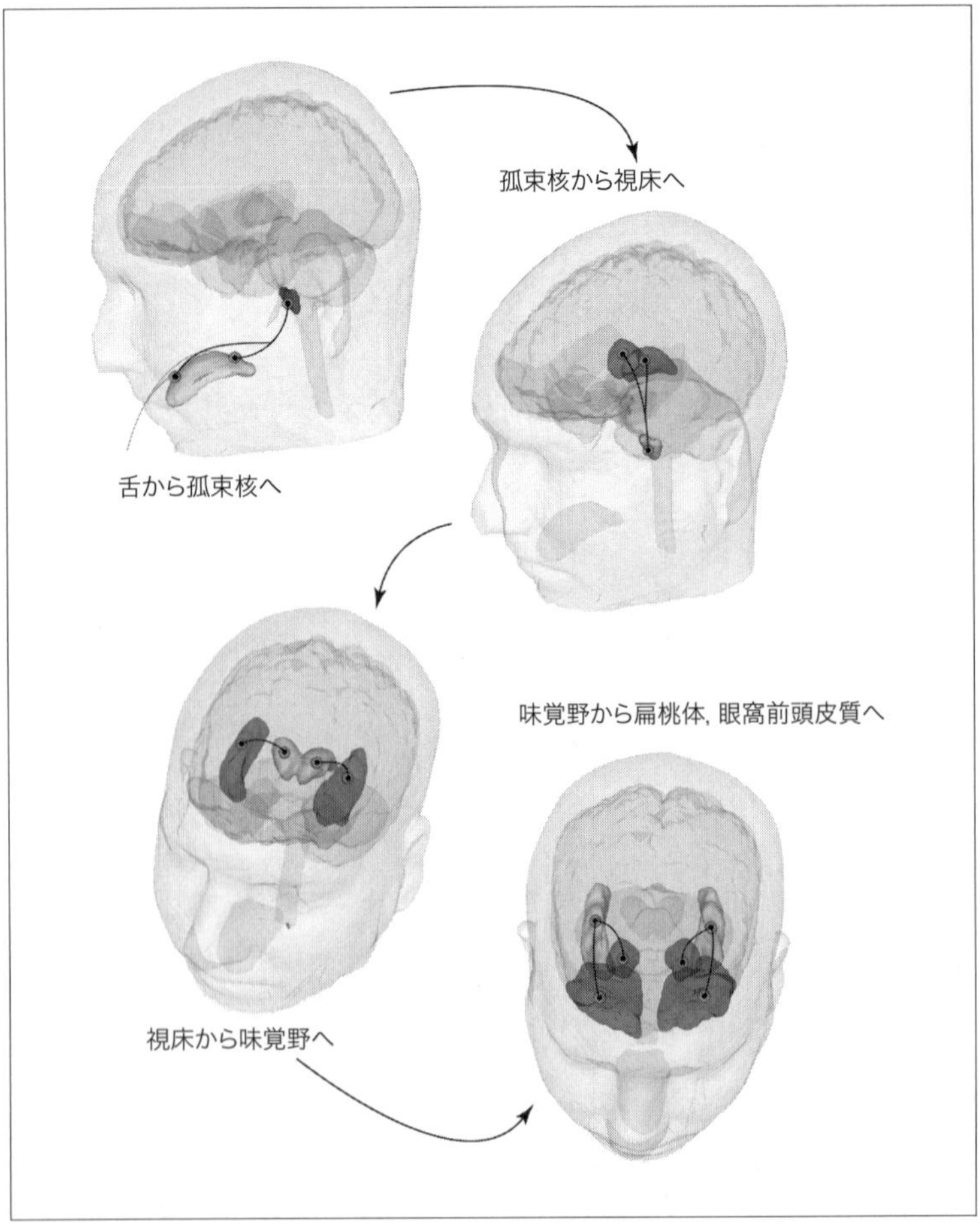


舌で受容された味覚情報は、顔面神経、舌咽神経、迷走神経を介して脳幹の孤束核へ送られ、孤束核から視床（大脳皮質の入口）を経由して味覚野へと到達する。味覚野があるのは島皮質とそれを覆っている前頭葉である。その後、味情報は扁桃体と眼窩前頭皮質にも届き、ここでより多くの処理がなされて別種の情報と統合される。

なぜ暗闇か？　暗闇が五感を目覚めさせ、味わったことのない快感をもたらしてくれるから。[19]

レストラン利用客のレビューをインターネットで読んでみれば、暗闇での食事体験が混乱や動揺を招く場合もあったことがわかる。少なくとも物理的な点（すなわち、料理を皿から口へ運ぶ動作）ではそうだったのだろう。しかし多くの客が、視覚以外の感覚が高まる体験をしたと、たしかに言っているのだ。こうしたことが起きた理由は、おそらく眼窩前頭皮質にある、情報統合に特化したニューロンの神経活動にある。つまり神経レベルで見ると、視覚には味の知覚に特化した役割があり、視覚からの入力を取り除くとほかの感覚の影響が相対的に増えるため、味の知覚が根本から変わるのだ。一方、周囲の音も気分や食事への集中力に影響を与え、間違いなく食事経験に関与するが、味の知覚に対しては主要な役割は果たさない。なぜなら味覚野には、どうやら情報統合に特化したニューロンがないからだ（眼窩前頭皮質に音の情報は伝わるが）。

個々の細胞の活性に関する研究によれば、おいしさ（快）を評価する際にも眼窩前頭皮質の神経は重要である。[20]また、サルの味覚伝達路における個々の神経の活性化に関する研究では、味の識別と強度は空腹によってもたらされるおいしさとは別の脳領域で応答していることが示された。つまり、味を評価するために空腹になる必要はないが、味わう楽しみはお腹の空き具合に左右されるということだ。空腹だとおいしく感じられ、十分に満足しているとそれほどでもないとはよく言われるが、こんな理由があったのである。ヒトを対象とした脳機能イメージング研究によれば、眼窩前頭皮質は食の快楽中枢である。[21]ところが、フレーバーの強度は味覚伝達路の別の部分で処理される。

「慣れ」が生じるとおいしさを感じなくなるが、逆はどうだろうか？　味覚には相乗効果という面白い現象がある。フレーバーを組み合わせることにより、それぞれの見かけの合計以上の味を知覚するのである。塩とバニラの組み合わせはよく知られているが、西洋料理でもっとも歓迎される味の相乗効果といえばワインと食べ物だろう。

インターネットにはワインの飲み方を指南するサイトがあまたあるが、取り上げられている話題を整理すると、ワインと食べ物の組み合わせを巡る混乱、もっと言うとチョイスに対する不安がかなりあるようだ。ワインの組み合わせの基本原則は19世紀初頭、著名なシェフであるアンドレ・ヴィヤールが体系化した書物『Le Cuisinier Impérial』(1806)までさかのぼる。ここには魚料理や牡蠣料理なら白ワイン、ローストビーフには極上のブルゴーニュといったおなじみの組み合わせも記されている。ヴィヤールやこの時代の人たちは食前酒としてマデイラ酒*訳注13やシェリー酒を飲むべきだと主張したが、いかんせん度数が高かったため、その後オーギュスト・エスコフィエをはじめとするフランスのシェフたちは、食事中に飲むワインが目立たなくなるといってこの習慣を退けた[22]。

それでは、このように何かと何かを組み合わせて食べ、よりおいしく感じているとき、脳ではいったい何が起きているのか？　どうやら、MRI機器の中でワインをちびちび、食べ物をもぐもぐやった例はないようであるが、相乗効果が期待される味の組み合わせにもとづいた研究ならば存在している。エドマンド・ロールズの調査グループは、fMRIを用いて興味深い研究をした。MSGと別のうま味調味料であるイノシン一リン酸（IMP）をそれぞれ単独で被験者に与えた後、さらに組み合わせたものを与えて脳の活性を追ったのだ（対照としてグルコース溶液を用いた[23]）。

すると、MSGとIMPは単体として、いずれも快く感じられていることがわかり、さらにはグルコースと同じで、眼窩前頭皮質を含むすべての味覚伝達路の活性化が確認された（この3つの物質のなかで被験者がもっとも快く感じていたのはグルコース溶液であり、脳の活性化は味覚路のみならず帯状回前部にまで見られた。帯状回とは動機づけや情動関連の高次認知プロセスにおいて重要な領野である)。そしていくぶん意外な結果だったのは、ＭＳＧとＩＭＰを同時に味わったときである。すでに両者の組み合わせが味の相乗効果を生むことは知られていた。この実験でもＭＳＧとＩＭＰを組み合わせた方がそれぞれ単独よりも快く感じられることを確認できたのだが、ｆＭＲＩの画像からさらに重要なことが明らかとなった。この組み合わせは、それぞれ単独による活性化の加算から予測されるよりもはるかに大きく眼窩前頭皮質を活性化させていたのだ。つまり、主観的な味の相乗効果は、脳内で味の快さを感じる部分の活性上昇に付随して生じるのである。

この研究からは、特定のワインと食べ物の組み合わせにＭＳＧとＩＭＰの組み合わせと同じような相乗効果があることまでは証明できない。ワインのなかには単に食べ物の味を損なわなかったり、不快感を覚えずに飲めたりするというだけで相性がいいと感じるものもあるからだ。複雑な風味をもたないふつうのテーブルワインなどは、この条件に合っている。ところが、ときにまったく異なる次元にはね上がったように感じる組み合わせがある。このような場合は本当の相乗効果が起こっていると思われる。たとえば甘いワインは甘い食べ物とよく合うが、カベルネソービニヨンのなかには群を抜いてブラックチョコレートと相性のいいものがあり驚かされる。カベルネソービニヨンの醸すチョコレート風味が、ブラックチョコレートの味を深めるのだ。本当に相性のいいワインと食べ物を口にしたときの、ああ、これだ、という瞬間は、美食家一流のうわべだけの仕草などではなく、おいしいと感じる神経現象であることが、脳機能イメージング研究から示されている。

思うにホモ・サピエンスが雑食化した背景には、こうした味の相乗効果からの影響もあったのでは

---

＊訳注13　ポルトガル領マデイラ諸島でつくられる白ワイン。シェリー酒に似た芳香とこくがある。食後酒とされることが多い。

ないか。なるほどほかの動物にしたって、食べ物を組み合わせて食べたときに、はるかに大きな快楽を得ているのかもしれない。しかしこうした組み合わせについての知識を共有し、記憶し、論じたうえで、家族の習慣や文化の習慣とすることができるのは、ヒトのほかにはないのである。何かと何かを一緒に食べて相乗作用を導くことができれば、おいしく食べられる食べ物の範囲は増えていく。前章で見たように、農耕民はめぼしい穀物の1つや2つを食生活の中心に据えていただけなので、これが狩猟採集民の多彩な食事に見劣りすることは今や周知の事実である。しかし根本的に味気ない農耕民の食事でも、別の食材や風味をちょっと取り入れるだけでマシになるのだ。そうであってもあるいは狩猟採集民の食事にはかなわないが、味の相乗効果もあったからこそ、欠点となっていただろう食事の質を克服し、狩猟民に勝っていた食糧の量の側面が活かされたのではないだろうか。

## 痛みの快楽：なぜ唐辛子を食べるのか？

痛みは味ではない。痛みは痛み以外のなにものでもない。痛覚受容器として働く神経細胞は、口の中にあるものもそれ以外の身体各部にあるものも、まったくの同質である。なかには速く応答する痛覚受容器があり、急を要する傷に敏感に反応し、ただちに行動してさらなる痛みを回避せよ、と警告する。痛覚受容器にはもう1つあり、こちらは応答速度が遅く、じかの損傷にではなく、傷ついた組織から放出される化学物質に反応する。この種の慢性疼痛は急性痛を起こした症状が治まっても長引くことがある。あるいは病気や炎症によって生じた組織の損傷が原因で起こる疼痛もある。[24]

痛覚受容器はふつう、ほかの感覚の受容器と違って刺激への順応がそれほど早くは起こらない。先で考察したように、同じものばかりを食べ続けているとそれがどんなに美味かろうが、だいたいにおいて味細胞の反応性は低下する。ところがみなさんも身に覚えがあるだろうが、ピリ辛《hot》の食べ物は食べても食べてもピリ辛で、つまりは「慣れ」が生じない。むしろ辛さはどんどん増していくいっぽうなのである。まさにアツアツ《hot》のものを食べたときに「慣れ」が生じにくいのと同じで、辛い食べ物は痛覚受容器を減速させることもなければ、店仕舞いさせることもない。したがって辛味という感覚は、味とはまったく別物なのである。

とはいえ、もちろん長期的なスパンで見れば、辛い食べ物に慣れる場合もある。私が学部生だったころのルームメイトは文化的背景の違い*訳注14から、激辛の類いをそれまで食べたことがなかったのだが、ほかのルームメイトたちがしつこくサルサを勧めるので、あるときいやいやながらほんのちょっとだけ朝の卵料理にかけてみた。感想は――「超辛い」。ところが数カ月もそうやっているうちにサルサのピリ辛に慣れていき、卵料理にかける量もますます増えていく。もう、誰がどう見たってサルサ好きなのだ。辛さが「好き」を増強した、あるいは少なくとも次の一口を食べる妨げにはならなかったのだろう。いずれにしても、明らかにサルサ程度の辛味には慣れてしまっていたのである。

こういったタイプの「慣れ」はどのようにして生じるのだろうか？　痛みの知覚を統制する神経系メカニズムはかなり複雑で、たとえ痛覚受容器が刺激に対してゆっくりとしか順応しないとしても、「慣れ」は別のレベルで起こり得る。[25] ここで関係してくるのが内因性オピオイド系だ。痛みの知覚と調節において重大な役割を担っている内因性オピオイドは、脳そのものによって作られる鎮痛薬であり、はなはだ中毒性の高い麻薬が作用するのも同じ受容体である。内因性オピオイドは短・中期で見

*訳注14　メキシコの唐辛子入りソース。

れば、おそらくは「慣れ」を生じさせることで、痛みをコントロールする手段となるが、長期的な役割となると明らかになっている点は少ない。ある実験では、被験者たちの腕に8日間にわたって痛み刺激（熱）を与え、どのような「慣れ」反応が見られるか記録された[26]。予想していた通り被験者たちは痛みに対する「慣れ」を示し、実験の進行につれて刺激レベルは強められているにもかかわらず、耐えられるレベルにおいては痛みの評価は低かった。このプロセスに内因性オピオイドが関係しているのを調べるため、実験1日目と8日目には被験者グループの一方に対し、オピオイドと拮抗するナロキソンが投与され、もう一方には生理食塩水が与えられた（典型的な二重盲検法がとられた）。その結果わかったのは、ナロキソンが「慣れ」反応に影響を与えていないということ、すなわち痛刺激への「慣れ」に関する中枢神経系の制御は、内因性オピオイドによるものではないということだ。

痛みの認知となるとさらにややこしい。というのも痛みの認識プロセスには情動からの著しい影響があるためだ。たとえば子どもがちょっとした切り傷を作ってしまったとき、母親が傷口にキスしてくれたなら、どれほど痛みから救われることか――情動的な鎮痛薬は、ときに奇跡を起こすものである。痛みの知覚にまつわる脳のネットワークには、帯状回前部などの情動をつかさどる領野が必ず含まれている。情動は心理状態の決定においてきわめて重要なので、痛みの知覚とは、それを経験する状況の産物でもあることは明らかだ。こういった状況はたいてい文化の影響を受けていて、感情の表れ具合を左右する。痛みの程度の評価が、民族性によって大きく変わることは多くの研究が示しているところである[27]。

おそらくこうした要因がことごとく作用した結果、ある人は痛みを誘発する食べ物を堪能しようと意気込み、またある人はそんな痛みは御免だと退けるのではないだろうか。たとえば唐辛子について考えてみよう。トウモロコシ、ジャガイモ、トマトなどとともに、アメリカ先住民の農業における輝かしい成功の1つとして語られる唐辛子は、デンプンの微化石*訳注15にもとづいた考古学的証拠によると、6000年もの昔から南アメリカ、中央アメリカの広範囲で口にされており（のちにカリブ海諸島、バハマ諸島へと広がる）、古代の熱帯地方ではトウモロコシと並んで何千年にもわたってあちこちで栽培されていた[28]。トウガラシ属の起源はボリビアにある可能性が高い。野生型の果実はピリリと辛いため、草食動物がこれを食べて種子の運び手になることはない。しかし鳥は辛味の原因物質であるカプサイシンの味がわからない、あるいは影響されないため、野生における種子拡散の担い手となっている。

ヒトには作用するカプサイシンであるが、何千年ものあいだ唐辛子は新世界の料理の主要素であったし、16世紀に旧世界へ持ち込まれたときも、たちどころにアフリカ、ユーラシアの料理に溶けこんだ。なぜ唐辛子を食べるのか？　食べ物の好みと嫌悪にまつわる研究の草分けである心理学者のポール・ロジンによれば、唐辛子が各地の料理に入り込めた理由にはいくつかある[29]。たとえば唐辛子はビタミンAとビタミンCが豊富。さらにカプサイシンによって胃腸系が活性化され唾液分泌や腸の運動性が高まると、パサパサした食べ物でもよりおいしく感じられるようになる。もっとも重要だったのは調味料としての使用で、とりわけ味の薄い食べ物ばかりの料理にはもってこいの品だった。ロジンいわく、ヒトが求めているものは「慣れ親しんだ一般的な制約内での多様性、すなわち料理のテーマとバリエーション」である。年がら年じゅう、あるいは季節ごとに食事が似たり寄ったりになってしまう、そんな状況でバリエーションを生み出そうと思ったとき、唐辛子はそれだけでもいいし、ほか

*訳注15　顕微鏡を使わなければ観察できない微小な化石。

と組み合わせて使ってもいい、とっておきのアイテムなのである。

ロジンは同僚とともに、唐辛子が食生活の重要な一部分となっている伝統的なメキシコの家庭を調査し、いわば「ピリ辛党」なるものが、子どもの成長につれてどのように発展するのか探っている。2〜6歳の段階では唐辛子を口にするといってもまだわずかであるが、年齢を重ねるごとに徐々にその量は増えていく。このとき子どもが気づくのは、家族のみんなが唐辛子を大切なものとみなしているということだ。もっとも、仮にどうしても好きになれないのであれば、無理に食べなくても構わない。ところが概して5〜8歳になると、すでに子どものなかには料理に唐辛子を加えたいという欲望が育っているのだ。ゆえに次のように言うことができる——すなわち「ピリ辛党」の入口には、穏やかな社会的圧力と比較的穏やかな辛味があるのだと。子どもの教育環境という点から見れば、ほかの文化のそれと何ら異なることはない。はじめのうちは抵抗感を抱くかもしれないものごとでも、そこには重要な利益があるのだから「発見」せよ——と、メキシコの子どもたちは穏やかに強いられていたのである。

ロジンは個人心理学（アドラー心理学）の立場から、どうして人は辛い食べ物が好きなのかという問いに2つの説明を与えている——ただしこれらはひょっとすると、唐辛子とは無縁の文化にいた人が辛味好きになる理由、あるいは逆にピリ辛大好き人間のモチベーションに対する回答となっているかもしれないが。1つ目は「ジェットコースター効果」である。これはすなわち「散々な目にあった」と感じている経験でも、「本当は何の危険もない」ということがわかって何度も経験し直せば、ポジティブな印象へと様変わりする、という考え方だ。こうした経験は徐々に飽きが生じるため、段階的にレベルアップ——ちょっとずつ辛味を増やしたり、ちょっとずつ絶叫度の高いジェットコースターに乗ったり——しなければならない。第2の考えは、唐辛子の辛味が内因性オピオイドの放出を促し、繰り返し味わえば味わうほど、ますますこの鎮痛成分が放出されていくだろうというものだ。そうであれば、スパイシーなものを口にすることによって、ある種の安上がりな「ランナーズハイ」を体験していると言えるのではないだろうか。

私たちヒトは、唐辛子の摂取へ向けては進化しなかった。もっと正確に言うなら、唐辛子は、哺乳類の雑食動物である私たちに「食べたい」と思わせるようには進化しなかったのである。ところがその唐辛子が、ヒトの雑食性をうまく説明してくれる。ヒトの雑食性はおもに文化のなかで共有される記憶から生じる学習性食物選択にもとづいている。いわゆる唐辛子の歴史は完全な農産物になってからのものだが、そもそもは昔々の6000年以上も前にさかのぼる。あるときアメリカ先住民のなかに野生の唐辛子の味を覚えたものが現われた。唐辛子を食べても痛みは持続せず、さらにはその辛さが役に立つ（料理に使える）ことに気づいたのだ。この瞬間、ヒトの味覚の歴史に変革が訪れ、痛みの増強作用を活かしたさまざまな料理が発展する基礎をつくることになった。また結果的には、こうして精神の基本的なしくみを知る機会を与えてもくれている。

## 遺伝学には味がある

食べ物の好みは人それぞれ。人によって好きな味は違うのだ。感覚に磨きをかける人があれば、またその逆の人もあり、感覚に磨きをかける国民性があれば、またその逆も存在している。喫煙や過度の飲酒など、味蕾を破壊する生活習慣によって味覚が鈍るように、加齢によってもまた味覚は鈍るのだ。しかし生物としての基本レベルにおいて、味の感じ方は本当に違っているのだろうか？　私たちは誰だって、生物としての基本装備——味細胞、味蕾、好み——に何ら変わりはないのだが、これらの働き方に生物学的差異が存在しているのだろうか？

味覚が人によって相当に異なるというのはもっともな考えだと思われる。ヒトを生物学的・生理学的に見ると、ありとあらゆる領域に差異が存在しているからである。[30]ところが味覚の差異はわかりにくい。ほかの感覚器官における差異と比べてさえ、はるかに見出すのが難しいのだ。それゆえ眼鏡や補聴器なら手に入っても、これに相当する味覚補助器などはどこを探しても見つからない。味覚能力に違いがあると知って心底驚く人もあり、私は大学院の講義で、驚愕する学生の姿を目の当たりにしている。大学院の講義でやることといったら、典型的なのは、フェニルチオカルバミド（ＰＴＣ）のしみ込んだ紙片を舐めてみるというもので、ＰＴＣとは苦味物質である。ただし、なかにはこの味をまったく感じることのできない人もいるのだ。ヒトの差異を示そうとするときは、この物質を使うのが効果的である。というのも学生たちは、ＰＴＣを感じる人と感じない人がいることを目の当たりにし、ヒトはかくも異なるものなのかと、自分の目で確認することができるからだ（学生たちの先祖をそれぞれ東アジア、南アジア、東アフリカ、西アフリカ、ヨーロッパ、南北アメリカ、太平洋諸島にたどれたとしても、それだけではヒトの差異は語れないともいっているようだ）。ＰＴＣを感じない学生は、ほかの人が感じる苦味を自分は感じていないと知って、心配になったりもする。

ＰＴＣについての味覚差がどのようにして発見されたのかというと、事の発端は、今日なら「労働安全衛生局でもっとも肝っ玉の据わった職員ですら、足指を縮み上がらせて困惑する」[31]ような、ある職場での出来事であった。１９３１年、化学者のアーサー・フォックスが研究室で粉末のＰＴＣを瓶に流し込んでいると、同僚が「なにか苦くないか」と漏らした。これは空気中に粉末が舞い上がっていたためだったが、フォックス自身はまったくその味に気づいていなかったのである。すると学者肌の２人。代わる代わるこれを味見して、本当に味覚能力の差だと断言できるのかを確認しただけでなく、さらには大勢を対象とした検査も行い、その結果、ヒトにはＰＴＣを感じる人と感じない人がいることを発見した。それからまもなくすると、この問題を受けてアルバート・ブレークスリーが遺伝子研究に取りかかり、ＰＴＣ味覚能力の欠如がほぼ単純なメンデルの遺伝法則に従い、潜性遺伝することを発見した。つまりＰＴＣを感じない人はＰＴＣ非感受性遺伝子を２つもち、感じる人はＰＴＣ感受性遺伝子を２つ、またはそれぞれを１つずつもっていることになる。実際のところ、遺伝の話はもう少し込み入っている。というのもＰＴＣに対する味覚能力は、単純に能力があるか／ないかの二者択一で語れるものではなく、いかに低濃度のＰＴＣを検知できるかというところが問題だからである。とはいえメンデルのモデルでも十分な説明が可能なので、大学院の講義ではこちらが採用されている。[32]それはそうと、今日のＰＴＣ味覚能力検査で使用される物質としては、ＰＴＣよりもその類似物質であるプロピルチオウラシル（ＰＲＯＰ、あるいはＰＴＵとも）のほうが一般的となっている。ＰＲＯＰはＰＴＣとは違って薬にも用いられているため、研究で使用するとき、安全な摂取量の目安をある程度把握できるからである（例の衛生局員の足指もこれでもと通りというわけだ）。

ＰＴＣに対する味覚能力は、まず間違いなく、さまざまな植物中の毒素の検知と関係しているだろう。植物は、たとえばカプサイシンのような物質をつくり出すことによって、草食動物に食べられないようにしている。植物がつくる化学物質はＰＴＣに類似しているため、両者の味は変わらない。毒素がことに見られるのは広く栽培されているアブラナ科の野菜であり、なかでもキャベツ、カラシナの葉、ブロッコリー、芽キャベツは、繊細な味覚の持ち主からすれば野菜界の毒素四天王といったところだろう。熱帯地方の民族は、何百万年にもわたってキャッサバ（タピオカノキ）を主食としているが、この根菜も毒素のよく見られる植物である。こうした植物は何千年も昔から栽培されており、品種改良によっていくらか苦味が取り除かれてきてはいるが、それでもまだ苦く、ほかとの味の違いは明らかだ。

何十年ものあいだ遺伝学者を困惑させてきたのは、いったいどうしてPTC味盲などが存在するのかということだ。苦味を感じられることこそ、自然環境においてこのうえなく有益な形質ではないのか？　PTC味覚能の変異は遺伝的多型——集団のなかで無視できない割合で表れる遺伝子変異——として知られている。PTC味覚能力の研究は数千人規模の集団を数百も対象にして実施され、ほぼすべての集団で遺伝的多型が見られた（ブラジル先住民のとある集団だけは全員がPTCを感じた）[33]。この結果は、集団間で差がないことを意味しているわけではない——地域ごとにはっきりした傾向があるかどうかはわからないけれども、集団によって違いはある。全体で見ると、ほとんどの人（70〜80％）はPTCを感じ、少数ではあるけれどもある程度の人が感じなかった。PTC遺伝子の非感受性対立遺伝子（変異）の頻度は約45％であった。

分子遺伝学の進歩によって、PTC味覚の理解は古典的遺伝学からかなり深まった。ヒトの場合、苦味を検出するタンパク質受容体はTAS2Rファミリーという、少なくとも25種類の遺伝子を含む遺伝子群にコードされている。ちなみにTAS1Rファミリーの遺伝子は甘味とうま味に関与している[34]。PTC味覚受容体はTAS2R38遺伝子によってのみコードされている。この遺伝子には複数の変異があり、単にPTCを感じる、感じないにとどまらない。PROP味覚も同じ遺伝子によって決定されているが、PTCとPROPとでは濃度の変化に対する受容体の反応に大きな違いがある。

PTC味覚能力と実際の味覚とのあいだに決定的な関連を見つけるのは難しいが、その理由の1つとして苦味物質の検知に関わるたくさんの遺伝子の存在と、さらにTAS2R38グループ内の変異が考えられる[35]。これまでにも多くの研究が行われているが、PTC味覚能力の有無と苦い食べ物に対する好みとのあいだに単純な対応関係は見つかっておらず、必ずしも、実験室レベルでの好みを摂取の傾向として解釈できるわけではない。PROP味覚能力と野菜摂取量とのあいだに関連を示す研究はあるが、一方ではそのような関連を見出せない研究もある（一般にアメリカなど野菜の摂取量が低めの文化では、遺伝的な味の好みは実際に観察される好みの差にほとんど寄与しない）。だからといって、味覚と食べ物の好みとのあいだに対応関係が存在しないのではなく、それよりもほかの要因（文化的環境など）がいくつも絡み合ってノイズを加えるため、傾向を読み取りにくくなっているのである。

苦味に対するある受容体の分布については自然選択で説明できる。この受容体はTAS2R16遺伝子によってつくられ、シアン配糖体――腸管で消化されるときにシアン化物を放出する毒物質――をとくによく検出する。ニコール・ソランゾらは、60の集団から得られた遺伝頻度データにもとづく精緻な数理モデルを用いて、今からおよそ8万～80万年前までのあいだに、この遺伝子に対して自然選択が強く働いたことを示した（後のホモ属の進化を考えればかなり長い時間幅ではあるが[36]）。雑食で、その食の範囲を拡大させていたある人類種において、シアン配糖体を検出する能力が有益だったため選ばれたようだ。興味深いことに、この遺伝子の低感受性の変異（ある種の知覚不能を示す）は現在も中央アフリカの集団では高頻度で見られる。この地域ではキャッサバがよく食べられている。キャッサバにはシアン配糖体が含まれるため、口に入れる前に処理を施して中和するか排除しておかなければならないのだが、同時に、キャッサバには、熱帯で深刻な問題を引き起こすマラリアから体を守る働きもある。したがって、マラリアの蔓延している特定の環境では、TAS2R16の遺伝的多型は、シアン配糖体非感受性対立遺伝子が食／疾病防御複合体の役割もになっているため保存されていると考えられる。

PTCの検知、非検知と病気との関連についてはは精力的に研究が進められているが、TAS2R16

のような利点は見つかっていない。数理モデルによると、検知、非検知遺伝子変異はともに自然選択によって多くの集団で積極的に保存されている。[37] このような「平衡淘汰」は、集団の中で1つの対立遺伝子が一定の頻度までは有利だが、その頻度を超えると有利でなくなる場合に起こる。スティーブン・ウッディングらは次のような仮説を立てた。PTC検知の遺伝子多型が保存される理由は、PTCを感じない人はじつは未発見の苦味物質を検知できるからである。[38] この説はまだ十分に掘り下げられていないが、とても興味深いと思う。ヒトは1つの受容体に2つの仕事をさせることによって、苦味を検知する受容体の遺伝子レパートリーを広げる近道を見つけたことを示唆している。また、PTCの検知、非検知は言語と一緒に機能していた可能性がある。そうであれば私たちの祖先は有毒植物に関する知識を同じ文化内の仲間と共有できたはずである。

塩味、甘味、うま味の味覚能力における有意な遺伝的変異の証拠は今のところ見つかっていない。PTC味覚能力と苦味に対する嗜好性とを結びつけるのが難しいように、ほかの物質と嗜好性との関連づけも困難だ。ところがアフリカ系アメリカ人女性には、PTCを感じる人が感じない人よりもアルコールを飲まず、ニコチン依存になりにくいという傾向がある。[39] このような関連性はヨーロッパ系アメリカ人男女、アフリカ系アメリカ人男性では見られない。ここでもまた、PTC味覚能力は嗜好性の形成に何らかの役割を果たしているが、その役割はいくつもの遺伝子と文化的環境に照らして表れるということである。

「口腔感覚の個人差はよく見られる。蛍光色のような味の世界に暮らす人から柔らかい中間色のような中で暮らす人まで幅がある」[40] とバレリー・ダフィーは主張する。味覚受容体（苦味以外の）の大きな差異については、生理学の観点からたしかに証明されたとまでは言いがたいが、ダフィーの主張を正当とする根拠はある。ダフィーらの研究は、味の知覚には受容体の特異的な活性化だけでなく、その数も影響を与えることを示した。PROPにただの苦味ではなく強い苦味を感じる「スーパーテイスター（超味覚）」という人たちがいること、さらにスーパーテイスターには男性よりも女性が多く、そういった人たちの舌には味に関係する構造物（茸状乳頭と味孔）が多く存在することも明らかにした。おそらく受容体の数が、ずば抜けた感覚の原因と思われる。またスーパーテイスターは牛乳に含まれる脂肪のクリーム感や口腔痛にも敏感だった。

味覚能力の個人差には味覚受容体の構造だけでなくほかの生物学的要因も関係していることをスーパーテイスターははっきり示している。たとえば、嗅覚に関する遺伝的な違いもこの現象に大きな役割を果たしている[41]。したがってある人の食べ方を突き詰めていく場合、文化や育ちが語ってくれるのはその一部にすぎない――遺伝子にコードされた感覚というパレットのようなものも何らかの役割を果たしているのである。

味覚の生物学的差異を理解することは、なぜ重要なのだろう？　私たちの生物学的起源を明らかにしてくれる以上の知見が得られるのだろうか。理由の1つとして、健康への配慮あるいは美の追究のために、とてもたくさんの人が食生活を変えたがっていることが挙げられる。遺伝現象は味覚における一要因にすぎないが、味覚の遺伝を深く知ることで、食事をより良い方向に変えられる可能性があるのだ。

## 食べて感じるオーガズム

食と性――。ヒトにとってこの2つは分かち難く結びついている。なぜならこれらは、神経系をもち有性生殖する全生命体にとっての、もっとも基本的な衝動の象徴であるからだ。しかしそれだけが理由なのではない。ヒトの場合は進化の過程で、子どもを育てるために男女がそれぞれ得意とする方法で食糧を手に入れ、協力しあうことで性別分業が進んできた[42]。ヒトの子どもの脳は大きくて成長が遅いうえに、教え込むのに時間がかかるため、とくに子どもを同時に何人も育てていると、必要となる栄養は母親1人の食糧供給能力ではまかなえない。大型類人猿とは違い、大人のホミニンのオス（または父親ともいう）はある時点で、幼いホミニンのための食糧供給活動の一部を担うようになる。伝統的な狩猟採集文化では、一般的に次のような性別分業が行われている。男性は予測通りには手に入りにくい大きなひとまとまり（大型狩猟動物など）の食糧を提供し、幼子を抱えている女性は小さいけれども予測通りに得られる食糧に的を絞っている。ここまでに至る道筋については議論の余地のあるところだが、ヒトの性的関係（ある程度男女の絆にもとづく）が子どもへの食糧供給を含む、経済的つながりを中心におくようになった理由がよくわかる。

言うまでもないが、雌雄のないところに繁殖はない。そして食糧の供給能力は非常に長いあいだ、男女間の求愛行動の一部をなしていたようであり、それはおそらく、私たちの祖先が大型類人猿から枝分かれする以前にまでさかのぼるだろう。類人猿は「交換」の観念を直感的によく理解している。たとえば、ある状況で何かをしてあげると、別の状況で何かをもらえるということ。また逆に、ある状況で何かをもらったら、別の状況で何かをしてあげるということだ。チンパンジーのような、情報のやりとりに長けた種に見られる順位制と安定した同盟は、交換の力学の上に成り立っている。チンパンジーにとって、肉はめったに手に入らないきわめて貴重な食べ物であり、その社会における重要な貨幣になりうるものなのだ。霊長類学者のクレイグ・スタンフォードは次のように記している。

性、政治的ネットワーク、地位の誇示による、肉のこの相互作用は、チンパンジーの間で見られる、典型的な肉の戦略的分配行動パターンである……（中略）……したがって、われわれの過去の狩猟行動や腐肉食行動の進化の遺産は、狩猟にではなく戦利品の分配にある。[43]

チンパンジーの雄（分配できるくらい大きな動物の狩りをおもに担当する）が肉の対価として得られるものはいくつかあるが、もっとも重要なのは雌と交尾する機会である。言い換えれば、雄が自分の獲物を雌に分配すれば、雌が交尾に同意する可能性は高くなるのである。

チンパンジーの雄には子育てにあたって食糧を供給する役割はなく、雌への肉の分配はすぐその場での交尾を意味するので間違いなく魅力的だ。ヒトにおいてはもう広く認められているが、口説くために食べ物は不可欠である。女性は、短期間（性交するかどうかを決める）、長期間（将来、子どもへの食糧供給を任せられるかどうかを判断する）の両面から男性の食糧供給能を評価する。もちろん、昔から言われているが、男性がもっぱら関心を寄せているのは、食べ物を利用して子どもを支える力を売り込むことよりも、目の前の性交である。M・F・K・フィッシャーは20世紀半ばのアメリカでの自身のデート体験から、食通の独身男性を次のように言い切っている。「彼らが食に見せる関心の根本には性交がある。なにしろ79歳より下で、かわいい女性のため以外にわざわざおいしい食事を作ろうなどと思う男性はほとんどいない。年齢を問わずおおかたの男性は、媚薬的な効果を狙って料理を用意したりはしないが、内輪の集いか懇親会かはさておき、ささやかな夕べの席に無意識のうちにあの手この手の小細工を仕掛け、できるだけさりげなくベッドに入るところまでもっていこうとする」[44]。

食と性交は言葉を介していっそう深くつながり、そのつながりは言葉を見るとはっきりわかる。性的な行為は食べ物や食事にまつわる言葉でよく例えられるし、性行為と料理に同じ言葉や言い回しが使われることも珍しくない。食事と同じく、甘い睦み合いもたいていは唇と舌から始まり、体の下のほうへ移っていく。このように体の構造上の相似が見られることから言葉も結びつけられていったのだろう。食と性交のつながりはほぼすべての言語でごくふつうにみられるようである。クロード・レヴィ＝ストロースは次のように指摘している。

世界の他の地域と同様に、南アメリカの言語でも、この二つの側面（引用者注：食と性）が密接に結びついている。トゥピ語で性交を意味する表現の本来の意味は「膣を食べる」（kümä ka）、「ペニスを食べる」（ang ka）である。……（中略）……ブラジル南部のカインガンの方言には、「性交する」と「食べる」の両方を意味する動詞がある。場合によってはどちらかの意味かを示すために、「ペニスを」というように、明確にしなければならないことが起こる。[45]

食と性に共通の言葉や隠語を用いる場合、英語には方向性があって、ほとんどが食から性に向かっている。この向きが乱されると大きな驚きやときには衝撃をもたらす。フェミニストの美術家、ジュディ・シカゴによる1970年代の革新的な作品『The Dinner Party（ディナー・パーティー）』は衝撃的で挑戦的だった。理由はいくつかあるが、とりわけ、膣と外陰部を彷彿させるものを次々と文字通り皿の上に盛ったことが大きかった。書き物の世界でもきわめて挑戦的な文章がある。料理店の店主であり哲学者でもあったケニー・ショップシンはこんなふうに書き綴っている。

ベーコン・パンケーキとベーコン・フレンチトースト、どちらも女性器を思い起こさせる……。パンケーキをひっくり返しベーコンを上にすると、中には柔らかい壁に包まれたベーコンが。なんとも言えずセクシーだ。[46]

ショップシンのこの例えは異色である。なぜならば私たちはどちらかというと食べ物をエロチックにするのではなく、性を食事のほうへ引き寄せる傾向があるからだ。

この傾向には大きな例外が１つある。それが、食べ物と脳と感覚がテーマの本章で性を取り上げる理由だ。おいしい物を食べたときの感覚を英語圏ではオーガズムと表現する人がいて、これが決して珍しくないのである。フードガズムという新しい造語まであり、オンライン辞書サイトのアーバン・ディクショナリーには複数の定義が掲載されている。[47] たとえば「すばらしくおいしい食べ物を口にしたときに生じる状態。多くの場合、うめき声、ため息、よろこびの悲鳴などなど脈絡のない声が漏れるが、これらに限定されるものではない。[ま]た、顔には思い思いの表情が浮かぶ」。あるいはもう少し簡潔な定義も――「たまらなくおいしい物を食べたときの高揚した感覚」。

あまり一般的ではない手順（たとえば歯みがき）でオーガズムに達する人はいるけれども、フードガズムを感じるときに方法、形、形態においていわゆるオーガズムを伴うとは私は考えていない。[48] とはいえ、心底ぴったりの物を食べたとき、実際にどのようなものかはともかく何かを感じる人は間違いなくいる。この現象は、眼窩前頭皮質と扁桃体を活性化させるものを食べれば起こるというような単純な話ではない。したがってこういった感覚の生じるしくみを解明するには、味覚脳を深く調べる必要がある。残念だが、これまでの脳機能イメージング研究のなかにこのような問題に取り組んだものはないようだ。しかしながら、イメージング研究という常ならぬ条件下でも人はオーガズムを感じることができるそうで、実際に行われたいくつかの研究から何らかの知見を得られる可能性がある。

オーガズムを感じているあいだの脳活動については、ヤニコ・ジョージアディスらによる陽電子放射断層撮影法（PET検査）を用いた実験がある[49]。男女を含む被験者にパートナーが手で刺激を加えているところをPETで撮影し、生殖器への刺激から始まりオーガズムに達するまでの脳の活性の変化を測定した。男女とも同一の条件下で撮影したので、生殖器への刺激に対する反応の男女の違いを直接比較できる。生殖器への刺激に対する反応は一般に女性のほうが遅いと仮定し、オーガズムに達するためのセッションを男性では2回必要なところを女性には3回行った。

実験結果が示しているのは、生殖器を刺激したときの脳の反応が、男女間でかなり異なっているということだ。話はそれるが、胚の段階で同じ組織から発生したペニスとクリトリスでなぜこのような違いが生じるのか、興味深い。この実験では、被験者からはパートナーが見えなかったことから、パートナーの動きをどのように、どの程度まで見ることができるかで性差が現われるのではないかとジョージアディスらは考えている。

いっぽうオーガズムによって生じた脳の反応は、男女間できわめて類似していた。違っていたのは、痛みの抑圧に関係する脳幹の小領域（中脳中心灰白質）が、女性は男性ほど活性化していなかったという点だ。これを除けば、男女とも同じように脳幹の諸部位が活発な反応を見せ、その様子からはオーガズムを感じているあいだ、循環器が興奮応答していることがうかがえる。大変興味深いのは、男女いずれもオーガズムに達した結果、眼窩前頭皮質の活性度が著しく低下したということである。これについてジョージアディスらは、エドマンド・ロールズらによって展開された脳機能地図にならい、外側眼窩前頭皮質の不活性化が性的脱抑制と符合していると主張した。男性は性的イメージを見ながらにして、性的感情を抑制せよと言われると、外側眼窩前頭皮質が活性化する。このオーガズム研究では、被験者たちは一定時間が経過するまで、オーガズムに達するのを遅らせるように言われていたため、外側眼窩前頭皮質の活性度の低下は、オーガズムに伴って性的興奮が発散されたことを示すものだと考えられている。

フードガズムの観点から見ると、これらの脳機能研究のなかでもっとも重要だったのは、内側眼窩前頭皮質の不活性化が発見されたことかもしれない。内側眼窩前頭皮質は眼窩前頭皮質の一部で、満腹感や味覚による主観的な心地良さと関係している領域だ[50]。オーガズムを感じているあいだにこの領域の活性度が低下したのは、味覚によるものではない。ジョージアディスらによれば、満腹によって生じる不活性化と類似しているとのことである。オーガズムは一般に興奮の高まりと発散の過程とみなされ、その後には充足感が続くのだが、おのおのの主観ではこの充足感が満腹感と同じように感じられているのかもしれない。

神経レベルに目を移すと、フードガズムが実質的にはオーガズムを誘起している可能性がある。満腹感は、おもに意志とは無関係に体がもう食べたくないと思う時点まで摂食すると、食欲を抑制させる方向に働く。オーガズムも同じように性的行為の終わりを知らせる。ただしオーガズムと違って、フードガズムはたいてい最初の一口で生じるので、真の満腹感はその要因とはならない。とはいえ、期待と緊張が高まっている状況で、とりわけおいしいものを食べれば、たちまち満腹感を覚えるかもしれない。めったにないことではあるが、このような瞬時の満足感がオーガズム後の性的満足感を誘起するとも考えられる。こうして生じた性的満足感が、期待いっぱいでほおばった一口からあふれ出たおいしさとあいまって、単なるおいしいをはるかに超える深い心理物理的反応が起こるのかもしれない。オーガズムと味覚が重なる眼窩前脳皮質は、フードガズムにとって重要な領域と思われる。フードガズムはオーガズムと同じではないが、ないがしろにはできないのである。

## よりよく味わう

別に食べ物は味わわなくたって問題はない。車に燃料を補給するかのごとく、せっせと口の中に放り込んだって罪ではないのである。みんながみんなフランス人ではないのだし、グルマンになるよう運命づけられているわけでもあるまい。それに味以外の条件がすべて同じなら、味のしない料理だって、スパイスの効いた料理や複雑な味の料理と同じように、揺りかごから墓場まで私たちの面倒を見てくれる。たくさんの人が申し分のない食生活を送っているとはいえ、フードガズムを経験することができていない。なぜなら霊長類である私たちにとって、味とは楽しむものというよりも、安全で栄養のある食べ物を見分けるための一手だからなのである。

しかし、多彩な食べ物が安定して手に入る状況に恵まれていながら、味わう能力を十二分に活用しないなんて、じつにもったいなくはないだろうか。ヒトが食べ物を味わっている環境は、あらゆる動物のそれに比べてはるかに豊かであり、文化的にも認知的にもよっぽど複雑なのである。私たちは味と味を組み合わせて新たな味わいを創出することができるし、そのうえそれを記憶にとどめて何世代にもわたって受け継ぐことができる。このような能力が、世界中のさまざまな伝統料理の根底をなしているのである。先進国では、最新の調理環境が整っているおかげで、作る人も食べる人もほぼ世界中のいろいろな味と香りに手が届く。味や風味のない、単調な料理に妥協しなくてもいい。

先進国ではおおかたの人が、ほんの少し特別だったり、報われたりするものを得るためにわざわざ人一倍の努力を払うよりも、妥協する暮らしのほうを選んでいるわけだが、食卓で得られるよろこびは、今日ではたいてい簡単に手の届くところにあり、そこを素通りするのはもったいない。ただ食べるのではなく、味わう。これは、ゆとりをもつことと、お腹をふくらますよりもまずは食べ物の質を考えることを意味する。極端な事例を除けば、味音痴は治すことができるのである。

# 第4章　食べ過ぎる人と食べない人

妙なことには、パンと葡萄酒のみで生き長らえる者や、悪魔に憑《と》りつかれて飢えを知らない者は中世とともに消え滅び、かわって現われたのが「断食する少女たち」であった。その突飛な行動からはいまだに目が離せない。近年ますます際立ってきたそれら奇行について、いくらか考察してみることにしよう。読者諸賢はきっと、「人類の愚行史」に興味を抱くはずである。

——ウィリアム・A・ハモンド（医学博士）『Fasting Girls: Their Physiology and Pathology（絶食する少女たち：その生理学と病理学）』（1879）

ジャングル、砂漠、山地地帯——。ホモ・サピエンスは進化を遂げるなかで、多種多様な環境によってその能力を試されてきたわけであるが、ひょっとして次のような思いを抱いている方もいらっしゃるかもしれない。すなわち、最小限の身体活動で年中やすやす食べ物とカロリーをたっぷり入手できる環境なら、とくに厳しくも何ともないだろう、と。都市化された先進（しつつある）世界に広がっているのが、まさにそのような環境であるが、しかし、こうした環境は今やきわめて危険であるとの見方が広がっている。「生存」が危ぶまれるのではなく――昨今では幼児期を乗り越え成人期に達することはもはや当たり前になっている――「長期的な健康」が危険にさらされているのだ。

現代の食環境によって、突如として「世界的な肥満の蔓延」が引き起こされている[1]。はじまりはアメリカと西ヨーロッパであったが、今では急速に発展を遂げているラテンアメリカ、アジア、太平洋諸島の国々にも、明らかにその影響が見てとれるのだ。世界のあちこちではいまだに飢餓が問題となっているにもかかわらず、「食べ過ぎ」はいよいよさらに、諸国家の健康をむしばむ時限爆弾とみなされている。

先進国の食環境は、人類の進化史上かつてないものである。そこで暮らす多くの人々は、豊富な食べ物に簡単にありつくことができ、これによってもたらされたのが、身体の脂肪過多という問題だ。ウディ・アレンは何十年も前に、ドストエフスキーへの関心に交えてこの点に触れている。今日を生きる多くの人々にとっては、過剰な体重こそが、最大の実存的危機なのだと――

ぼくは太っている。いやになるぐらい太っている。ぼくの知っている中で、だれよりも太った人間だ。全身どこを見ても、贅肉だらけ。指も太い。目も太い（太った目なんて、想像できるかい？）[2]*訳注1。

*訳注1　ウディ・アレンの短篇タイトルは「肥満質の手記」。いっぽうドストエフスキーの『地下室の手記』はこう始まる。「ぼくは病んだ人間だ……ぼくは意地の悪い人間だ。およそ人好きのしない男だ。ぼくの考えでは、これは肝臓が悪いのだと思う。もっとも、病気のことなど、ぼくにはこれっぽかりもわかっちゃいないし、どこが悪いのかも正確には知らない」（『地下室の手記』江川卓訳、新潮社、1969年）

体重は一個人のクオリティ・オブ・ライフや幸福感を決定しうるものである。単に健康面や動きやすさの面だけでなく、社会的受容性、仕事での成功、恋の成就までもが、体重によって左右される場合もあるということだ。生きていて何が起ころうが、ものごとのものさしになるのはいつも体重で、頭のなかにあるのは冷ややかで具体的な数字また数字——身体の単なるキログラム数だけではなく、その増減や目標値との乖離、さらにはＢＭＩ[*訳注2]、セットポイント値[*訳注3]……などである。

肥満が健康にもたらしうる害については周知の通りである。おおむねすぐさま大事に至るものではないが、高齢者の場合となると、過体重による影響が蓄積されて何かと身体に不具合があるため、大きな脅威となりかねない。こうしたことについては誰もが重々承知している一方で、しかし、どうして肥満は蔓延しているのか？——これがまったく明らかでない。なるほど個人のエネルギー摂取・消費バランスの面から言えば、現代の食環境ではどうしても摂取のほうへ傾きがちとなるため、その結果として過体重の人数が増えたということになる。しかしいったいなぜこれほどまでに摂取へと偏ってしまったのかについては、まだまだ議論が尽きることはない。ある研究チームによればここには「2大要因」があるという。すなわち、過剰な摂取を誘うように食べ物が販売されていることと、社会環境によって身体を動かす機会が減ってきていることである。どちらも重要な要因だが、これだけではびこる肥満の全貌を説明できないと思われる[3]。ほかにも睡眠パターンの変化、子宮内における胎児の発育環境、子どもの家庭環境、薬剤の使用などが、肥満の蔓延につながっているだろう。さらに現代食のカロリー量が問題なのはもちろん、研究者によってはカロリーの質も原因だとする向きがあり、とりわけ問題視しているのが、消化されやすい単純炭水化物[*訳注4]の摂取量増加である[4]。

肥満人口増加のグローバルな原因が何であれ、減量を目指す個人に降りかかってくるのはひたすらローカルな問題だ。肥満の解決策は一見したところ簡単で、要はエネルギー消費を摂取より多くすればいい。しかし実際にやるとなると、それほどシンプルでないことは明白だ。事態をややこしくしているのは、代謝や生理機能が人によって著しく異なるということで、ある人にとっては減量につながるカロリー摂取量と活動量の組み合わせでも、またある人にとっては減量につながらないばかりか、むしろ体重が増えてしまう場合だってある。そのうえ食べ物や摂食への認知的アプローチも人によってばらばらだ。進化史、文化史、家族史、個人史が相互に作用するなかで、そこからどのように影響されるか、どの程度影響されるかには個人差があって、それゆえさまざまなヒト――「考え、食べるヒト」が誕生するのである。

## 自然にまかせて食べ過ぎる

長寿国家として知られる日本には、昔から「腹八分」という表現がある。「お腹いっぱいに食べないで、8分目ほどに控えておくこと[5]」を意味するこの言葉は、とりわけ沖縄で力を発揮したのではないだろうか。というのも、沖縄県民の寿命の長さは際立っており、一部の研究者によると、その理由はカロリーを制限していることにあるからだ（カロリー制限が寿命の長期化につながることは、数々

＊訳注2　肥満度を表す指数。体重（kg）を身長（m）の2乗で割った数値。18・5～24・9で異常なし。18・5未満はやせで25・0以上は肥満。世界保健機関（WHO）はBMI30以上を肥満、25以上30未満を過体重としている。

＊訳注3　体重はエネルギー摂取・消費の差し引きの結果によって決定される、というのが一般的な考え方であるが、セットポイント理論では、各人の脳にははじめから一定の体重（セットポイント値）を保つしくみがあるとして、この数値の正常化こそがダイエットの鍵だとされている。

＊訳注4　甘味料や菓子類に含まれるブドウ糖やショ糖。複合炭水化物とは違って、血中に吸収されるまでにたどるプロセスが少ないため、摂取してもすぐに空腹を感じる。

の動物実験で示されている)。寿命を延ばすことが目的でなくても、健康と体重と長寿がどのように結びついているか考えてみれば、「腹八分」の価値がわかるだろう。肥満を防ぎ、その長期に及ぶ悪影響から身を守ることができるからだ。とはいえ満腹感を味わうとなると、8分目でごちそうさまとはいかず、どうしても2割増しで食べてしまう人が多いのではないだろうか。思いっきり食べ過ぎてしまうのは無理からぬことなのだ。狩猟採集をしていたころや、それよりはるか以前の霊長類の進化史を振り返ってみれば、食べ物があるときによりたくさん食べておくことは、間違いなく適応性の表れである。食べ物はいつでも手に入るとは限らないのだから。

私たちの祖先のうち、脳の拡大した種が最終的に繁栄することができたのは、1つには、非常に大型の獲物を狩ることが可能だったためである[6]。一度にまとめて得ることのできた肉の量は相当なものであり、チンパンジーが狩猟によって獲得する肉の量とは比べものにならない。ところが保存手段がないため、短期間のうちにできるだけたくさん食べなければならないが、それにしてもありあまるほどの量があった。それゆえ血縁・集団内で共有する機会がたびたび生じることになったわけである。そうするうちにヒト族の共有行為はチンパンジーよりはるかに複雑になり、ついには祝宴――すなわち集団内で大量の食べ物を共有する儀式という段階にまで到達する。考古学者のマーティン・ジョーンズは、大型獣の狩猟を中心に発展した肉の分配行為に、祝宴の起源を認めている[7]。農業が始まると祝宴の主要な共有物は、肉から季節ごとの収穫物へと移り変わり、そしていよいよこの営みは世界中の文化へと広まった。文化的アイデンティティや文化的団結のよりどころとなる、もっとも重要な社会活動の1つになったのである。

祝宴によってもたらされる家族の団結、文化的結束という観念は、心地良さと安心感を生み出しうるものであり、栄養面と心理面の双方において価値がある。おそらく祝宴のときには、満腹を通り越して120％まで食べてしまうのはいたってふつうである。100万年以上にわたる祝宴の営みを通じて、私たちの祖先の心のなかでは、満腹を超えるまで食べることと社会的な幸福感が強烈に結びついたと考えることができる。ヒトにとっての社会生活の重要性を甘く見ることはできないのである。何百万年も昔、私たちとチンパンジーには共通の祖先がいたが、おそらくは、今日を生きる子孫に違わず高度に社会的な種であったろう。ホモ・サピエンスは進化を通じて「言語」という道具を手に入れ、その力を借りることによって、社会生活全般を漸進的に高等なものへと変化させた。日々の暮らしで、あるいは特別な機会に食べ物を共有してきたことは、ホモ・サピエンスのあらゆる行動という行動の複合体の一部をなしており、この複合体が私たちの社会性の質を定めている。ときおり食べ過ぎてしまうという行動も、いささか微力でわかりにくいかもしれないが、この複合体の一部をなしているのではないか。

上質な脂肪や糖質を含む食べ物は、狩猟採集民族の食習慣とはほとんど無縁だった。しかし脂っこいものや甘いものがすこぶる貴重な食べ物だとみなされていたのもまた事実で、であればホモ・サピエンスは甘党であるだけでなく、「脂肪党」でもあるのだろうか？　先で考察したように、ヒトの脳のエネルギー需要を満たすには、高エネルギー食物をたっぷり摂取しなければならないし、とりわけ脳の発達段階においては、脂肪酸を着実にとることが必要だと考えられている。[8]さらに「脂っこい」というのは基本味ではないが、その味の検知に特化した感覚経路の存在が裏づけられてもいるのである。[9]狩猟採集民族に関する報告や考古学的記録では、脂肪豊富な長骨の髄などをがつがつ食べていた形跡があるとされており、つまりは獲物の肉に脂身がほとんどなくても、骨の中に脂肪の宝庫を見つけ出していたということだ。脂肪を求めてよく食べていたのが動物の骨の海綿質（通常、長骨の両端部にある）であるが、この部位から脂肪分を得るのはそんなに簡単なことではない。考古学者のアラン・オトラムはその抽出方法について次のように記している。

これをおこなうには、骨を小さな破片にまで砕かなくてはならない。これはなかなか労働集約的な仕事である。その破片をさらに煮立てて溶け出してくる脂肪が表面に浮くので、冷ましてからすくい取ることができる。これは、現代の条件では難しくないかもしれないが、金属の鍋を持たない初期の先史時代の状況では、地面に掘った穴や桶や壷の中に焼け石を入れて湯を沸かすという方法をとらねばならなかった。その場合、比較的わずかな量の脂肪のために信じられないほどの労力と燃料を必要とした。[10]

私たちの根底には脂肪に対する強烈で自然な欲望があり、それゆえ、脂っこいものが豊富に手に入る環境ではつい食べ過ぎてしまうのだ。

ホモ・サピエンスは非常に古くから脂肪党だったわけであるが、おそらく甘党の歴史はもっと深いものだと思われる。熟した果実には甘味のある単純炭水化物が含まれているので、大半のサルや類人猿はカロリー源としての魅力を感じるものであるが、ホモ・サピエンスの好みもまったくもって同じ系列にある。[11] とはいえ膨大な数の実験によって示されているように、ほぼすべての霊長類にとっては、熟した果実の甘味よりも、もっと純粋かつ濃縮された甘味のほうが好ましい。先進諸国では精糖や砂糖製品を基本的にいくらでも、即座に手に入れることができるため、単純炭水化物の摂取量は驚くべき数字となっている。アメリカ農務省によれば、国民1人あたりの砂糖・甘味料の年間消費量は2010年時点で約60kg、すなわち1週間あたり約1・1kgであり、[12] 1970年時点からの増加量はなんと・・・たったの54kg——もっとも、ピークは1999年の約68kgだが（実際のところ、砂糖消費量の増加は食物消費量全体の増加とほぼ符合している）。

炭水化物の消費量は現代と旧石器時代でほとんど変わらないが[13]、今日ではその大半を単糖という形で摂取しているのに対し、旧来の食事における炭水化物には単糖はほとんど含まれていなかった。とはいえ伝統的な狩猟採集民族が好んで単糖以外を選んでいたのかというと、明らかにそうではない。甘味の濃縮された食べ物を手に入れるためなら危険も顧みなかったし、かなりの時間も使っていたようである（たとえばアメリカ北東部の先住民によるメープルシロップの採集・処理など）。ここ何十年間かでさかんに研究されるようになった民族に、東アフリカのハッザ族がある。伝統的な生活様式を維持し、生きていくために必要なものは自分たちの力のみでまかなっている民族の1つである。文化人類学者のフランク・マーローとジュリア・バーベスクは、ハッザ族が食べ物に対してどのような好みをもっているのか調べるため、常食にしている塊茎、ベリー、肉、バオバブの果実、蜂蜜の順位づけについて、男女それぞれから聞き取りを行った[14]。性別を問わず断トツで人気だったのは蜂蜜で、最下位は塊茎――味はないが、代替食として当てにできる食べ物だ。2番目に人気だったのは男性では肉、女性ではベリーだった。蜂蜜を採集するのはおおむね男であり、ハチの巣があるのは背の高いバオバブの木の上のほう。木から落ちたら怪我だけでは済まないかもしれない。死んでしまう可能性だって多分にある。そんな危険を冒してでも手に入れたい。蜂蜜にはそれほどの価値があるのだ。ハッザ族の男性は通常ひとりで狩りや蜂蜜採集に出向くのだが、肉であれば9割近くを仲間のもとへ持ち帰るいっぽう、蜂蜜は半分ほどしか持ち帰らないようである。

脂肪や甘味、そしてもちろん塩分を好むように進化したことで、伝統的な環境で暮らす人々は、ときには、思いっきり食べ過ぎてしまうようになった[15]。しかし、現代の豊かな食環境にあっては、こうした好みに、祝宴による社会的・心理的な報酬が組み合わさることによって、あまりにもたくさんの人々が、あまりにも頻繁に、あまりにも食べ過ぎてしまうという事態につながりうるのだ。世界中の先進国で肥満がはびこっているのは、具体的な原因が何であれ、結局のところは、ある環境に対応して進化した心と体が、まったく別の環境にさらされているため、と言うことができる。逆説的だが、現代の食環境ではきわめてカロリーを摂取しやすい一方で、カロリーを消費する機会が昔に比べてはるかに少ない。マイケル・パワーとジェイ・シュルキンが記しているように、「肥満に貢献する非対称性のひとつは、食べ物に対する動機が、身体活動への動機より大きいということにある」[16]。つまり、かつては食べ物を手に入れるとなるとかなりの身体活動が必要となったが、今日にはまったく当てはまらないということだ。

このような不自然な環境において、食べる量を増やすというのが自然な反応であるならば、食べる量を減らすという行為はどう説明できるのか？　摂食に費やせる時間とエネルギーにはいつだって限りがあり、どんな社会的霊長類にしても、交尾の相手を見つけなければならないし、外敵に食べられないようにしなければならないし、社会集団の維持・保護に努めなければならない。典型的なサルや類人猿はこうした活動に忙殺されるがゆえ、1日のうちで狩りや採集に使える時間が限られてしまうのだが、しかし、だからといって食べる量を減らすことにはつながらないだろう。霊長類の大半は、食べる物の量と質が変われば自然と体重も増減するものであるが、せっかく食べ物が手に入るというのにもかかわらず、戦略・適応の一環で、ちょっと食べる量を控えるか、なんて呑気なことをやっているヒマはふつうないのである。動物園で飼育されている霊長類は食事と運動がしっかりチェックされていないと、たびたび肥満との戦いを強いられることになってしまう。

いっぽう霊長類以外の動物には、一定の期間食べないという戦略がある[17]。冬眠する哺乳類は長期間食べ物なしで過ごすし、鳥類のなかには卵を抱いているあいだや、雛を守っているあいだ何も食べない種が存在している。アカシカやゾウアザラシの雄は、交尾期に入って雌のハレムを保護していると*訳注5き何も口にしないし、さらに移動期になれば、ほとんど絶食に近い状態となる種が多いのだ。すなわち動物に見られる拒食は、生活の基盤となっている自然環境・社会環境へのいたって正常な適応反応なのである。

ではホモ・サピエンスは食べ物が手に入るにもかかわらず、なぜ減量や減食の道を選ぶのか？　どうやらここには進化的な根拠がほとんどないらしく、おそらくはこれが、ダイエットの困難な理由の1つではないだろうか。さらには進化的な理由がないからこそ、意図的に「食べない」という行為がすこぶる強力な主張になるのであって、多くの文化では祝宴と同じように断食の儀式が重要視されている。そこでは献身、自制、懺悔の実践が文化へ向けて示される――すなわち、尋常でないことを進んで行おうとする気概を共同体へ示し、たとえつかの間であれ、正真正銘の犠牲になろうとするのである。本章冒頭の引用内で言及されていた、近世の「断食する少女たち」は、こうした犠牲を極端にまで推し進めていた。何年も食べ物なしで生き延びられるなんて、たしかに「愚か」でなければ思わない。しかし、あやうく餓死しそうになるまで絶食して神やキリストへの献身を示すという行いは、否定できるものでは決してない。19世紀になると、宗教に対するふるまい方が変化するにつれ、断食する少女や女性たちも変わりゆく。「聖人から患者へ」――ジョーン・ジェーコブス・ブルムバーグはそう記している。[18] 中世の「奇跡的な拒食（*anorexia mirabilis*）」は、今日の精神疾患である「拒食症（*anorexia nervosa*）」と同じなのか？　これについて議論が尽きることはないが、少なくとも身体

＊訳注5　動物が繁殖期に形成する一雄多雌の集団。

への影響という点では、両者は明らかに酷似しているのである。

たくさん食べようか、それとも控えめにしておこうか。あるいは過食するのか、拒食するのか——これらのどれを選択することになるかは、現代世界におけるありとあらゆる要因によって左右されている。摂食にまつわる認知には、大昔からの報酬・命令がいろいろな点で反映されているのだが、これと重なり合って働くほかの認知プロセスには、先進世界における新しい文化・栄養環境の影響があるからだ。いつでも食べ物が手に入る環境にいると、お腹が空いていないときの行動さえ、「食べる」にものすごく影響されることがあって、たとえば悲しいとき、楽しいとき、退屈しているとき、忙しいとき、あるいは単に大好物が目の前にあるとき、「食べる」ことによって心理的に満たされれば、これが習慣となる場合もあるのだ。[19] それとは逆に、摂食を控えようとすることが往々にして大いに褒めたたえられる環境では、自制心の究極の達成として断食さながらの状態を目指そうとする人があるのも、もっともなことである。

## 脳で摂取する

哺乳類はいつ、どこで、どれくらいの量を、どれくらいの頻度で食べるのか——こうした食行動について、最終決定を下しているのは脳である。食の制御はむろん種によってさまざまであるが、概して高次認知処理能力が高ければ高いほど、空腹や食べ物の手に入れやすさという要因以外から、ますます影響を受けることとなる。とはいえ、高次の認知処理が低次の認知処理に取って代わるのかというとそうではなく、複雑な行動パターンの大半と同じく、ここには——ちょっとした専門用語を使うなら——「垂直統合」と呼ぶべきものがある。

垂直統合というのはすなわち、摂食行動や食欲をモニター・統制する働きが、脳のてっぺんから消化器官の奥底まで広がっているということである。[20] 複雑なメカニズムで詳しいことはよくわかっていないが、すべての消化器官が末梢神経やホルモン（インスリンなど）を介して、脳と情報のやりとりをしているのはたしかだ。末梢神経にはさまざまなシグナル分子*訳注6が存在し、これが脳と消化器官のいずれでも作用している。食欲統制においてきわめて重要な脳部位は、大脳半球の基底部中央に位置する視床下部で、心と内臓の情報伝達における橋渡し役となっている。食欲統制のほか、視床下部には満腹感や摂食行動をつかさどる領域もある。動物を使った実験では、満腹感の制御領域が破壊されると食べ過ぎて太るようになり、摂食行動の制御領域が損傷するとまったく何も食べなくなることがわかっている。とはいえ、視床下部は摂食において脳と身体を結びつけるだけの場所ではない。ここでは体温、睡眠、性行動、さらには感情に突き動かされるような行動（たとえば攻撃）など、あらゆる自律機能が制御されている。

食べ物は味覚の門番である口を通過すると、胃、小腸、大腸といった消化管に入る。[21] これらの臓器は、栄養が吸収されるまで食べ物をためておくだけの受動的なものではなく、消化制御における全プロセスで活動的である。消化管の内壁に張りめぐらされた神経線維はそれぞれの管の内容物の量と成分をモニターし、その情報を脳幹、さらには視床下部に伝える。腸では内壁の細胞が食べ物の栄養成分を分析し、血液中に循環する特別な化学物質を利用して、その情報を脳の領域まで届ける。胃で消化された食べ物は肝臓や膵臓にも送られるが、これらの臓器も脳と情報をやりとりしている。膵臓は

*訳注6　生体には外部環境からの刺激を伝達するシステムがあるが、その媒介役となる分子。

血中グルコース濃度に敏感に反応し、濃度の上昇に伴ってインスリンを分泌する。インスリンは視床下部など脳の領域に直接作用する（第5章参照）。

食欲調節がいかに複雑かを理解するため、関連のあるホルモンを1つだけ取り上げ、その役割と機能について考えてみよう。レプチンは身体の脂肪組織によって合成されるホルモンで、その受容体は視床下部に高密度で存在している。1990年代初頭にレプチンがはじめて発見されたころは、脳へ摂食停止の信号を送るものだと考えられていた。これはもっともな結論であり、というのも研究に長らく用いられていたのは肥満系統のマウスで、レプチン産生遺伝子を欠損していたためである。このようなマウスにレプチンを投与すると体重が減ったため、レプチンは肥満との戦いにおける魔法の解決策であるとみなされたわけである[22]。

ところが残念ながら、レプチンの夢はすんなりとは叶わなかった。レプチン分泌と体脂肪量には正の相関関係があるため、すでに肥満の人の身体にはこのホルモンが大量に存在する。つまり、もっとも簡単な選択肢であるレプチンの補充は、肥満の人に適用した場合、すでに高濃度のレプチンをさらに高めてしまうことになる。それでも、肥満治療薬を開発すれば何らかの役に立つという考えのもと、組換えレプチンの臨床治験が行われた[23]。得られた結果は分かれていた。減量中の被験者の体重は偽薬（プラシーボ）よりもレプチンのほうが減少した。したがって効果あり。ところが、その減量中の被験者内で、レプチンの誘発した応答にばらつきが見られた。体重を大幅に落とした人もいたが、増えた人もいたのだ。肥満の被験者のなかにはレプチンをあまり分泌しない人が含まれていたのかもしれない。そういう人たちには補充に効果が望める。ところが、レプチンが効きにくいため肥満になっている人も含め、ほとんどの肥満の人は、このホルモンをさらに投与しても何ら変わらないのだ。

レプチンは現在では摂食を抑制するホルモンだとはみなされておらず、エネルギーが脂肪という形で豊富に貯蓄されていることを脳に伝えるホルモンだと考えられている。動物は血中レプチン濃度が低くなると、摂食量を増やすか、消費エネルギーを節約するかのいずれかである。「太り過ぎ」は自然界ではめったに生じないことなので、高濃度のレプチンに対する標準的な生理機能は、選択圧にまったくさらされてこなかった[24]。そのため、体内で産生されようが、外部から持ち込まれようが、レプチンの血中濃度が高まったところで、臨床的に有用な反応が引き起こされることはない。これはごく当然のことなのだ。

レプチンは肥満の特効薬——こんな考え方が科学界にも世の中にも広がっていたわけであるが、これは先進世界の栄養環境がいかに混乱していたか、つまりカロリーの過剰摂取が蔓延することによって、身体の進化や機能に対する見方がいかに不明瞭なものだったかを物語っている。似たような状況なら過去にもあった。１９６０年代、牛乳に含まれるラクトース（乳糖）の消化酵素が、大人になると作られなくなる人がいると発見された[25]。今では周知の事実となっているように、世界の大多数の成人はラクトースを消化することができない（乳糖不耐症）のであって、これは哺乳類としていたって正常な症状である。牛乳の消化が成人期にも可能となるように自然選択が働いているのは、酪農や生乳使用の長い歴史がある一部の集団のみなのだ。ところが最初にこれを研究したおもな科学者たちは、みな酪農文化の豊かな北欧に祖先をもっていた。それゆえ、成人の乳糖不耐症は遺伝子疾患であり、ヒトとして正常な状態ではないと考えたのである。事情をかんがみるに無理もない間違いではあろうが、間違いは間違いだ。レプチンが発見された環境では、とにかく肥満の早期解決が目指されていたのだから、食欲を抑制する特効薬との考えが広まったのも無理はない。たしかにレプチンには食欲調節の役割もあるが（食欲調節に関与する多くの物質の１つ）、本来の機能が発揮されるのは、肥満者に見られる高濃度下ではなく、低濃度においてなのである。

ならば、レプチンには肥満治療における臨床的価値はないのかというと、必ずしもそうとは限らない。レプチンをほかの調節ホルモンと併用すれば、レプチン単体で用いたときよりも減量に効果的であるとの結果も示されているので、[26]ひょっとすると、いずれはさまざまなホルモンを組み合わせた物質が、肥満コントロールの特効薬になるだろう。さらにはもっと巧妙なやり方として、レプチンをヨーヨーダイエット*訳注7の問題解決に用いることができるのではないか。すなわち、ダイエット中に苦しめられる体重増減のサイクルを断ち切るためにレプチンを用いるのである。というのは、体重を落とすと血中レプチン濃度は低下し、そうなると先で論じたように、エネルギー消費が抑制され、食欲と空腹感は増加する。これでは当然ながらリバウンドにつながってしまうが、その解決策として、減量に伴ってレプチン濃度を下げないようにする方法が考えられるのである。

マイケル・ローゼンバウムらは、10％の減量に成功した人にレプチンを投与することで、低濃度に起因する影響が減少し、体重維持が可能であることを発見した。[27]さらには、ダイエット中の人が食べ物を見るとき、脳で何が起きているのかｆＭＲＩで調べ（非食物を見たときの脳の様子と比較した）、減量とレプチン投与がいずれも脳活動に影響していることを突き止めている。[28]ローゼンバウムらによれば、減量すると

> 食物に対する情動系、実行系、感覚系では……（中略）……活性度が増加、いっぽう、食物摂取の情動・認知制御系では活性度が減少したようである。[29]

つまり、ダイエット後というのは認知的に無防備なのであって、もっと食べたいと感じてしまうと同時に、食べ物に対する情動をコントロールする能力も低下している――これは良からぬ組み合わせ

である。しかし体重維持の段階でレプチン（プラシーボではない）を投与すると、脳の活動パターンはダイエット以前の状態へと戻ったため、認知レベルにおいては、レプチン投与によってリバウンドのリスクが減少したと言えるのだ。

脳腸相関において、レプチンは食欲調節プロセスの一端を担うのみではあるものの、減量体重のキープに努める人の一部にとっては間違いなく価値がある、あるいはいずれ価値が生じてくるだろう。ダイエットの基本的な前提はかなりシンプルで、要するに摂取カロリーを消費カロリーより少なくする、ということであるが、ときとしてこれに従うのは簡単ではない。なぜなら私たちの身体を形作っている進化史、文化史、そして（多くの場合には）個人史に逆行する行為だからである。身体は減量を欲してもいなければ、カロリー摂取を減らして代謝を抑えることも欲していない。だからこそ、食欲調節におけるレプチンなどの働きが、いずれ、より健康的でいるためには欠かせない、ささやかな後押しになるのではないか。

## 脳の構造と体脂肪

脳機能イメージング技術に革命がもたらされたことで、あらゆるグループ間での脳構造の比較が可能となっている。男性と女性、高齢者と若者、音楽家と非音楽家、耳が聞こえない人と聞こえる人、太っている人と痩せている人……などなど。こうした比較はときに、基礎科学的な関心からなされる

＊訳注7　短期間のうちに体重がヨーヨーのごとく増減を繰り返すこと。イェール大学のケリー・D・ブラウネル（その後デューク大学）が提唱。ヨーヨー効果とも。

こともあって、ヒトの脳にはどんなバリエーションがあるのか、そしてそれはそもそもどのようにして生じるものなのか、ということが理解されているほか、脳の機能について、さらには脳機能が学習や専門知識の習得によってどのように変化するかについても、理解が深まっている。太っている人と痩せている人の比較研究が行われているのは、もちろん、健康への関心からである。

肥満が身体へ悪影響を及ぼしうることはよく知られていて、たとえば心臓病、糖尿病、関節の摩耗などが、過体重に伴って引き起こされやすい病気である。これに比べてあまり認識されていないのが、肥満には脳を冒すリスクも――とりわけ老齢脳を冒すリスクもあるということだ。*訳注8 脳卒中のリスクはさまざまな心疾患との関係によって上昇するものだし、脳血管障害は認識機能障害や血管性認知症を引き起こすこともある（脳内の血流が局所的に悪化するため）。しかし、肥満や2型糖尿病の影響はこれにとどまらず、認知の健康がおびやかされるケースとしてさらに多いのが、もっとも一般的な認知症であるアルツハイマー病の発症が早まってしまうということだ[30]。

脳は加齢に伴って小さくなるものであり[31]、これは一般的に脳萎縮と言われるが、萎縮するのは大脳半球のみではない。脳の灰白質（ニューロンからなる）の容積も、生きているあいだに少しずつ減少する傾向がある。いっぽう白質は、成人期の大半を通じて減少しないどころか、むしろそのサイズは増加する場合さえあるのだが、60歳ごろを境にして急激に減少へと向かう。その結果、灰白質と白質の減少が組み合わさり、脳全体の萎縮は加速するのである。アルツハイマー病においては、こうした脳萎縮の正常パターンの進行が早まり、場合によっては、認識機能障害の症状が顕在化する以前から萎縮が進行しているケースさえあるのだ。もともと脳が大きければ、おそらくその分だけ脳萎縮の進行は緩和されるため、アルツハイマー病の認知的・行動的な影響が表れるのは遅くなるだろう[32]。しかし、逆に萎縮のスピードが加速されるような場合だと、アルツハイマー病の発症リスクが高まったり、症状が早期に発現したりすることになりかねない。

脳機能イメージング研究の数がますます増えているなか、明らかになっているのは、肥満だけでなく過体重の場合でさえ、脳の健康にとっては悪影響になりうるということだ。というのも中年期においては、BMIの増加に伴って脳全体の容積が減少し、とくに前頭葉のニューロンと白質に異常が見られるようになるほか[33]、高齢期においても同様の関連性が発見されていて、たとえばスウェーデンの高齢女性を対象とした研究では、BMIと側頭葉萎縮に相関性があるとの結果が得られている[34]。おそらくこれはアルツハイマー病を考えるにあたって重大なことであり、というのも、側頭葉には記憶をつかさどる必須領域の一部が存在しているからである。そのうえぜひ注目すべきなのは、被験者の女性の大多数が肥満ではなかったという点だ。それにもかかわらず、BMIと側頭葉萎縮の正相関が見られたのである。さまざまな年代の男女多数を調査した日本の研究では、いくつかの脳領域の変化とBMIの相関関係が男性の脳において発見されている（女性については確認されていない）[35]。

なるほど相関関係は重要であるが、肥満型グループと痩せ型グループの脳構造を直接比較すれば、さらに明確な結果を得ることが可能である。ニコラ・パンナクシリらによって行われた研究では、これら2グループの脳にいくつかの違いが見つかった。肥満者の脳は痩せ型グループに比べ、前頭葉、頭頂葉、被殻（大脳半球の内部に埋もれた神経核の1つ、P36図参照）の灰白質が少なかったのであり[36]、これらの領域はいずれも味覚、報酬、摂食行動の統制に関係があると指摘されている。さらには

＊訳注8　脳の血管病変による疾患の総称で、脳卒中などのこと。厚生労働省の2018年人口動態調査によれば、脳血管障害は死因として悪性新生物、心疾患、老衰に次いで4番目に多い。20～39歳では第5位、40～54歳で第4位、55～84歳では第3位を占めている。

対象を高齢者に絞って、肥満型と痩せ型を比較した研究もある。ポール・トンプソンらは5年間にわたる調査を実施し、肥満者の脳は痩身者より、前頭葉、海馬、帯状回前部、視床が萎縮していることを突き止めた[37]。これらの研究の目的は、脳がさまざまに変化したのが肥満によるものなのか、あるいは別の素因によるのかを明らかにすることではないのだが、それでもおおかたの見方は、数々の文献にあるように、肥満こそが原因である可能性が高いというものである。

では何が肥満の危険因子なのか？　すでに立証されているのは、脂肪・肥満関連（FTO）遺伝子の特定の対立遺伝子（アレル）をもっている場合に、肥満症へのリスクが高くなるということだ[38]。この変異体は西欧人の46％に見られ、*訳注9 ウエストのサイズ増や体重増加に関係があると考えられている。トンプソンらが健康な高齢者206人について調査したところ、このアレルをもっている人の前頭葉、後頭葉は、もっていない人よりそれぞれ8％、12％少なくなっていて、加えてBMIが高い場合には、いずれの脳葉にもさらなる減少が見られたほか、側頭葉、頭頂葉、脳幹、小脳の減少も確認されている。こうした相関性は、コレステロール値や高血圧などの一般的な健康指標を考慮したうえでも成り立つものであった。トンプソンらは、アルツハイマー病や軽度認知障害（MCI）の患者を対象とした研究も行っているが、ここでも、BMIが高い場合には、おもな脳葉のいずれにも例外なく容積の減少が見られたのであって[39]、ということはすなわち、高齢者においては認知障害の有無にかかわらず、BMIが高いことと脳容積の減少には強い相関関係があるということだ。

どうして肥満になると、加齢に伴う脳萎縮の進行がうんと早まるのか？　それはおそらく、糖尿病や前糖尿病状態にあると脳血管に障害が生じるためであって、血流が減少すれば脳組織の損傷に直結するし、さらにアルツハイマー病の進行過程には神経毒性物質が形成されるのだが、これを取り除くスピードが落ちてしまうからである。そのうえ肥満者は非肥満者に比べると、体を動かす量が少ないのではないだろうか。身体活動についてはよくよく知られているように、循環器の健康促進にもなれば、認知症進行のリスク低減にもつながるのだが、肥満者はどうやらこれに当たらない。したがって、糖尿病関連の病気によって血管が損傷してしまうことの影響と、身体活動の欠如によって循環器の健康管理が不十分であることとの影響が組み合わさることで、高齢の肥満者における認知症の進行リスクは上昇してしまうのだ。〔40〕相当気がめいってしまうような話だが、脳の老化による累積的影響から逃れる術はない。〔41〕しかしながら少なくとも食事と運動によって、かなり容易に生涯の健康づくりをすることができる。それも身体の健康だけでなく、脳の健康まで。

## 脳機能と体脂肪

肥満が脳の健康に悪影響を及ぼすことは、脳機能イメージングによって明らかにされてきたわけであるが、では、脳機能イメージングの使用目的は何なのかと言うと、摂食や食欲にまつわる脳のネットワークを特定すること、さらに、肥満者・摂食障害者とそうでない人では、食べ物や食欲の信号、刺激の認知処理がどのように違っているかを調べることである。すでに考察したように、食に関する神経ネットワークはあらゆる認知処理レベルで多数の脳領域が絡んでいるため、かなり複雑になるときがある。そのため脳機能イメージング研究では、被験者の能力を測る生物学的・心理学的な基準が、被験者グループ間もしくはグループ内でばらばらであることを考慮しなければならない。たしかに肥

＊訳注9　日本人・フィリピン人では18～20%、中国人・韓国人では12～14%、南アジア人では30～33%、アフリカ人では12%がFTOをもっているとされる。

満者と非肥満者を比較するのがふつうではあるが、このような任意に定義した2集団を比べるよりも、脳機能を連続尺度[*訳注10]（BMIなど）と関係づけるほうが、ときに有益な結果を得られるケースもある。研究で実施されるタスクは、たいてい被験者に食べ物の写真を見てもらうというもので、たとえば食事の前後、あるいは絶食時と満腹時における反応を比較することが多い。

摂食というのは非常に多面的な行為なので、食べ物の心理的処理に個人差が存在することの背景には、数多くの要因があるだろう。なるほど肥満という結果はわりと普遍的でも、それを招いた過食という行為の背景には、さまざまな心理的要素があるということだ（体重増減にもいろいろな心理的要素が絡んでいることは言わずもがな）。したがって、脳機能イメージング研究から得られた結果を考察するときは、変動要素がごろごろ転がっているはずだ、との心構えが必要である。生理面での変動もあれば、認知面に関するもの、さらにはタスクの設定方法や被験者グループの構成の違いによって生じる変動もあるため、いくらデータを提示する研究者らの手さばきがすぐれているとはいえ、それがはじめて科学的に意味をなすのは、同様の実験が何度も繰り返され、統計学的なメタ分析を経たのちである。これは摂食や食欲というテーマに限らず、脳機能イメージング研究全般に言えることだ。

こうしたことに留意したうえで、研究内容をいくつか見ていこう。摂食行動にまつわる重要な変数として、どのようなものが脳の機能と結びつけられるのだろうか？　その1つは性別である。太り過ぎや肥満は、男女のどちらかだけに特有なわけではないが、先進諸国においては、女性は男性よりはるかに摂食障害になりやすいと言って間違いないだろう[42]。この先で考察するように、摂食障害かどうかによって、脳には構造面でも機能面でも差異が生じている。これはイメージング技術によってたしかに明らかにされているのだ。しかし食物刺激を処理するにあたって、健全な男女間における性差などが存在しているのだろうか？　女性のほうが摂食障害に陥りやすいという証拠はあるのだろうか？

ある研究によると、食物刺激を受け取ったときの抑制能力が男女で異なるという。ジーン＝ジャック・ワンらは、好きな食べ物に対する脳の反応を調べるため、[43]一方の実験では、何の制約もなく食物刺激を感受するよう、被験者たちにはできるだけ（PET装置内で可能な限り）いつも通りに食べ物を見たり、嗅いだり、味わったりしてもらい、他方では対照的に、今度は食べ物への欲望を抑制して空腹感をこらえてもらう実験を行った（その後、さらに絶食実験へと続く）。随意の抑圧条件下での男性被験者の脳は、扁桃体、海馬、島皮質、眼窩前頭皮質、大脳基底核の一部の活性が低下した。つまり、情動の統制や条件づけ、動機づけに関わるすべての部位で脱活性したということだ。これに対し女性被験者の脳には、同じ条件下での脱活性は見られなかった。ワンらはこの結果をもとに、女性は食べ物への欲望を抑える認知的な能力が男性よりも低いと考え、男性に比べてダイエットに成功するケースが少ないのもそのためであるとした。[44]たしかにこのような解釈も可能ではあろうが、私はむしろもっと一般的に、女性と男性では食べ物や摂食に関する動機が潜在的に異なっているのだと考えたい。潜在的な動機こそが、ダイエットや摂食障害における男女差と関係しているのだ、と。

摂食に対する精神的アプローチを決定づけるのは性差だけではない。人格型もその変数の1つとして数えられるだろう。ルカ・パサモンティらはｆＭＲＩを用いて、外部食物反応度（ＥＦＳ）テストのときと、あまり魅力的でない食べ物／おいしそうな食べ物を単にイメージしたときで、脳のふるまいに何らかの関係性があるのかどうか調査した。[45]ＥＦＳとは、実物の食べ物からの刺激（見た目など）にどれほど敏感であるかということ、さらには、おいしそうな食べ物を食べたいと感じる度合い

＊訳注10　数値で表される定量的なデータ。身長、体重など。

のことである。

当然のことながら、食べ過ぎてしまう人はＥＦＳテストの得点が高い――すなわち、空腹でないときでさえ食欲をそそられるということである。パサモンティらの実験では、被験者たちが空腹のときと満腹のときにｆＭＲＩ撮影を行ったところ、食欲をそそる食べ物を見た際には（味のない食べ物のときに比べ）、被験者全員の脳ネットワークが活性化し（大脳基底核の一部、扁桃体、前頭葉の一部など）、これは動物の摂食モデルから予測できる結果に一致した。ここではＥＦＳ高得点者と低得点者のあいだに違いはなかったのである。ところが活性化した脳領域同士の結びつきの強度を評価し、おいしそうな食べ物を見たときと味がなさそうな食べ物を見たときで比較してみたところ、脳領域の結びつき強度が、見るものによって変化することが明らかとなった。しかしながら、ＥＦＳ高得点者における脳領域の結びつきは、低得点者ほど変化しない。つまりその食べ物がおいしそうかどうかという点について、高得点者は反応性に乏しいということであり、ゆえに低得点者よりも食べ物の魅力を識別する力が低いということが言えるだろう。そして至極重要なのは、これが空腹・満腹によらなかったということだ。ＥＦＳ値が高い人の脳ネットワークは、お腹が空いていてもいなくても、食べ物がおいしそうかどうかについては比較的反応度が低いということである。こうした結果からパサモンティらは、ＥＦＳ値が高い人がことさら過食・摂食障害になりやすいのは、おいしそうなものだけを識別する点において、脳のネットワーク効率性が低いためだと推測している。

各国の政府は肥満蔓延を解決すべく、ダイエットの流行を促進しているが、ここまで性差、人格型と見てきた変動要素のなかでも、ダイエットにはことさら興味深い側面がある。減量に成功する人がたくさんいるのに対し、長期にわたって体重をキープできる人となると、その数はガクっと少なくなってしまう。減量維持者（ＳＷＬ）というのは、定義によれば最低でも13kg減量し、１年間以上その体重を維持できている人のことである。該当者は研究者にとって非常に興味深い存在であるため、探し回らず済むようにと、国によるSWLの登録簿が存在するほどだ。SWLの人は標準体重者に比べてはるかに注意深く、自身の食事と体重（さらには運動）に目を光らせていて、たまたまダイエットに成功したわけでは決してない。とはいえ、そのダイエット方法を表面的に眺めてみたところで、SWLの人がどのように食べ物をとらえているのかまではわからない。

ジーン・マキャフリーらが行った非常に興味深い研究によると、SWLの人は少なくとも食物イメージの処理において、標準体重者や肥満者とまるっきり異なっているという[46]。実験ではfMRIを使用しながら、SWL・標準体重者・肥満者に対して3タイプの写真が示された。非食物（石、木、れんがなど）、低エネルギー食品（穀物、野菜、果物など）、高エネルギー食品（チーズバーガー、フライドポテト、ケーキなど）である。SWLのグループに顕著だったのは、食べ物を見たときの前頭葉、側頭葉の一部の活性化で、前頭葉のなかでもとりわけ強く活性化していたのは、行動の意識的制御、つまり実行機能に関する領域であった。つまりSWLの人は食べ物を見るとき、社会的、認知的、情緒的なほかの刺激を意識的に抑制することが可能なのであり――そうでなければうっかり食べてしまうだろう――、こうした戦略が存在しているということは、前頭葉の活性化としてはっきり表れているのである。

いっぽうSWLの側頭葉で活性化したのは視覚処理領域で、これは食べ物の写真を見たときのみ著しく、非食物の写真に対しては各グループ間に反応差異は確認されなかった。マキャフリーらによれば、視覚処理領域が活性化したのは、食べ物を注意深く観察していることの表れであり、SWLの人が体重増加を防げているのはこのためだろうということだ。食べ物に対して注意を向ければ向けるほど、食事に対する消極的な姿勢をますます遠ざけることができるわけである。

この研究から得られた結果には、意義深い点がもう1つあった。食べ物の写真を見たときに、肥満者の前頭葉運動野が大きく反応したのである。ほかの2グループ、すなわち非肥満者にはほとんど起こらなかった反応なので、これは単に肥満者の問題というだけでなく、まったく別の傾向であった。マキャフリーらは肥満者の運動野が活性化したことについて、食物刺激に反応して運動準備性が高まったのではないか、としている。

以上3つの脳機能イメージング研究はほんの触りに過ぎず、将来的にはますます詳細が明らかになって、摂食行動にはどのような心理があるのか、食べ物への認知的アプローチが違うと摂食行動はどう変わるのかということが記録されていくだろう。とはいえ、こうした情報が認知の基礎知識に上乗せされたところで、どんなふうに減量に役立つのだろうか? 1つ言えるのはこの先、脳機能イメージング研究によって、食関連の認知バリエーションがどんどん明らかにされたところで、この知をひとりひとりのダイエットに役立つように一般化するのは非常に難しいということである。

似たような状況は遺伝医学分野においてもまさに進行中である。次から次へと遺伝子が発見されていて、これらは身体異常や疾病、さらには国レベルでの病気の蔓延に関係しているのだが、この種の情報は個人にとってはそれほど役に立つものではない。それにもかかわらず、こうしたデータを日々の臨床現場に取り入れようという向きもあり、「個別化医療（personalized medicine）」なるものの発展が予想されている[47]。すなわち画一的な医療モデルはやがて後退し、その代わりに、現代の臨床的手段の数々（遺伝的リスクファクターなど）が最大限に活用される時代が来るだろうということである。とはいえ個別化医療への道には壁がある。そこで扱う情報には、従来の臨床基準からするとかなりデリケートかつプライバシーの侵害になりかねないものがあるからだ。かつては特定疾患への罹患率などほとんどわかっていなかったが、今日では遺伝学研究の成果（たとえば、乳がんと関係のある遺伝子を特定する研究など）によって、はるかに正確な情報を手にすることができる。そのため場合によっては、発病のおそれのある個人に対して明確なクリニカルパス*訳注11が設計されることもあるが、そのいっぽう、病気になることがわかっていても、ほとんど手の施しようがない場合だってあるわけだ（さらに論争を呼んでいるのがこの種のデータの所有権や安全性について。ほかにも金銭面から心理面に至るまで影響はさまざまに及ぶ）。

こうした事情はイメージング技術にも当てはまる。たとえば脳卒中かどうか調べるとき、どうしてCTスキャンなんぞを撮られねばならんのだ、と抗議する者はいないだろう。しかし脳機能イメージング研究によってこんなことまでわかってしまうのだったらどうだろうか――「あなたの脳が食物情報を処理するプロセスは、過食する人と一致していて、なかでも幼少期に受けた性的虐待のトラウマへの対処行動として過食する人にそっくりです」[48]。さすがにまだここまでわからないが、当分野の進歩の速さは並一通りの予想を上回るほどにすさまじい。個人的な情報が他人の目に触れる可能性はあるとはいえ、その先を見据えるならば、どうやら脳機能イメージング調査も――体重減量の一助となる限り――個別化医療に組み込まれることとなりそうだ。食べ方が変われば、食べ物を見る目も変わるのだ。

一見したところ、食べ物の心理的研究からしても、心理学にもとづいた従来の検査・観察によって得られた知見は正しいことがわかる。ダイエットして体重維持に成功している人は、高次制御と視覚モニタリングに関する脳領域が活性化するが、これは従来の予想と違わぬ結果だし、肥満者が食べ物

*訳注11　検査や治療の予定・内容を入院患者に説明するための診療計画書。1980年ごろにアメリカで始まり、その後日本にも導入された。

を視認したとき、その運動準備性が高まりやすいということも、驚くべき新事実ではないのである。ダイエットとは「変化」であって、身体の変化なら客観的に測定するのも造作ないが、心の変化となると――態度、情動、処理ネットワークなど――そう簡単に測定できるものではない。経験的事実として言えるのは、ダイエットはつかの間の大成功を収めることがあり、食生活も肉体的な習慣も変化するのだが、結局はかつての行動パターン・摂食パターンに何度も何度も逆戻りしてしまうということ。おそらくイメージング技術は、ダイエットがいかにして成功するのか、従来とは別のレベルで調査する手段になるはずだ。

デイヴィッド・ケスラーが強調しているところによれば、先進諸国で肥満が蔓延しているのは、おもに「条件付け超過食」のためである[49]。栄養不足とはまるで無縁な環境にいると、摂食という行為は、心理的報酬（とくに風味豊かで高脂肪のものや甘い物による）を得るためだけの営みになってしまう。すると、もう食べるのをやめなさい、という脳の信号が届かないし、お腹の減り具合によらず食べるように条件づけられているので、摂取量はどんどん増えてゆく。ダイエットとは、単に食べる量を減らせばいいというものではなく、必要なのはむしろ食環境の構造を理解することだ。そうすることでまずは条件づけが存在していることを認識し、そして、新たに進むべき方向を決定するのである。超過食に陥っている人は、脳機能イメージングをバイオフィードバック[*訳注12]の1つとすることで、このような脱条件づけを容易に行えるようになるだろう。

どうしても食べ過ぎてしまい、なかなか食べる量を減らすことができない――そういった摂食スタイルは、おそらく条件付け超過食以外にも山ほどあるはずだが、イメージングの個人データがあれば、自分の摂食スタイルを特定し、肥満の一因となった心理的要素を変えることに成功しているかどうかチェックすることができるだろう。これが実現するのはまだまだ先のことだが、脳機能イメージングにしたってつい最近までは想像を絶する技術だったのに、今ではすっかりおなじみだ。肥満症が健康に及ぼす悪影響とそれに伴う金銭コストは非常に大きいので、脳機能イメージングのように対策手段として有益だと考えられるならば、どんなものでも片っ端から開発されるべきである。

## 食物中毒（摂食中毒）

私たちは毎日何かを食べなければならない。お腹が空けば、もう食べたくて食べたくてたまらない。ときには特定の食べ物を無性に欲しくなることもあって、たとえば、塩分が猛烈に欲しくなった経験のある人は多いだろう。この欲望はナトリウム源の限られた蒸し暑い環境下で起こる生理反応なので、塩に対する好み・欲望が形成されたのは、人類進化を振り返ってみるに、私たちが熱帯地方の霊長類だったころである可能性が高い[50]。ところが現代人の多くが暮らしている環境は、高温多湿でもなければ、塩不足に陥っているわけでもない。にもかかわらず、塩分に対する脳の報酬メカニズムは、祖先たちが生活していた低塩分の環境に対応したままなのである。つまり塩分豊富な環境では、生理的要求と心理的報酬が分断されているため、人によっては非常に簡単に、塩分を過剰摂取してしまう。さらに血圧が過敏に反応する場合には健康への悪影響となりかねない。

特定の食べ物や風味が欲しくてどうしようもないとき、お目当てのものを口にすれば、欲望が和らぐとともに強烈な満足感を得られるが、食べたいという欲望が緩和されなかったら、気分が悪くなっ

＊訳注12　自分の生体情報（脳波、血圧、心拍数など）の測定データを手がかりにして、心身状態を自律的に制御すること。

てしまう。私たちは食べ物に左右されているし、食べ物がなければ生きていくこともままならない。が、これは中毒だと言えるのだろうか？　まったく同じように考えれば、私たちは空気中毒なんてことになるわけだが、食べ物による中毒についてはここ数年でいくらか信憑性を帯びてきている。麻薬中毒者は何を常習しているのであれ、非常用者とは当然ながら心理的な差異がある。その渇望・依存レベルは尋常ではなく、非常用者が満足したり、健康を損ねたりするくらいの量では、決して満たされもしなければ反応もないし、もはや快楽を得られる摂取量を超えてしまったときでさえ、なおも欲しがるのである。

「食物中毒者」という用語は定義するのが難しい。麻薬中毒の場合なら、薬物使用を続けたときの悪影響と麻薬を断ったときの好影響を、おおむね確認することができるし、麻薬中毒のさまざまなタイプには、はっきりとした生理作用を見てとることができる。しかし食べ物は中毒性のある薬物とは別物だ。食物摂取は基本的に良いことであって、これを継続することは必須なのである。大半の研究者たちが意見を同じくしているのは、健康かつ標準体重の人を「食物中毒者」と定義するのはきわめて困難だということだ。たとえ食べ物全般を大量に摂取していたり、特定食物だけを大量摂取していたりする場合でも、中毒者とは決定しがたいのである。ただし例外として、神経性大食症（過食症）が挙げられる。この疾患では標準体重は保たれているものの、その維持方法が身体に有害なのである。マイケル・ルターとエリック・ネスラーによれば、以上のような理解のうえに立つことで、「食物中毒」の最適な定義をシンプルかつ比較的わかりやすく与えることができる——すなわち「食物摂取におけるコントロール喪失」[51]。ややあいまいなところがあるとはいえ、この定義が認めているのは、食物中毒と薬物中毒がまったく同等というわけではないにせよ、どこか部分的に重なり合っているということである。

では、どのような点で似通っているのだろうか？　脳内化学物質と機能解剖学の側面から見るに、これらの中毒は依存対象こそ異なるが、その基盤には生物学的な共通項があるようだ。麻薬と食べ物が脳へ与える影響に重複部分があることは、すでに、脳の内在性オピオイドとカンナビノイド*訳注13の研究のなかで言及されており、[52]食物中毒ともっとも密接に関係している脳の経路には、おそらく神経伝達物質ドーパミンの存在があるだろう。ドーパミンというのは報酬、快楽、動機づけの統制をつかさどるものだと以前から考えられている。[53]コカインをはじめとする多くの麻薬は、こうした本能的な快中枢や報酬系を活性化するものなので、薬物を乱用すれば受容体の感度が失われることになる。食べることの快楽も——ゆえに、食べ物を見つけようとする動機づけも——少なくとも一部分はドーパミンによって統制されているのだ。

哺乳類が食によって快楽を得るプロセスには、ドーパミン経路が関与している。これが明らかになったのは、齧歯類を用いた研究である。[54]甘味を感じないマウスの系統でも、高カロリーの甘味溶液を摂取した後にはドーパミンが放出され、報酬経路が味とは独立してカロリー量に応答したことが示唆されている。また肥満のラットでは、特定のドーパミン受容体に脱感作が生じるが、この現象は薬物中毒者に見られるドーパミン感受性の低下に似ている。反対にこのドーパミン受容体を欠損させると、マウスはすぐに四六時中食べるようになり太っていく。ヒトにおいても、肥満者にはこの受容体の働きが、非肥満者ほどは見られない。[55]おそらく肥満者の過食行為とは、このようなドーパミン受容体の活性低下を補うための行為である。しかし、過食の結果として活性が低下したという可能性がな

＊訳注13　大麻に含まれる化合物群の総称。

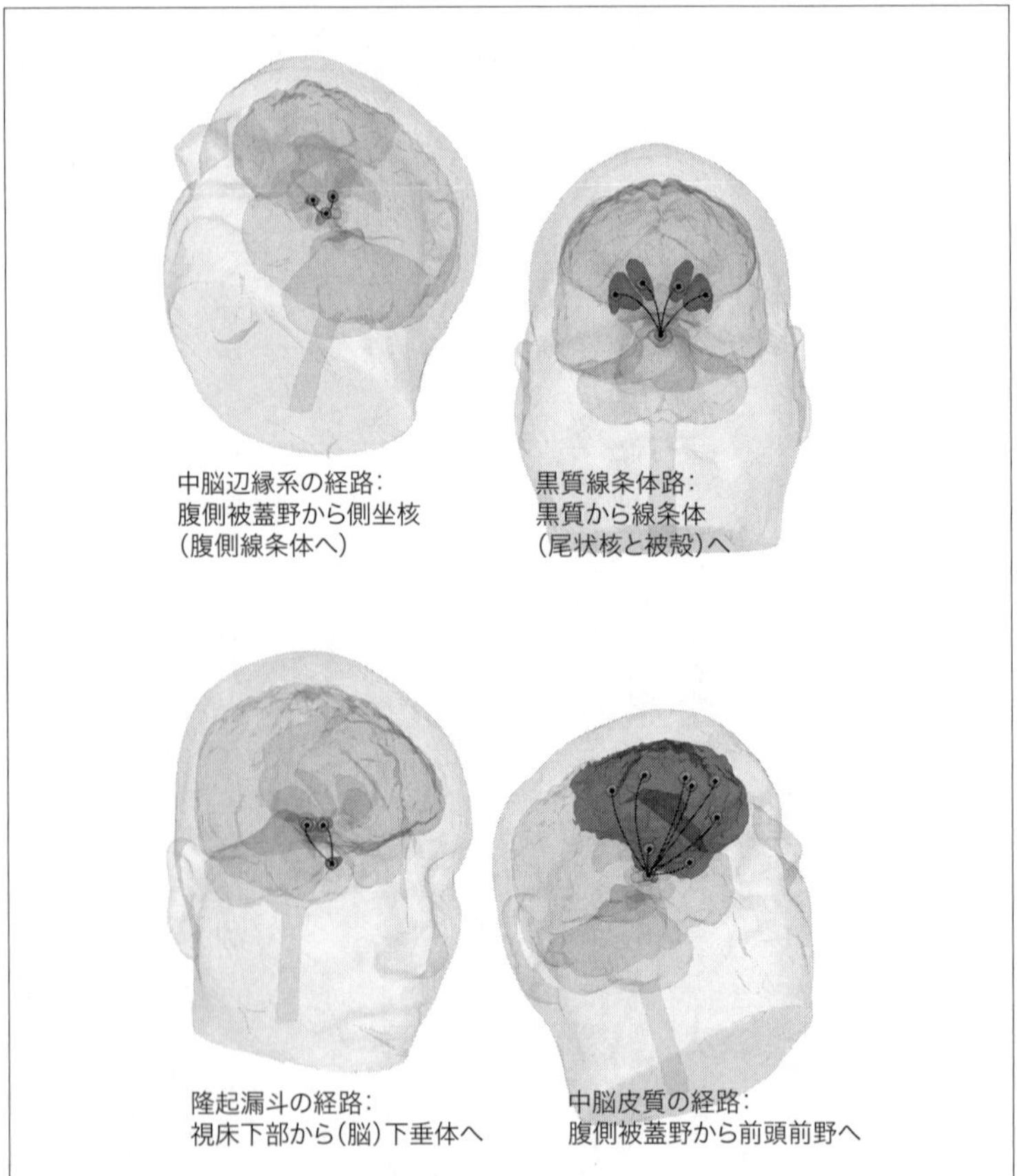


神経伝達物質であるドーパミンは脳の複数の経路で使われている。中脳辺縁系と中脳皮質の経路はどちらも報酬、動機づけ、嗜癖性に関わる重要なものだ。いずれも脳幹の腹側被蓋野から始まり、中脳辺縁系の経路は側坐核（大脳基底核の１つで、辺縁系との結びつきが強い）へ、中脳皮質の経路は前頭前野の各所へとつながっている。黒質線条体路は運動制御において重要で、この経路にも大脳基底核が含まれる。隆起漏斗の経路はホルモン調節に大きな影響を与えている。

いわけではない。

いずれのケースでも、ドーパミンは摂食による報酬経路をつかさどっており、肥満者と非肥満者ではこの経路が明らかに異なっている。これは薬物中毒で見られる状況とそっくりであり、さらに言えば、中毒に陥りやすいかどうかは、ドーパミン系における遺伝子の違いとも関係している可能性が高い。ジュリー・メネラらは、甘味を好む人ほどアルコール依存症のリスクが高いのか調べるため、〔56〕アルコール依存症とうつ症状の家族歴がある小児と、そうでない小児を対象に、砂糖水（スクロース水溶液）を用いて甘味レベルの好みを測る実験を行った。発育過程にある小児というのは、ことごとく甘味を好むものである。これは普遍的特質であり、好みの度合いは成人よりも高く、さらには甘味を摂取することで感情が満たされることもわかっている。メネラらが発見したのは、アルコール依存症とうつ病の家族歴を有する小児が、そうでない小児に比べ、はるかに高濃度の砂糖水を好むということだ。*訳注14 それはほとんど、糖質カットされていないコーラ飲料の2倍に値する甘味レベルであった。

どうしてうつ病とアルコール依存症の家族歴がある小児は、甘さに対する好みが強いのか？　メネラらによれば、3通りの（互いに相容れない）説明が考えられるという。第一に、このような小児の母親はおそらく肥満体であり、気分障害である可能性も高いため、早期より母親からの学習によって、ますます甘い物を好むようになるということ。というのも、肥満者にとって好ましい甘味レベルは、ふつう、非肥満者よりも高いからである。第二に考えられるのは、遺伝的に甘味への感度が低いがゆえ、その分たくさん食べないと満足感を得られないということ。そして第三の可能性としては、ドー

＊訳注14　水100mLに砂糖25gを溶かしたものと同程度。ちなみにコーラ飲料には100mLあたりおよそ10～12gの糖分が含まれている。

パミン報酬系を活性化させるのに、より多くの甘味を摂取しなければならないということがある。憂うつ感を抱きやすいため、ドーパミンを合成するにあたって、より多くの甘い物が必要になるということだ。これらの要因に1つ以上該当する場合、幼少期、成人期を問わず、肥満リスクの増大につながる可能性がある。

肥満の進行には、多数の認知的要因が影響していることは明らかだ。食べ物にまつわる刺激を受けたとき、肥満者と非肥満者では認知的な報酬を得られる刺激レベルが異なるほか、ドーパミンと関連する動機づけ・期待にも違いがあるのかもしれない。エリック・スタイスらはfMRIを駆使し、10代の少女を対象とした痩せ型・肥満型の比較研究を行っている。ここではチョコ味のミルクシェークをめぐる期待と報酬が、双方の体型でどのように異なっているかが調査された[57]。肥満型の少女たちはミルクシェークを心待ちにしているあいだ、味覚野（島皮質とその周辺の前頭葉に存在する味覚処理領域）と一次体性感覚野の一部が著しく活性化しており、スタイスらはこの結果から、肥満型少女は痩せ型少女に比べてミルクシェークに対する期待が大きいと解釈した。これとは対照的に、飲み終わった後の肥満型少女の脳を見てみると、ドーパミン受容体の豊富な皮質下構造では活性度が低下、つまり報酬経路の反応が弱まっていて、これはドーパミン受容体の活動レベルが根本的に低下したためか、あるいは過食の経験があるために抑制されたのだと考えられる。

スタイスらのさらなる研究からは、次のようなこともわかっている。すなわち、少なくとも将来の体重増加を予測するという観点に立てば、食べ物に対するドーパミン作用と報酬系の複雑な絡み合いは、ひとりひとりのヒトの内部にも遺伝子レベルで認められるということだ[58]。これはまったく意外なことではない。ここまでは「食物中毒」という観点からドーパミン報酬系に注目してきたが、過食においては数多くの変数が重要であることは間違いない。というのも、食にまつわる報酬と期待によって活性化される脳のネットワークは、非肥満者よりも肥満者のほうがはるかに広範囲に及んでいるからだ。これはドーパミン経路以外にも、きわめて重要な経路が関与しているということではないだろうか。環境によって左右されるのは、食べ物の手に入れやすさや好き嫌いだけではない。食べ物との心理的・文化的な結びつきという、非常に重要な側面までもが環境によって決定され、その結果、場合によっては過食行為へとつながるのである。

「食物中毒」という概念は摂食行動の単純化であるため、過食や肥満にまつわる根本的要因・動機について、余すところなく説明できるわけではない。しかし多少とも説明し得るのは間違いないのだから、何もないよりかはよっぽどマシなのだ。そのうえこの概念があるおかげで、体重減量を達成しやすくなる人もあるだろう。自分は食物常用者なんだと考えて、その行動をコントロールすべく、計画的な更生プログラムに着手できる人もいるのである（麻薬常用者の治療プログラムがうまくいく場合とほぼ同じことである）。ところがそのいっぽうで、快楽的な摂食と快楽的な薬物使用はまるで違う。お腹が空いたときに何かを食べて快楽を得るような認知システムは、自然選択によって形作られたものであるが、快楽的な薬物使用にはこうした進化的な土台がない[59]。したがって、食べ物や繁殖などへの要求によって脳の報酬・動機づけメカニズムが進化してきたことを考えてみれば、麻薬中毒というのは明らかに副次的な現象なのである。

　とはいえ「食物中毒」にしても、現代が生んだ副次的現象なのかもしれない。先進諸国の食環境の影響によって、大昔より存在していた報酬・動機づけの脳内メカニズムから生じた副産物なのかもしれない。マイケル・ロウとメガン・バトリンは、「快楽にもとづいた飢え」なるものを定義している。生命維持に必要な食べ物に対して感じる飢えを「恒常性《ホメオスタシス》＊訳注15にもとづいた飢え」としたうえで、これと対照をなす語として考えている[60]。「快楽にもとづいた飢え」が生み出された背景には「社会全体の変化がある。物理的にも心理的にも食物が手に入れやすくなったことで、誰一人としてかつて味わったことのない、空前の摂食動機が生み出されたのだ」[61]。この概念はデイヴィッド・ケスラーの「条件付け超過食」に比べるとより大まかな語り口ではあるが、双方には類似性を見ることができる。

ロウとバトリンが指摘しているのは、このところアメリカで肥満率が高まっているが、そうなる以前にこの国には何十年にもわたって、カロリーで溢れかえった環境があったということだ。さらにはこうも断じている――近年のアメリカ社会では、食べることについての許容範囲がますます広がっていて、いついかなるときに食べたって文句の一つも言われないのだ、と。こうした変化によって「飢え」は「恒常性」から引き離され、多くの人にとっての摂食動機の頂点には「快楽」が躍り出る。つまりは麻薬中毒やギャンブル依存と同じように、摂食も「快楽」一辺倒となるわけだ。食べ物を根こそぎ奪われでもしない限り、腹を満たすことなんて大した問題ではなくなるのである。思うに、「食物中毒」と「快楽にもとづいた飢え」は密接に結びついているのではないだろうか。いずれも摂食行為が変化していることの表れだからである――もっぱら身体で食べる行為から、心で食べるという行為への。

## 絶食中毒

西洋の先進諸国では20〜30%の人が肥満であり、単に太り過ぎの人となるとそれ以上――*訳注16。あまりにも脂肪がつき過ぎると健康に悪影響を及ぼすということは、定期的に喧伝されてもいるしまた議論もされている。このような状況で暮らす多くの人々にとって、ダイエットとは、現在進行中の厳然たるリアルである。誰かが減量に成功すれば賞賛を送り、誰かが体重を落とせなかったり、リバウンドしてしまったりしたら、同情こそがふさわしい。減量したうえでその体重をキープするという偉業をやってのけたなら、それこそ注目されてしかるべきではあるものの、しかし、限度というものがある。ダイエット成功者はどこかで健康的な体重に行き着いているはずで、食べる量の多過ぎ・少な過ぎのバランスを取ることによって、その体重を維持できているにちがいない。

神経性無食欲症（拒食症）として知られる精神障害では、およそ栄養豊富な環境にいるとは思えないような体重低下によって、身体が痩せ細ってしまう[62]。正式な診断は次のような特徴をもってなされている。体重が標準体重の85％未満であること、体重の増加に強く恐怖を感じること、姿形に対する自己認識が極度に歪んでいること、そして（女性の場合は）無月経であること。拒食症の人はほとんどカロリーを摂取しない。ときに食事をごくわずかな食べ物のみに制限し、しばしば下剤を使用するほか、過度の運動によって体重を落とそうと試みる。過度の摂食の危険性があちこちで訴えられているのに誰も食事を減らそうとしない環境に身を置いていると、拒食症患者はますます強迫的に自身を飢餓へと追い込むことになる。

減量はときに勇敢な行為だとみなされることがある。しかし、その限度を見失って身体の許容範囲を超えてしまうとき、彼女は（拒食症に苦しむ人の約９割は女性である）生物学的な基準のみならず、社会的な基準をも突き破ってしまう。生物としての基準をはるかに下回るまで痩せることは、善とされることもあれば、悪とみなされることもある。近世においては断食少女がその信仰心と献身を賛美

＊訳注15　生物体が外部環境（気温、湿度など）の変化に対応し、体内の生理状態（体温、血流量など）を一定範囲に保って生命を維持すること。

＊訳注16　世界保健機関（ＷＨＯ）によれば、２０１６年における世界の肥満者（ＢＭＩ30以上、18歳以上）の数は約６億５０００万人。過体重（ＢＭＩ25以上）の人もあわせれば、合計でおよそ19億人にのぼる。

され、現代では、痩せろ、太るな、といった風潮が少女や成人女性に重く圧しかかっている。[63]ところが拒食症による過度な痩せ方は、魅力の点でも信仰心の点でも、理想的な程度を逸脱しているのであって、ゆえに拒食にまつわる行為は精神障害だと考えられている。社会的要因はさておき、拒食症は身体にとって有害なのである。死亡率は同年齢の一般人と比べてはるかに高く、というのも、その身に降りかかるさまざまな医学的問題によって、肌や骨、内臓系、代謝・ホルモン機能が冒されてしまうからなのだ。[64]

拒食症はうつ病との結びつきが強く、自殺率が非常に高いうえ、自閉症に似た症状を示すケースもきわめて多く存在する。こうした特徴はたいてい拒食症の素因だと考えられているが、拒食症患者の脳構造は拒食症それ自体から著しい影響を受けている。急性期に顕著なのは、大脳皮質の諸部位における灰白質の減少であり、これは拒食症状が回復しても完全にもと通りになるとは限らない。[65]すでに考察したように、灰白質が減少すると老年期に認知症を発症しやすくなるため、拒食症が脳の健康に及ぼす影響は長期にわたって継続するおそれがある。すなわち拒食症状が見られなくなったのちも、何年にもわたって認知障害が残り続けるということだ。

欧米諸国において拒食症が一般的に知られるようになったのは、1970、80年代のことである。その当時懸念されていたのは、過熱するメディアや宣伝の影響により、思春期の少女や若い女性に過度のストレスがかかってしまっているということ、これによって歴史上かつてない拒食という症状がもたらされたということだ。しかし断食する少女ならかつても存在した。ジョーン・ジェーコブス・ブルムバーグなどの歴史家たちは、拒食が今に始まったことではないと明示すると、さらに20世紀における拒食とは複数の要因の組み合わせであると指摘した。すなわち女性のもつ力が拡大し、自己決定の機会が増えたこと、さらにはダイエットやエクササイズの文化が発展したことなどが、拒食症患者数の驚くべき増加をもたらしたということだ[66]——むろん肥満症と比べればまれであるが。大多数がとかく体重を増やしがちななかで、遺伝学研究によってわかったのは、拒食症の進行・発症には遺伝的影響が大きいということで[67]、さらに環境的な要因が存在しているのもまた明らかである。

拒食症を文化・環境の面から解釈するときには、「自制」という観念が中心となる。スーザン・ボルドによる記述を見てみよう。

> およそ若年女性の拒食症患者は、空腹感はもちろんのこと、人生までをもまったく手に負えないものだと感じている。完璧主義者であるがゆえ、自らにすこぶる厳しい基準を課し、そのせいで、何ひとつ成し遂げることができないでいる。彼女は相反する期待と要求によって切り裂かれている。学生生活のあらゆる場面で輝きたい。でもエネルギーの大半をどこに注げばいいのか、何に重点を置けばいいのか、もうわけがわからない。そうやって大人になってゆく。……（中略）……一連の拒食症状はふつう、限界まで痩せようと意識的に決めたから発現するのではない。だいたいは親の勧めなどにより、何の気なしにダイエットを始めたことがきっかけなのである。そして「2キロ落とせた、5キロ落とせた」といった具合に減量に成功すると、「達成できた、体重をコントロールできた」という感覚にうっとりし、とりつかれてしまうのだ[68]。

「感覚にうっとりし、とりつかれてしまう」というところに、大いに「中毒」の響きがある。拒食症患者の脳の報酬系に異質な点があることは、事実、ドーパミン代謝の研究によって裏づけられている[69]。活動性亢進（過活動）が頻繁に見られ、これは減量するためにカロリーを消費したいという欲望と結びつけられるのが一般的であるが、アントン・スクエリンクらによれば、拒食症患者は活動そのものに依存するようになるのだという。おそらくは心理的報酬を得る方法が正常者と違っていて、つまり食べ物を求め、調理し、食べることによるのではなく、過剰な運動という形で報酬を得ているのではないか、というのだ。[70] というのも、そもそも動機づけに関係するドーパミン経路というのは、食にまつわる活動を推し進める方向へ進化してきたからである。

拒食症と関係がある神経伝達物質にはほかにセロトニンがあり、この物質の機能的な活動異常は、拒食症状の特質である満腹感の変質に関係しているのではないかと考えられている。ウォルター・ケイらの仮説を見てみよう——

> 5－HT系（引用者注：セロトニン系）に障害があると、摂食制限や行動阻害を起こしやすく、不安やエラー予測に対する心的傾向が強化される。いっぽうDA系（引用者注：ドーパミン系）に障害があると、報酬に対する反応が変化する。[71]

すなわちこれらの系は脆弱であり、まったく異なる脳の経路であるとはいえ、いずれも「調節異常」をきたしやすいということだ。その原因として挙げられるのは女性ホルモンなど、思春期に生じる変化である。太ると責められ、痩せると褒められる——そんな文化的環境がストレスを生んでいる。こうした危機的状況のなかにある特定の少女や若年女性たちは、常軌を逸したやり方で食物摂取を制限して体重を落とすことで、この文化的ストレスをコントロールしているのだ。食べないことに価値がある。食べないことで気分も高揚する。R・D・レインの言葉を借りるなら、栄養豊富ゆえに過剰摂取してしまう世界は狂った世界であるが、過食とはそんな狂った世界への健全な反応——そして拒食とは、狂った世界への狂った反応なのである。

しかし、拒食症が大きな公衆衛生問題となっている世界とは、栄養豊富な世界というだけでなく、西洋化された世界でもあるのではないか？　文化の過渡期に着目した諸研究を見てみると、そこでは、移民文化や西洋社会内の少数派文化が、どのようにして伝統的な様式から現代化・西洋化されたのかが調査されており、いずれの研究からも、拒食症などの摂食障害がより一般的なものになっていることがわかる。そしてそれは、西洋からの影響の本流にますますさらされているからなのである。[72]たとえば太平洋諸島の一国であるフィジーでは、1995年のテレビ導入直後の数年間で、身体イメージへの認識やダイエットに対する態度の変化が広範囲の少女たちのあいだに見られた。[73]テレビを観て（番組制作は大半が欧米諸国だった）、もっとスリムになりたいと思った少女たちは、自分の体型に不満を抱いてダイエットに取り組み、さらには排出行動《パージング》＊訳注17などの行為に走るようになったのだ。

アジアの先進都市社会にも――欧米に比べかなりマイナーな問題であるとはいえ――拒食症は存在している。第2次世界大戦後に日本で拒食症率が増加したのは、間違いなく欧米化によるものだろう。しかし研究者らによれば、拒食症状の発現には日本特有の要因も絡んでいる可能性が高い。痩せ型であることは日本でも女性の美しさの理想だと考えられているが、減量してもっと魅力的になりたいという思いが拒食症の発症にどれほど関係しているのかというと、欧米諸国に比べてはるかにその影響は小さいのである。減量そのものから報酬を得たいという思いですら比較的影響は少ないのであって、というのもアジア人女性の拒食症患者には、「肥満恐怖症」や体重増加に対する恐怖心などがあまり

＊訳注17　食べたものを無理に吐こうとしたり（自己誘発性嘔吐）、下剤、利尿剤、浣腸を乱用したりすること。

見られない[74]。その代わり、もっと根本的な自制心・自己決定といった問題が影響を及ぼしているのである。キャスリーン・パイクとエイミー・ボロヴォイによれば、日本人の拒食症患者には、成熟を先延ばしにすることが目的となっている人があるという。そうすることで、社会によって決められた「主婦」という役割——なかにはこれを制約的・隷属的と考えている患者もいたようだ——を遠ざけるためである[75]。パイクらが報告した症例はほかにもある。ある日本人女性は海外滞在中に体重が増えたが、帰国してすぐ減量に成功し、その後に拒食症を発症した。魅力的になろうとの考えはなく、単に周りのみんなと大差ない体重になろうとしただけだったという。以上から明らかなのは、欧米であれアジアであれ、拒食症の発症には脳内化学物質の傾向と、文化的・家族的環境の相互作用が関与しているということだ。そしてなかには、発症に結びつきやすい環境があるということである。

「食べる」というのは、人と人を結びつける一要素である。ヒトは日々の食事や特別なごちそうを共有するだけでなく、集団で狩りや採集を行い、家族や友人とともに料理をし、そのうえ何かを食べたり作ったりしていないときでさえ、食べ物の話や、次のご飯は何にしようかなどと誰かと語り合っているものだし、しかもけっこうな時間を費やしているわけである。ところが拒食症患者は独りぼっちで「完璧」を追求しているのだ。それは間違っているし、そもそも「完璧」などではないのである。食べ物を拒むというのは、とりもなおさず、ヒトとしての社会生活における重大な側面を拒むことでもある。

拒食症は先進国における肥満や、途上国における慢性的な飢餓や栄養失調のような世界的な問題ではない。しかし、その症状によって示される心と食べ物の関係には、とりわけ強く胸を刺される思いがする。私たちはひとりの人間として、己と食べ物の関係が、母語を身につける能力のように直感的なものであると考えているのではないだろうか？　しかし、「食べる」の原型を心のなかに求めてみれば、それは言語と同じように、間違いなく環境があってこその本能的プロセスであり（つまり個人の遺伝的特徴に左右されるということ）、環境によって育まれるものなのだ。拒食というのは食べ物のとらえ方や摂食方法が極端な形で表出したものではあるが、しかし、どこからともなくやって来たわけでは決してない。

## 精神と食事

本章では最初、太っていることに対する実存主義的な嘆きの言葉に触れた。少女が極度に痩せ細る現象をもとに、人類愚行史の諸相へ誘おうという、19世紀の記述にも触れた。体重の増減という試練は、都市化された先進世界で暮らす多くの人々にとって馴染み深いものであり、これは食べても「よい」が、あれは「ダメ」、つまり健康的な食事がある一方で、若死にすることを保証された食事もある。古代エトルリアやローマでは生贄の獣の内臓を調べ、将来を予言するということがさかんに行われていたが、今日の主流となっているのはダイエットの数占い――すなわち体重・コレステロール値、中性脂肪値、空腹時血糖値などを常に念頭に置いて、より長く、より健康的な生活を送ろうというわけだ。このことに本質的な間違いがあるわけではないが、こうした数値から予測できる範囲にはそもそも限りがあるということ、あるいは数字がまったく意味をなさないときがあることを、ひとりひとりがちゃんと認識しなければならない。人の寿命の決定要因はほかにいくらでもあって、しかも、ランダムに作用するからである。

こうした食事関連の数値をやたらと気にしていると、かなりのストレスになりかねない。健康を保って長生きするのに、ストレスそのものが体によいとは言えないのだから、結局は数字なんて気にしないほうがよいのでは？　おそらくはそうである。しかし、肥満になってしまうと数々の疾患の発症リスクが高まることは否定できないし、病気にかかること自体が相当なストレスだ。したがって、妥当かつ一般的な評価基準のどれに照らしてみても「太り過ぎ」との結果が出るならば、おそらく減量に取り組んだほうがよいだろう。

病気は道徳的欠点ではないのだから、肥満が病気の原因である限り、これを道徳的な問題だとみなすべきではない。私たちはここまでに、摂食がどのようにして社会性の進化のなかに埋め込まれ、どのようにしてほぼすべての人類文化の礎となっているかを見てきた。もし食べ物がかつてのようなものだったら、つまりその豊かさも貧しさも家族や友人と分かち合うようなものであれば、的外れな摂食（食べ過ぎる、など）は明らかに不道徳である。しかし私たちが今住んでいるのは、もはやそんな過去の文化的世界ではないのだから、過食はけしからん、道徳に反する、などとみなすべきではない。従来の見方は、摂食に対する社会心理から出てきた見当違いの圧力であり、このような圧力をかけたからといって体重を容易に減らせるわけではないのである。そして、食べれば太るとわかっているのに、ついついいっぱい食べてしまう――こうした行為によって、私たちの認知はどれほどの報酬を受け取れるようになったか、その認知進化についても知っておくべきなのである。

もし600万年の時間をさかのぼって、私たちの祖先みんなに「ホモ・サピエンスが将来直面するもっとも大きな問題は何でしょうか？」と尋ねることができても、おそらく「食べ物が多過ぎて困るだろう」という答えは、ほとんど返ってこないのではないだろうか。今日の状況はまったく異常なのである。何十億ものヒトがカロリー供給の途切れることのない環境で暮らし（もちろん一方には、これに当たらない人々が何十億もいる）、そのうち何億もの人間が、どうやらカロリーの豊富さゆえに苦しんでいる。これは人体と現代の食環境のあいだにミスマッチが生じているためであり、それをもたらしているのはヒトの精神だ。というのも、確実に言えることが2つある。第一に世界の食糧経済が崩壊しない限り、先進国や新興国では、豊富なカロリーを安く入手できる状態がこれからも続いていくだろうということ。第二に人体の生理作用の進化によって、こうした過剰カロリーを健康的に処理できるようになるには、まだまだ時間がかかるだろうということ。以上から言えるのは、肥満蔓延の解消に取り組むなら、精神こそが最適なターゲットということであって、なぜなら精神には自然選択の結果、柔軟性と適応性が備わっているからである。ダイエットというのは、食べる物を変えるだけではない。食べ物のとらえ方を変え、精神での処理プロセスをも改めるということだ。食べ物や摂食について、自分がどのように認知しているのか理解すればするほど、こうした変化を起こしやすくなるのであって、健康管理の専門家が口を揃えて力説しているのはこのことである。

# 第5章　食の記憶

食について言うと、私には美食家の記憶はない。覚えているのは、子どものころに好んで食べたものばかり。かつてチャズとともにウジェニー・レ・バン村を訪れ、かの有名なミシェル・ゲラールがシェフを務めるホテル、レ・プレ・ドゥジェニーに泊まった。そこでふるまわれた料理は、間違いなく今まで食べてきたなかで最高だった。そのことは覚えている。食事した場所も、周りのテーブルにいた人のことだって……しかし、どんな料理だった？　どうあがいても思い出せないのだ。

けれどステーキ・アンド・シェイクでの食事なら、目をつむってすぐにでも再体験できる。最初のひとくちから最後のひとくちまで、すべて。なぜならいつも同じものを同じように食べていたから。記憶はすぐそこにある。

——ロジャー・エバート『Life Itself』（2011）

小さなケーキ状のフランス菓子にマドレーヌというのがあるが、私はこれを口にするといつだって、たちどころに大学生だったころへといざなわれる。カリフォルニア大学バークリー校で1年のときに受けていた比較文学の授業。あれはぽかぽかして暖かい、春の日和のことだった。学生たちはみなストロベリー・クリーク[*訳注1]に面する芝生に集められていた。専任の講師がマドレーヌをもってきてこう言った――プルーストの『失われた時を求めて』では、どのようにしてこの菓子が記憶の呼び水になったのか、実際に食べて考えてみましょう。『失われた時を求めて』がどんな話だったのか、あのマドレーヌのこと以外、私はそれほど覚えていない。講師の名前も忘れてしまった。しかし、この授業にある女の子が出席していたことならたしかに記憶している。友だちのそのまた友だちで、この子のボーイフレンドは水球をやっていた。ポジションはゴールキーパーで、今まで見たことがないほどにとんでもなく親指が太くて……けれども悲しいかな、マドレーヌによって呼び覚まされる懐かしい思い出は、だいたいいつもこのあたりで断ち切れてしまう。妻の問いかける声が響き渡るからである――「あなた、マドレーヌいくつ食べたの？」

誰にだって食の記憶はあるはずだ。いい思い出もあれば、いやな思い出もあるだろう。食べ物の味、におい、食感には、記憶を呼び覚ますきわめて大きな力があるので、食べたことがある、ということのみならず、どこで、どんな状況で食べたのかまで思い出される。そしてさらには、深層にある記憶、すなわち当時の感情や情動、心身の内的状態までも喚起する強力な契機となる。このようなタイプの記憶は出し抜けによみがえってくるので、そうなると、それまでの思考の流れはたちまち脱線してし

*訳注1　キャンパス内を流れる小川。

まう。頭のなかは思いがけない考え、思いがけなく強烈な考えでいっぱいになってしまう。それほどすさまじい喚起力なのである。

とはいえ、すべての記憶に同じパワーがあるわけではない。食との関連があろうがなかろうがそう言える。本章の冒頭に掲げた一節は、映画評論家ロジャー・エバートのものであるが、ここでは、このうえなくよろこびに満ちた食体験の記憶と、慣れ親しんではいるがいたって平凡な食事の記憶が対比されている。がんの手術をしたことで、エバートはもはや食べることができず（しゃべることもできない）、そのため食事をすることによって、あるいは何を食べようか思いめぐらすことによって、食にまつわる記憶が呼び覚まされることももはやない。しかし術後に回復を遂げ、以前とは異なる生活にも順応できたとき、気づいたのである――とりわけ強く印象に残っている食の記憶もあれば、そうでない記憶もあると。なるほどエバートは人生における食事の「一大イベント」は覚えていたが、そこで口にした食べ物については忘れてしまった。その一方で、ファストフードのハンバーガー、キャンディー、ソーダなど、子どものころに満喫した食べ物の場合は、その食事の場面を驚くほどはっきりと想像できるのだ。これはおそらく、繰り返し何度も食べていたことに関係しているが、さらに言えば、記憶が形成されたのが若かりしころだったこともあるだろう。食べ物についての認知がまだ発達段階にあるうちに形作られた記憶だったがゆえ、強烈に心に刻まれることになったのだ。

二度と食べ物を口にできない状況でなければ、このような頭の体操にあえて取り組む必要もないが、誰もが試してみるべき課題だと私は思う。そうすれば、いかに記憶が「食べる」という多感覚体験をありありと思い出させるか、その強力さに気づくはずだ（前章を踏まえると、エバートから奪われたのは「何かを食べる」体験というより、「他者とのふれあいのなかで何かを食べる」体験だと言える）。

認知科学者によれば記憶にはいくつものタイプが存在する。短期記憶、長期記憶、陳述／顕在記憶、エピソード記憶、非陳述／潜在記憶、逆行性記憶、前向性記憶、手続き記憶、作動記憶、展望記憶……などさまざまで、さらに高次のレベルから見れば、集合的・文化的・伝統的な記憶というものもある。記憶はときに抑圧されることもあれば回復することもあり、というのも記憶という現象は認知カテゴリーの垣根を越え、学習、知能、条件づけなどにも関与しているからである。自分が何者であるのか自伝的に語るだけでなく、これを語り続けていくためには、記憶の存在が絶対に欠かせない。[1]

こうした記憶の分類には、生理学的根拠にもとづくものもあれば、行動科学における便宜上のものもある。食べ物に関連して私たちがしばしば経験する記憶力の増大は、いくつかの疑問を提起する。身の回りの環境や個人的体験において、食べ物は特別な記憶対象なのだろうか？　そもそも私たちの脳では、食べ物にまつわる記憶が形成されやすいのか？　食べ物を発見できるかどうかは、あらゆる動物にとって生死を左右する問題である。それゆえ記憶能力が形成された背景には、間違いなく食べ物・摂食に関する自然選択があったはずだ。その一方で、記憶体系は動物のやることなすことあらゆる面で重要なため、食べ物の獲得は、数ある選択圧のうちの1つとして働いたと考えられる。私たちには文化があり、そして意識がある。そのおかげでホモ・サピエンスとしての集合的な力を手に入れることができたし、ひいては「生きる」とは何より「食べる」ことだと考えて、食行動を豊かなものにできた。その結果として、食べ物は（性別や地位と並んで）社会生活の基準の1つになったのである。食の記憶が重要なのは、それが生死に関わるからだけでなく、人や場所、ものの記憶と広範囲で関係しているからなのだ。

## 海馬は「タツノオトシゴ」

海馬は陳述記憶、すなわち顕在記憶の形成においてきわめて重要な脳構造で（両大脳半球に1つずつ存在する）[2]、陳述・顕在記憶というのは意識的に思い出せる記憶——その内容について話したり、事実や出来事として想起したりできる記憶のことである。ヒトの陳述記憶は言語と結びついているため、その名の通り、記憶内容を声に出して「陳述」することもできれば、心のなかで語ることもできる。とはいえ、この記憶はヒト特有なのかというとそうではない。私たちには「陳述」する能力があるというだけのことで、ほかの哺乳類にも海馬にもとづいた記憶は存在しているのだ。その特徴としては「ひとつひとつの記憶がすばやく形成され、相互に複雑な結びつきが生じて柔軟に表現される」という点が挙げられる[3]。ヒトにはこのような性質の記憶に加えて、十分に発達した実行機能があるため、以前に経験したことを将来の予定や行動に活かすといった、類を見ない能力を発揮することができるのだ。

海馬そのものは複雑な構造体であり、その名の由来は、形が（ほんのちょっとだけ）タツノオトシゴに似ているからである（タツノオトシゴの別称は「海馬（かいば・うみうま）」）。海馬は皮質が湾曲して折り重なったもので、側頭葉の脳回（脳表面にあるひだの隆起している部分）内部に、内表面と沿うように位置している。どこが頭でどこが尾なのかはっきりわかるので、なるほどたしかにタツノオトシゴであり、頭を前方へ、尾を後方へ伸ばして、側頭葉内部に横たわっている恰好だ。

海馬は大脳辺縁系の一部である。辺縁系というのは、いくつもの脳構造からなる複合体で、衝動や情動などの統制をつかさどっており[4]、すでに論じた視床下部のほか、扁桃体なども含まれる。扁桃体は海馬のすぐ前方にあるニューロンの集まりで、情動の統制・制御に関わりがある。そのほか帯状回

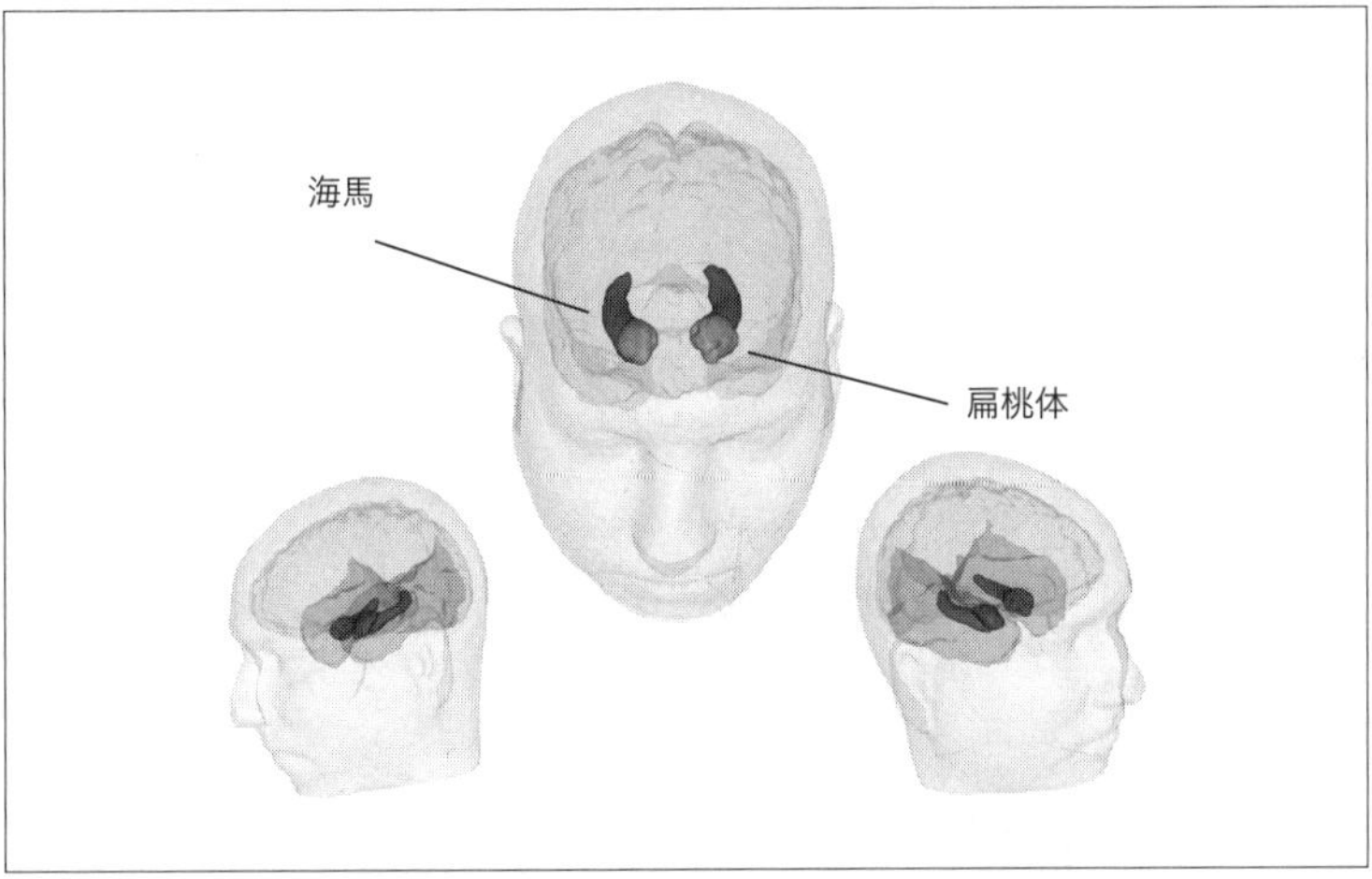


扁桃体と海馬は大脳辺縁系の一部で、内側側頭葉に位置している。扁桃体は情動の統制、海馬は記憶形成などにおいて重要。

前部も辺縁系の一部で、これは先に見たように、情動を意思決定などの高次処理へ組み込むにあたって、重要な役割を果たしている可能性が高い。海馬の影響は記憶のみならず、空間定位や空間ナビゲーションにも及んでいる。

海馬には周囲の側頭葉皮質を介してあらゆる感覚からの入力があるが、一次嗅覚野の一部が近接していることを考えれば、とりわけ嗅覚との関係が緊密だと言えるだろう。そのほか、情動をつかさどる扁桃体からの入力もかなり直接的である。辺縁系はかつて、進化した大脳皮質の中に埋もれた「原始脳」だと考えられていたが、これは嗅覚、基本的衝動、情動といった根本的・原始的な機能への関与が認められたためであった。「関与」がとりもなおさず「支配」だとみなされ、原始的な機能を支配する部位なのだから「原始脳」――というわけである。ところが今や、脳の各部がネットワークによって統合されていることは明らかだ。古く原始的な部位も新しく派生的な部位も、一緒くたにまとめあげられていることがわかっていて、それゆえ、進化した脳領域が原始的な脳の上層に覆いかぶさっている、などと考えていては誤解のもとになりかねない[5]。しかし、かつての感情がことさら強烈に思い出されたり、においを嗅ぐやいなやたちまち記憶がよみがえったりすることがあるのはなぜなのか?――これを説明するにあたっては、海馬の機能が情動・嗅覚の一次領野と密接に関係しているという点が、重要な根拠の1つになるのではあるまいか。

海馬に新しい記憶の形成機能があることは明々白々な事実である。その裏づけとなった諸研究は、いずれも手術や病気で海馬が破壊された患者たちを対象としたものであった[6]。患者たちにとって、すでに保存されている長期記憶を思い出すことは造作なく、海馬を失う以前のことであれば、だいたいにおいてかなり最近のことまで想起することができる。つまりは過去を鮮明に記憶しているのであって、自伝的な自己*訳注2に対する感覚も、誰に劣っているわけでもない。ところが新たに陳述記憶を形成することはもはや不可能なのである。この先どれだけ人生が続いても、患者にとっての「現在」は、新しい記憶形成がストップした時点から動かない。意識的に取り出せる記憶のなかに、新たな経験が追加されることはない。年齢を重ねて鏡をのぞき込んだときには、きっと痛ましい感情を抱くことだろう。そこに映っている顔は、自分が覚えている若々しい容貌とはまるで別人なのである。しかしそんな目を背けたくなるような思いも、ほかのあらゆる記憶と同じように、まもなく忘れ去られてしまう。

海馬の喪失が一部分のみにとどまったケースでは、ふつう、新しい陳述記憶の形成能力が完全に失われてしまうことはない。どうやら陳述記憶を維持できるかどうかは、海馬の残量と関係しているようである[7]。ところが記憶の種類によっては、海馬がまるっきり損なわれていても形成可能なものがあり、たとえば潜在記憶の一種である手続き記憶がこれに該当する。「手続き」とは、特定のタスクや動作に必要な運動技能を学習・維持する能力のことで、それゆえ運動制御と関連のある大脳基底核や小脳などを損傷すると、手続き記憶を新たに形成することはできなくなってしまう。しかし海馬を失っているケースではきわめて重度の健忘症状が認められていても、運動タスクを新しく学習することが可能で、そのうえ機織《はた》り機を使うというような煩雑な運動技能さえも習得することができるのだ。つまり、海馬がなくとも手続き記憶のシステムには何の不具合もないのである。〔8〕タスクについて何度も教わり、繰り返し練習に励んだことは、むろん健忘症患者の記憶にはとどまらないため、込み入ったタスクをあっさりやってのけてしまう自分に対して、ときにあっと驚くことになる。

陳述記憶と手続き記憶では形成プロセスの根本が違う――このことからわかるのは、記憶とは1つの脳領域のみで形成されるものでもなければ、特定のニューロンと1対1で対応しているわけでもないということだ。ではどのように存在しているのかというと、記憶は大脳皮質のあちこちに分布するネットワーク内にあって、このなかで複雑性や抽象性に応じて階層をなしている。神経科学者のホアキン・フステルは何十年にもわたる研究を踏まえ、記憶の貯蔵に関する包括的なネットワークモデルを提唱しているが、そこで基本原理とされている事柄について見てみると、まず、記憶が貯蔵されているのは広範囲に及ぶ皮質ネットワーク内であり、このネットワークはそれまでの経験によって形成されるという。そして、たとえば自伝的記憶*訳注3のような複雑な記憶になると、異なる脳領域の細胞に結びつきが生じるという。〔9〕さらには、複数の記憶ネットワークが神経節を介して部分的に重なり合い、相互に連関しているという。ネットワークの担い手はニューロンであり、いくつかが同時に活性化さ

＊訳注2　自分についての過去の記憶と未来の予測によって形作られる自己。ダマシオは自己には3つのレベル（原自己・中核自己・自伝的自己）があるとしている。前者2つは多くの種に共通するが、自伝的自己は人間のほか霊長類やクジラ目にしかないという。

＊訳注3　エピソード記憶の一種。自己のアイデンティティを形作るような、非常に重要な意味をもっている記憶。

れることで結びつきが生じることもあれば、あるニューロンが複数のニューロンから同時入力を受けたときにもネットワーク形成が行われる。記憶の種類ごとにさまざまな性質が認められるのは、皮質に何十億ものニューロンがあって、ネットワークの結びつきが数々の変動要素に左右されるためである。記憶は単一細胞内には存在しないわけであるが、しかし、ネットワークを形成する多数の皮質領域からは、「記憶細胞」なるものが発見されている。*訳注4

こうしてネットワークのことを考えると、ヒトの脳における記憶の性質がちょっとばかり見えてくる。記憶の種類はほかにもあるので、先へ進みつつ触れていくことにするが、ここではすでに考察した記憶メカニズムを踏まえたうえで、再びロジャー・エバートによる回想へと戻ることにしよう。まず注目すべきは「美食家の記憶」がないという発言であるが――エバートにあるのはおそらく映画評論家の記憶だろう――、これの意味するところとは、同じものを食べたってその道を究めた玄人のようにはあれこれ気づけないし、新しい情報も記憶にとどまらない、といったことである。玄人というのは食なら食のトピックを繰り返し扱っているため、記憶のネットワークモデルによれば、当の分野にまつわるネットワークが定着し、ますます強化されることとなるわけだ。新しい記憶が効率的に生み出されるのも、なるほどすでに確立したネットワークや結びつきが、記憶貯蔵のよりどころとなっているためである。こうしたことができるのは、ちょっと見には努力とは無縁に感じられるが、じつは何年もかけて1つの分野に精通しようと試みてきたからこそなのである。

エバートは続く箇所にて、レ・プレ・ドゥジェニーでのディナーを絶賛している。妻のチャズとともに味わった食事は「今まで食べてきたなかで最高」であって、そのときの状況のなんと懐かしいことか――。鮮明に思い出すことができるのは、そこに情緒の動きがあったからにちがいない。海馬と扁桃体の強固な結びつきによって、情緒にまつわる記憶は残りやすく、そのうえ忘れにくいのだ。食べ物好きであれば、「最高」の食体験を堪能したのに無感動なんてありえないだろう。たとえ、どんな料理だったか詳しく覚えていなくても、食事を通じて得られた感情は記憶に深く刻まれる。格別な料理を、格別な環境で、格別な人とともに食すことで、その体験は忘れがたいものとなるのだ。とはいえ料理そのものを忘れてしまうなんて、そんなおかしな話があるものか——と思うかもしれない。なんせ料理は食体験の中心なのだから。しかしこうした感情の変化に富んだ、いつもと違った状況での食事では、料理自体がそれほど重要でなくなるのは明らかだ。もちろん食事環境にはいろいろあるし、人によって記憶ネットワークもそれぞれなのだから、これはうまい、これは不味い、といった食べ物についての記憶が、感情の働きによって色濃く残る場合もある。

では最後に、エバートがステーキ・アンド・シェイクでの食事なら頭の中で再現することができる、と言っている部分について考えてみよう。多くのアメリカ人男性は、ハンバーガー全般を食べることにかけてはベテランといえるわけであるが、思うにエバートもその1人なのであって、おそらく記憶を頼りに数あるチェーン店のハンバーガーを比較できることだろう（もっとも、ステーキ・アンド・シェイクを偏愛している場合には不可能だが）。いささか嘆かわしいことに（と同時に、ちょっとした自慢でもあるのだが）、私にはこれができてしまう。マクドナルド、バーガー・キング、ウェンディーズ、White Castle（ホワイト・キャッスル）、Hardee's（ハーディーズ）、Carl Jr.'s（カール・ジュニアズ）、Jack in the Box（ジャック・イン・ザ・ボックス）、Five Guys（ファイブ・ガイズ）、

＊訳注４　２０１５年、名古屋大学大学院理学研究科の松本・森・貝淵らのグループにより、世界で初めて、単一神経細胞による記憶（線虫の温度受容細胞による記憶）が発見されている。記憶にはシナプス結合が必要であるとする従来の定説とは異なった結果であり、記憶メカニズムの完全解明が期待されている。

In-N-Out（イン・アンド・アウト）、Hamburger Habit（ハンバーガー・ハビット）、Nation's Giant（ネイションズ・ジャイアント）、そして今は亡きRich's Bulky Burgers（リッチズ・バルキー・バーガーズ）——これらのハンバーガーなら細かいところまですぐさま思い出すことができるのだ。ステーキ・アンド・シェイクに行ったことは1回しかないのだが、興味深いことにそのときのことはかなり鮮やかに覚えている。その日は午前中に長男の水泳大会があった。場所はシンシナティ。土曜日だ。そして店内を見て驚いたのだった——座って食べられるようになってるじゃないか。はじめてだったので長男も私もわくわくしていた、が、残念なことにちょっとがっかりだったことを覚えている（期待が大き過ぎたためだろう）。レ・プレ・ドゥジェニーにおけるエバートがそうであったように、味がどれほどのもので、一緒に食事したのが誰で、周りがどんな環境だったのかは記憶にあるものの、いったいどんなハンバーガーだったか——これについては記憶からするりと抜け落ちてしまっている。閑話休題。エバートはステーキ・アンド・シェイクのハンバーガーを食べたときのことを、どうして頭の中で再現できたのかというと、これは要するに陳述記憶と手続き記憶のためである。楽しい出来事についての思い出が、多感覚を通じてこれら両形式で保存されていて、しかも何度も何度も繰り返し経験することで記憶は強化されていく。それゆえ、当時の経験を自在に呼び覚ますことができるのは至極もっともなことなのだ。[10]

食べ物にまつわる記憶はこうしたものにすぎないので、生理学的に何か特異な点があるわけではない。「食物記憶」なるカテゴリーは存在しないのである。神経学者のアントニオ・ダマシオは自伝的記憶についてこう記している。

たぶん、あらゆる実在や事象の記憶形成のためにわれわれが使っている枠組みと同じ枠組みを使っていることを指摘しておきたい。そうした記憶を特徴づけているのは、それらがわれわれの個人史の不変の事実に注意を向けていることだ。[11]

したがって食べ物に関する記憶の数々は、自伝的記憶の1つとして分類することができるだろう。だからといって、食べ物には記憶形成や想起をもたらすパワーがあまりないということではない。海馬と嗅覚中枢・情動中枢の強烈な結びつきによって、ヒトは食べ物と記憶を分かちがたいものと感じるようになるのだし、実際、あらゆる動物が環境に適応するためには、こうした食と記憶のつながりが非常に重要なのである。

## 海馬、食事、アミューズ・ブーシュ

「巣穴貯蔵／分散貯蔵」というのはじつにすばらしい言葉である。これは動物の2通りの貯食方法を表したもので（貯蔵場所をキャッシュ（cache）という）、貯食というのは、のちに回収して食べるためにいったん食べ物を貯蔵するという行動だ。リスなど数々の種は、ほぼ年間を通じて貯蔵食物にすっかり依存しているのだが、その方法には、数カ所ごとに多量の食べ物を貯蔵する巣穴貯蔵と、少量ずつ多箇所に貯蔵する分散貯蔵がある。[12]同種の個体群であっても生態学的条件が異なれば、巣穴・分散貯蔵の比率に差異を認めることができる。

海馬に関心をもつ科学者にとって、「貯食」はとりわけ興味深い。というのも食べ物、記憶、海馬の構造にどのような関係があるのか、その考えの正しさを測る試金石となるからだ。貯食行動の決め手となっているのは、海馬の2つの主機能――すなわち記憶と空間ナビゲーションである。どうやって記憶と食行動の関係を調べるのかといえば、たとえば海馬の細胞増殖の程度やパターンについて、異種間での比較、さらには同種内で比較するという方法があるのだが、果たしてこうした解剖学的な側面から、食べ物に対する記憶のあり方の違いがわかるものなのだろうか？　実のところ海馬というのは、形状面だけを見れば種によってかなりばらばらで、ヒトのタツノオトシゴ形が典型的なのではない。しかし細胞レベル・機能レベルには著しい類似性が認められるゆえ、異種間における海馬の比較は理にかなっている。

これまでの研究によって何種類かの動物については、海馬の構造と摂食行動の関係があぶり出されている[13]。たとえば生息域のあちこちに食べ物を貯蔵するアメリカコガラ、ゴジュウカラ、カケスなどの鳥類は、貯食行動の見られない鳥に比べて、脳の全容量に対する海馬の割合、身体サイズに対する海馬の割合が大きい。ここからわかるのは、海馬をよく使い能力が高まったことに伴ってそのサイズが増大したということだ。よく似たパターンは齧歯類にもある。食べ物を1カ所の巣穴のみに貯蔵するカンガルーネズミの海馬は、貯蔵場所を分散させている類似種に比べ小さいし、北アメリカのアカリスでは、分散貯蔵の見られる東部の個体群のほうが巣穴貯蔵する西部の個体群よりも、海馬の一部が大きいのである。

ヒトではどうかというと、今のところは食習慣に関連して海馬のサイズが変わるといったような事実は発見されていない（といって、ここに重点を置いた研究がなされているわけでもないのだが）。ヒトの海馬は、身体サイズに対する相対的な大きさとしてはほかの霊長類とおよそ等しいが、脳容量に占める割合は比較的低い。それは身体に占める脳全体の割合が、ほかの動物に比べてすこぶる大きいからである[14]。研究によっていくらか裏づけられていることであるが、興味深いことに、海馬のサイズとＩＱテストの成績は反比例するらしい。すなわち先の動物の例とは違い、ヒトでは海馬が小さいほど能力が豊かということになる。[15] おそらくこれは神経の「枝打ち」のためではないだろうか。脳の発達や経験を通じて、ニューロン間の過剰な結びつきが取り除かれることにより、海馬の働きがより効率的になったものだと思われる。

海馬の大きさについてはさまざまな職種の人々を対象に研究が行われており、その結果わかったのは、とくに空間ナビゲーションが鍛えられているかどうかで、かなりサイズが変わりやすくなるということだ。ロンドンのタクシー運転手に関する有名な研究を見てみよう。ライセンスの取得条件はロンドンの複雑な街並みに習熟すること――そんな運転手たちの海馬について明らかになったのは、一般のドライバーに比して後部が大きく、前部は小さいということで、[16] この傾向はベテランのタクシー運転手ほど顕著である。なるほどロンドンの道を頭にたたき込むのは記憶タスクとして相当な負担であるわけだが、どうやらそのタスクが空間の知識を伴っていることこそが、運転手の海馬の変化要因であるらしい。というのも、同じく膨大な記憶量を求められる医者について調べられたところ、経験年数が違っても海馬の構造には差はないし、あるいはＩＱは同じだが高等教育を受けたことのない人と比較しても、異なった点は見受けられないのである。[17]

食にまつわる空間記憶の程度によって、海馬の大きさには差異が生じうる。これはさまざまな種に当てはまるが、食べ物の在処を覚えておくことはいかなる動物にとっても重要である。いったい動物の体内では、食べ物の摂取と記憶が海馬を介してどのように結びついているのだろうか？　当然ながら、ここには身体の化学伝達物質、すなわちホルモンが関係しているだろう。海馬にはインスリン、レプチン、グレリンなど数種のホルモンの受容体が豊富に存在しており、これらのホルモンは消化器官と脳の双方で働いている。ということは、海馬は食欲による影響をダイレクトに受けている、あるいは食欲を直接的に制御するのは視床下部だとしても、その補助役となっているのではないか。[18]

グレリンとレプチンには、正反対の機能がいくつかある。レプチンの血中濃度が高いときには、食欲が抑制されるため摂食量は減るが、実験動物にグレリンを投与するとがつがつ食べるようになる。とはいえ、いずれのホルモンも目指す方向は違わない。すなわち、貯蓄エネルギーが減ってきたので摂食行動を開始せよ、というシグナルの役割を果たすのだ。たとえば拒食症の人は血中レプチン濃度が低いが、これは貯蓄エネルギーが少ないというシグナルで、またグレリン濃度が高くなっているのは、食欲増進・摂食促進の合図なのである。[19]拒食症の明らかな問題点には、血中のグレリン濃度が高いにもかかわらず、ほかの心理的要因によって正常反応が生じないということがある。

動物実験によれば、レプチンとグレリンはいずれも海馬の構造・機能や、記憶力に直接影響を与えているようだ。[20]レプチンは海馬やほかの記憶増強プロセスにおけるシナプス形成を促進する。グレリンの影響も同様で、濃度が高くなればその効果も大きくなる。動物にとって食べ物探しは生死を分かつ重大問題であることを考えれば、そうした行動がホルモンを通じて記憶と結びついていても驚くにはあたらない。[21]そのほか、インスリンにも記憶機能や海馬の機能への好影響があり、たとえば高齢の肥満者ほど認知症になりやすいのは、このインスリンやレプチンに対して耐性ができてしまうためだと考えることもできる（これは2型糖尿病の原因でもある）。正常な状態では、このようなホルモンの血中濃度が高いほうが、記憶力向上につながりやすいのだが、耐性ができて身体がもはや反応しなくなると、かなりの高濃度でも良い影響は見られない。[22]

摂食や食欲全般を制御するホルモンが、海馬や記憶機能に影響を及ぼしていることに、疑いを挟む余地はほとんどないようだ。だとすれば、記憶力アップの食べ物などもあるのではないか？――そんな考えも出てくることだろう。これまでに幾度も明らかにされているのは、多くの食べ物に含まれるグルコースが記憶力に効くということで、動物にもヒトにも効果的であると証明されている。[23] おそらくこれは、グルコースが脳の主要エネルギー源であることといくらか関係があるだろう。したがってその効果は脳の働き全般に及び、注意や覚醒が高まるのに伴って、記憶力が向上すると考えることができる。記憶力を使う認知タスクによっては、海馬が激しく活性化することもあるため、グルコース供給の増加が記憶力アップにつながるのだろう。とはいえこれは根本的な向上なのかというとそうではなく、あくまで二次的な向上だ。また、同じ糖類であるフルクトースにも記憶を向上させる働きがあるが、こちらはグルコースと違って血液脳関門*訳注5を透過しない。そのため記憶向上におけるグルコースとフルクトース共通の作用機序については、いまだ確定できていないと言える。[24]

記憶を向上させる食物成分には、ほかにフラボノイドがあるだろう。植物が合成する二次化合物であるフラボノイドは、その植物の生長・繁殖に直接は影響しないものの、草食動物から身を守るとき役に立つ。紅茶、コーヒーのほか、柑橘類、ブドウ、ブルーベリーなどの果物にも含まれており、[25] これまでに発見された数はなんと６０００種以上。動物実験でわかったのは、加齢に伴う記憶障害の進行を遅らせ、認知能力のその他の側面を向上させるということだ。フラボノイドによる記憶向上のしくみは十分には理解されていないが、おそらくはシナプス形成を促進し、心臓血管の健康を増進し、抗炎症活性・抗酸化活性によってニューロンを保護する、といった作用が複合的に影響した結果、記憶力と認知能力の向上につながっている可能性が高い。ヒトを対象とした植物療法の研究からは、フラボノイドが記憶力をアップさせるという興味深い根拠がいくらか得られてはいるものの、その全体

＊訳注５　血液中の有害物質などが脳内に侵入するのを防ぐ機構。毛細血管内膜の働きによるとされている。

像を明確に描くには時期尚早である。しかしおそらくこれはさらなる検討に値する。というのもこのような容易に摂取できる食物成分によって高齢者の認知が改善されるならば、その経済的影響はものすごいものになるからだ。ことに全成人に占める高齢者の割合が増加しているところでは、なおさらそう言えるだろう。〔26〕

非栄養性の物質として一般的なものには、フラボノイドのほかにもカフェインがあり、こちらも記憶に多大な影響を及ぼしていると思われる。〔27〕コーヒー、紅茶、清涼飲料として、あまねく消費されているカフェインであるが、中毒性があることは言わずもがな。とはいえ疫学研究によれば、コーヒーにはアルツハイマー病の予防効果があるという。さらにマウスを用いた実験では、カフェインに記憶増強効果のあることが裏づけられているほか、少なくともマウスに対してならアルツハイマー病の発症予防となるうえ、その影響をいくらか打ち消す効果まであることがわかっている。カフェインによる記憶向上のメカニズムは、おそらくフラボノイドの場合とおおむね変わらない。また、アルツハイマー病予防のしくみについては、発症要因となる生理プロセスの進行を、カフェインが特異的に阻害するためだと言うことができる。あるいは別の可能性だってあるだろう。すなわちカフェインによって脳脊髄液*訳注6の産生が促進されることで、細胞エネルギー生成に重要な酵素が活性化し、脳血流の増進につながっているということだ。〔28〕アルツハイマー病の治療にカフェインが効果的であることは、確固たる証拠によって示されているため、低価格の治療法として確立すべく今後ますます臨床試験が行われていくだろう。〔29〕

さて、ここまで来るとみなさんの記憶は、記憶のメカニズムに関する話でごった返しているのではないだろうか。そこで記憶の基盤が身体構造レベル・分子レベルでどのようになっていたか、以下でその要点を振り返ってみよう。食べ物にまつわる記憶の形成・強化にはたくさんの要因が絡んでいて、たとえばどんな味か？　そしてとりわけ、どんなにおいか？　といった直接的な感覚からの影響がある一方で、そのときどんな感情を抱いていたか、という情緒面によっても記憶は左右されている。さらには摂食時における空腹の程度も関係している。というのもレプチンとグレリンによって脳へシグナルが送られているためだ。これらは身体に貯蓄されたエネルギー量を適正に維持し、摂食を促すホルモンであり、そのシグナルの送り先の1つには記憶をつかさどる海馬がある。グルコースとインスリンが記憶に影響していることからは、記憶力が食べ物によって左右されていると言えるし、フラボノイドとカフェインにいたっては、長期にわたって記憶を健全に保つ働きがあると考えられるので、人生を通じた食体験の思い出を記憶にとどめられるかどうかに関わってくるのである。

それでは最後に、食と記憶にまつわるこのような知識を応用してみよう。わりと最近始まった食事サービスにアミューズ・ブーシュというものがあるが、この人気はどのように説明できるだろうか？　フランス語で「口（bouche）を楽しませる（amuse）もの」「ひと口の楽しみ」の意があるアミューズ・ブーシュは、通例、ひと口サイズの軽いおつまみで、1、2品が食前に無料でふるまわれる。客が注文するのではなく、シェフからの一種の贈り物であって、そのチョイスはシェフの考えひとつである。それゆえちょっとした品だとはいえ、アミューズ・ブーシュとはシェフにとって、己の技術と創造性をさっそくアピールするチャンスなのであり、その手の込みようはメインのコース料理に勝るとも劣らない。

アミューズ・ブーシュは、1970年代におけるフランス料理の新傾向、ヌーベル・キュイジーヌ*訳注7

＊訳注6　脳室などを満たす無色透明の液。中枢神経の分解不用物質を除去する働きがある。
＊訳注7　「新しい料理」の意。

の産物だ。90年代には高級レストランのスタンダードとなり、今ではチェーン店にも浸透して、よりカジュアルなレストランでも採用されている[30]。レストランの商売は食べ物を売ることなのだから、アミューズ・ブーシュ人気から目を逸らしてやすやすと商機を逃すことはない。このちょっとした料理が功を奏した理由は何なのかといえば、誰もが貰い物が好きでただに弱い、ということが間違いなく1つある。もっと全体的に考えれば、思うにアミューズ・ブーシュにはレストランでの食体験を忘れがたいものにする力があるのではないだろうか。

というのもレストランに入ったとき、とりわけ味に定評のある店に足を踏み入れたときには、期待で胸がいっぱいで、もちろんお腹もぺこぺこだ。そんなところへサプライズ的にアミューズ・ブーシュがもてなされれば、感情はますます高ぶることになるし、厨房とのアットホームで家族のようなつながりを感じることができる。こうした要素のすべてによって、認知のほうのお膳立ても整い、食体験は深く記憶に刻まれる。空腹とはすなわち血中グレリン濃度が高いということで、記憶形成を促進するからだ。

記憶の観点からすると、レストランでの食事は最初の数分間がきわめて重要である。つまり空腹感が満たされて感情が落ち着くまでは、お客は体験したことを記憶に留めやすい状態にあるので、アミューズ・ブーシュによってレストラン独自の特徴を伝えることができるのだ。ほんのりと甘いアミューズ・ブーシュを口にしたなら、インスリンの働き具合に応じて、いっそう忘れがたい食体験となるだろう。注意していただきたいのは、私はアミューズ・ブーシュそのものが記憶に残ると言っているのではない、そうではなく、これが記憶の地ならしの働きをするおかげで、レストランにおける体験の全体が忘れにくくなるということだ。ただし、あっと言わせるようなものでないと、アミューズ・ブーシュも単なるカロリーと変わらない。常連客が席についたときに習慣として供されるパンのように、空腹を和らげ、本来なら胸躍る体験の感情を発散させるだけになってしまう。

## 食事、記憶、忘却

想像してみてほしい。みなさんがサルや類人猿といった典型的な社会的霊長類であったなら、食料源のことや摂食に関わることについて、どのような点を記憶しておきたいだろうか？　おそらく長期にわたって重宝する記憶とは、食べ物の場所、質、季節性のほか、食べ物の在処で捕食動物に出くわさないかどうか、同じ食料を狙うほかの動物に遭遇しないかどうか、などに関するものだろう。こうした記憶は意識的に取り出せる陳述記憶としてでなく、経験とともに蓄積されていく知識として保存されている。進化の過程で、自然選択によって食物探索に関する記憶が形成されたことは理解できる。ところが、食べ物を食べることとなればまた別問題だろう。動物は食べ物を発見するとできるだけたくさん食べようとするはずで、食べ物が尽きてしまったり、日が暮れてしまったり、ほかの動物に威嚇されて追い払われたりしない限りは、ひたすらお腹いっぱいになるまで、といって身動きがとれなくなるほどではないが、とにかくたらふく食べるのである。しかし、どれくらいの量を食べたか覚えていても、ことさら有益というわけではないだろう。ぜんぶ食べ切ったか、途中までか、あるいはまったくか――この程度で十分なのである。

それゆえ、自分が何をどのくらい食べたのか思い出さねばならない、という状況にあるのは、霊長類のなかではホモ・サピエンス以外にいないと言えるのだ。疫学の分野では、こうした記憶能力について以前から大きな注目が集まっており、食事と健康・病気がどのように結びついているのか調査されている。この分野の研究結果については、大衆メディアによってあまねく伝えられているが、どのような手法による研究なのかと言えば、食物摂取頻度調査票（ＦＦＱ）という食事調査や、そのほか、摂食パターンの想起を要する方法がとられている。これらのテストは厳しい管理環境下で行われ、摂食量の測定や、食事摂取にまつわる生理学的指標の評価がなされるわけであるが、[31]そうした入念な研究を長期間にわたり、大勢を対象として行うことは不可能だ。食事と病気の相関関係を見つけるには、どうしても数多くの人を調査しなければならない。それというのも、疫学者が食事に関する情報を得るには、個人の想起に頼る以外にほとんど方法がないからだ。

こうした現状はいくらか論争にも発展しており、研究者らはＦＦＱのデータやそこから導かれる結論について、ほとんど疑わしいものとみなしている。[32]ここで、デヴィッド・ポールらによって行われた非常に綿密な研究を見てみよう。男性12人の食事について、16週間に及ぶ徹底監視が行われたこの研究では、期間の最後に標準的なＦＦＱが用いられ、被験者らの食事に関する記憶が調査された（調査票は本来、食事に関する1年分の記憶を問うものであるが、被験者らには16週間のみを答えるよう、記入方法の詳しい指示が与えられていた）。その結果はいかなるものであったか？　あるいはみなさんはこう予想するかもしれない。すなわちそこそこの期間だといっても、自分が食べたものなのだから正確に思い出せる人はいるだろう、と。仮にそうお考えならば、この12人こそがそれである。全員が健康で、かなりの教養の持ち主だった。栄養学の研究に参加していると知っていたし、入念に食事がチェックされていることもわかっていた。しかし、食事調査への回答に明らかな間違いがないかチェックしてみると、その結果わかったのは、人は最良の状況であっても自分が食べたものについての覚えが悪いということ――つまりすでにわかっている事実が再確認されただけだったのである。ポールらの報告を見ると、悲観的な文言が目に入る。

多量栄養素の絶対的・相対的摂取量をＦＦＱによって予測したところ，不備が見られた。……（中略）……調査対象が均質であることを考えれば，各被験者の測定誤差には驚くほど大きな差異があった。……（中略）……病気と食物摂取の関連がＦＦＱによって定量的に測定できるのかと言えば，調査の規模にかかわらず，その有効性には疑問の余地がある。[33]

このように，結論にはたしかにかなり否定的なものもあるが，公平を期すために言えば，ポールらはエネルギー消費と体重にさまざまな補正を加えることによって，ＦＦＱのデータが向上しうるということも指摘した。この手のデータが完璧でないことは，誰もが認めるところであるが，食事・病気関連の研究分野でもっとも著名な科学者の１人，ウォルター・ウィレットによれば，食事調査には

大規模な前向き研究*訳注8がきわめて望ましい……（中略）……通例，実際的に必要となるのは自記式調査票*訳注9である。[34]

生理機能を直接測定したり，ほかの補正を使用したりできれば（必ずしも可能とは限らないが），なおさら好都合である。

畢竟するに，自分が食べたものについての中・長期的な想起能力とはせいぜい「二流」なので，科

*訳注８　何らかの疾患へつながるかもしれない要因にさらされているか，さらされていないかで調査対象をグループ分けし，将来（数カ月～数年）にわたって疾病の発生状況を比較する疫学研究法の１つ。コホート研究，追跡研究とも。

*訳注９　被調査者が自分で質問紙，調査票を読み，自分で回答を記入する方法。これに対して他記式調査では，質問者の質問に回答者が口頭で答え，質問者が回答紙に記入する。

学者たちも食事と病気の関係について確固たる結論を引き出すことができず、その研究手腕が疑問視されかねないのである。では短期的な想起能力だったら、少しはマシなのだろうか？　心理学者のブライアン・ワンシンクによれば、こちらも同じく「二流」であるという。[35] というのも、イタリアン・レストランの客を対象とした調査では、店から出て5分も経つと、パンをいくつ食べたのか思い出せない人が31％、食べたのにもかかわらず食べてないと答えた人が12％、という結果が得られたのである。ワンシンクらはさらに、あるパーティーをセッティングした。それはスーパーボウル[*訳注10]が開催される夜。招待客は、お腹を空かせたMBA専攻の学生たち。ビュッフェ形式とし、メイン料理はバッファローウィング[*訳注11]だ。試合を観ながら好きなだけ食べてもらってかまわない、今日はタダ飯なのだから――学生たちにはそう伝えておいた。そして鶏の骨を捨てるための容器を全テーブルに配置したわけであるが、半数のテーブルについては定期的に空の容器に取り替え、もう半分では骨がたまっていくようそのままにした。すなわち自分の食べた量を示す証拠が、骨という目に見える形で目の前にあったか、なかったか。この違いがどんな結果を生み出したのかというと、容器交換ありのテーブルにいた学生たちは、そうでない学生に比べて28％も多くのバッファローウィングを平らげたのである。ワンシンクの結論はこうだ――「わたしたちの胃袋は数えられないし、頭は記憶しない」[36]。

「頭は記憶しない」というのは、ちょっとばかり大げさではないだろうか。さすがに本数まではっきり思い出すのは難しいとしても、パーティーで手羽先を食べたということなら、少なくともしばらくは学生たちの記憶に残るはずだからである。では、記憶力の失われた人が食事をするときには、いったい何が起きているのか？　記憶以外の何らかのメカニズムによって、食べたという事実が思い出されるのだろうか？

記憶力の有無が摂食パターンに影響を及ぼすことは、重度の健忘症患者を対象とした摂食の研究によって明らかとなっている。患者らは海馬などの脳領域に損傷があり、そのために引き起こされているのが陳述記憶容量の深刻な減少だ。食欲は個人の記憶と結びついているが、記憶の影響からまったく独立して生じるものでもあり、そこにはむろん個人差がある。しかし研究によってわかったのは、健忘症患者の食欲には共通のパターンが見られるということだ。[37] その実験のしくみはというと、まずは患者に食事を提供する。メニュー選択は患者の希望に沿った場合もあり、いざ食べ始めるとその摂食量は健常者さながらだ。食事に区切りがつくと、その形跡をことごとく取り除き、およそ15分後に再びまったく同じ食事を提供する。患者が１回目の食事を思い出すことはなく、おおむね何事もないまま２回目の食事を終える。１回目と２回目の摂取カロリー差は、総じてほとんど見られないのである。そして３回目の食事――ここまで来ると、場合によって患者はなおも食事にとりかかろうとするが、たいてい空腹ではなくなってきている、すなわち健忘症患者にも満腹感の影響は見られるのであって、いくら今さっき食べたものを覚えていないにしても、すでに大量に摂取しているのだから、３回目の食事に対してはやや乗り気でないとの回答が多い。しかしながら、必ずしもこれで摂食がストップするとは限らないのである。こうした健忘症患者による過食は、実験においてのみ見られる現象ではない。被験者の１人は――その家族によれば――自宅にてバナナを「過剰服用」したために、体調を崩してしまったようである。[38]

ここから明らかに言えるのは、記憶には、摂食の開始と終了の妥当なタイミングを知らせる何らかの役割があるということだ。留意していただきたいのは、摂食量を左右しているのが、空腹感や満腹

＊訳注10　ＮＦＬ（アメリカンフットボールの米国プロリーグ）の王座決定戦。
＊訳注11　鶏の手羽先の素揚げにスパイスの効いたソースをからませた料理。ニューヨーク州バッファローに始まったとされる。

感以外の事情だということである。もう一口も余分に食べられないからといって、食事がそこで打ち切りになることはまれであり、というのもいつ食べ始め、いつ食べ終わるかということをはじめ、食事状況を決定づける社会的要因はいくつもあるからだ。健忘症患者が部屋へ入り、食事を提供される、ついさっきも食べていたことは記憶にないのだから、事態はそのまま進んでいく。3回目の食事までには満腹感も生じるだろうが、何かを食べた記憶は別にないし、しかも目の前に料理を出されている――こんな状況からすれば、食事がスタートするのも無理はない。とりわけ料理をおいしそうだと感じた場合にはそうなのだ。摂食や食欲についての判断は、いくつかの内的手がかりによってなされるもので、これらはいずれも陳述記憶の存在ありきで発達してきている[39]。記憶がなくても食欲などの感情・感覚は残るが、それらの感情・感覚はどこにも固定されず、絶え間ない現在を漂うばかりである。

いっぽう大部分の人々には、いつになっても記憶に残っている食べ物があるだろう。それというのは、吐き気をもよおしたために、食べて早々あるいは数時間のうちに嘔吐してしまうような食べ物だ[40]。条件づけ学習の典型例である食物嫌悪は、ただの1回でも食べ物を口にして体調を崩してしまった場合に生じうるが（個人的なことだが、私はオンタリオ*訳注12西部の安レストランに入るときは用心している。ずっと昔、ドライブ旅行で立ち寄ったときに悲惨な目にあったことがあるからだ）、ふつう、食べ物を嫌いになると言ったら、このようなプロセスはたどらない。むしろ体調不良になったから嫌いになるというのは少数で、それに、最初は嫌いだった食べ物を好きになる場合だってある[41]。しかし、初っ端から体調の悪化や吐き気にみまわれてしまったら、その食べ物を好きになるのははなはだ難しいだろう。もちろん、必ずしも食べ物自体が元凶というわけではない。私が知っているのは、船旅中にオレオ1箱を平らげたのち、船酔いで嘔吐した人――今や当人にとってオレオの魅力はゼロである。

ヒトの食物嫌悪はおそらく、顕在記憶と潜在記憶がいくらか組み合わさることによって生じるものだろう。齧歯類を用いた実験では、海馬が働いていなくても食物嫌悪が生じうるということが明らかにされていて、つまりここには潜在的な要素が絡んでいるにちがいない[42]。実を言うと、特定の食べ物に対して潜在的な嫌悪感を抱いている人は多くいて、この感情は意識されないうちに生じるものだから、嫌うきっかけになった出来事についての陳述記憶がないのである。食物嫌悪の研究において、海馬に損傷のあるヒトを対象とした例があるかどうかはわからないが、むろんそうした研究には倫理的問題があるだろう。

食物嫌悪に至った体験が、どのような脳のメカニズムによって記憶されているのかは、いまだによくわかっていない。考えられているのは、前頭葉に埋め込まれた島皮質が関係しているということだ[43]。味覚野の一部でもある島皮質は、内臓情報や味情報の統合を行っている場所で、味の好き嫌いに関する体験の長期記憶を形成している。おそらく快い味と不快な味ではたどる経路がやや違っていて、不快な味の経路には、脳の情動中枢である扁桃体の一部が含まれている。嫌いな食べ物の記憶がすこぶる強烈なのは、不快な味が扁桃体（情動中枢）とつながっていること、そして情動が陳述記憶形成と強固に結びついていることが一因である。

「悪い」食べ物によって吐き気・嘔吐が引き起こされるのは、動物が食べ物や環境の毒素に対抗するための重要な防衛メカニズムであるが、ホモ・サピエンスにおいてはいささかその重要性は低い。それはホモ・サピエンスが文化をもち、学習するようになったからで、少なくとも食物選好・忌避が形作られる典型的な方法としては、もっと大切なメカニズムが存在しているのだ。とはいえヒトとそ

＊訳注12　アメリカ・カリフォルニア州南部の都市。

の祖先である文化的な動物は、過去百万年にわたって、ことごとく新たな環境へと足を踏み入れ、探検を試みようとしてきたのである。そこにあったのはさまざまな未知の動植物で、これを食料にするには、食べても大丈夫なのかどうか調べてみる必要があるだろう。その手立ては基本的に1つ——すなわち味見する役が一方にいて、もう一方から、味見役が体調を崩さないか確認するという方法だ。ホモ・サピエンスの文化と言語がきわめてすばらしいのは、このような味見の結果を仲間や家族と共有する手段になったという点である。

## 作動記憶のある作動食物

チンパンジーは食べ物を獲得・処理するために、さまざまな道具を使っている。[44] 動物行動学者のジェーン・グドールは、チンパンジーがどのようにしてシロアリを採集・摂取しているのかについてきわめて重大な発見をし、これを機に、特定タスクのために特定の道具を考案、作製、使用する霊長類はヒトだけではないと考えられるようになった（チンパンジーは「シロアリ釣り」をするにあたり、小枝に細工をして、シロアリの巣穴の奥のほうまで届くようにしている）。小枝がちゃんと巣穴の奥まで入るように、最初は大きな枝もあわせて使っているところを見ると、チンパンジーは1つの課題を達成するために道具を組み合わせることができる。石の槌を用いて木の実を割ったり、石の「まな板」に大きな果実をのせて木製・石製の「包丁」で解体したりできるのだ。チンパンジーは身の回りのあらゆるアイテムを自発的に使って、リーチを伸ばす、つつく、打つ、などの課題を達成しているのである。

食物源を特定し、道具を選び、これを使って食べ物を獲得、そして摂食する——チンパンジーがこうした一連の課題に取り組むときによりどころとしているのは、今では一般的に「作動記憶（ワーキングメモリ）」と言われる能力だ。簡潔に定義するなら「情報を短時間、維持・操作する能力」ということになる。心理学者のアラン・バドリーによって示されたきわめて有力な作動記憶モデルでは、記憶がいくつかの認知要素に分割して考えられている。[45]「中央実行系」とは全体を監督するシステムのことで、目標やタスクを達成するのに欠かせないさまざまな認知処理を行っている。いわば頭の中に小人がいて、あれこれを管理しているということであり、これは大ざっぱではあるがいくらか的を射た表現だ。中央実行系を構成するサブシステムは少なくとも3つある。「視空間スケッチパッド」では視空間情報が一時的に保持され、中央実行系からのアクセスが可能であり、「音韻ループ」では音情報が作動記憶へ伝えられる。ヒトの作動機能における聴覚情報は、おもに言語、言語処理、さらには言語情報の保持・運用能力と関わるものであり、これによって短期的な目標が達成されている。言語によって環境や概念、感情を「タグづけ」すると、それらは項目として覚えやすくなる。ほかの動物は言語をもっていないため、音韻ループは、作動記憶におけるヒトとチンパンジーなどの近縁種とのあいだの定性的な違いを基礎づけることになる。最後のサブシステムである「エピソードバッファ」では、ほかの2つのサブシステムからの情報が長期記憶（陳述記憶と手続き記憶）に格納された情報と統合され、中央実行系による利用を可能にする。

バドリーの考え方は非常に実り多いものであり、作動記憶の構成要素についてはここ40年間にわたって数々の研究が行われてきた。たとえばトーマス・ウィンとフレデリック・クーリッジは、バドリーから出発してこんな考えを主張している。すなわち作動記憶の向上が「ホモ・サピエンスの精神」の進化の礎である、と。[46]とはいえ、作動記憶に伴う神経ネットワークの本質は、脳の広範に拡散しているという点であって、ゆえに、人類進化を決定づけた特定の脳部位を指摘するのは難しい。[47]むろんこれは作動記憶に限った話ではなく、ヒトの脳によって生み出される複雑な認知的適応は、いずれも拡散的かつ広範的なネットワークの所産なのであるが、言語に関しては例外だ。というのも、会話における運動制御はここ、言語理解はここ、といったように、少なくとも言語にまつわる領域を特定できるからである。おそらく、こうした言語に特化したネットワークを探っていくことにより、ホモ・サピエンスの作動記憶がほかの動物の類似プロセスとは異なる進化を遂げた経緯に対する理解は深まっていくのではないだろうか。

ウィンとクーリッジが考古学的記録をもとに主張しているのは、作動記憶の向上が、人類進化のわりと後期の出来事であったということだ（数万年前、完全な現生人類と化したホモ・サピエンスの代）。その一方で、チンパンジーのシロアリ釣りと200万年前における人類の石器使用を比較する向きもある[48]──その当時、人類は肉を切るためにきわめて簡素な石器を用いたが、ここに作動記憶の始まりがあるのではないか？　フィリップ・ビーマンとミリアム・ヘイドルはこれらのタスクをモデル化すべく、それぞれ別のやり方で形式的かつ段階的な分析を行ったところ、同様の結論に達している。すなわち石器で肉を切るという行為は、シロアリ釣りに比べてはるかに複雑で、高度な技術が必要なタスクである、と。これは、初期ホモ属の行っていたタスクのほうが、今日のチンパンジーに見られる行為よりも、より多くの作動記憶が必要になるということで、したがってウィンとクーリッジが言うように、れっきとした作動記憶を手にしたのがわりと最近のことだとしても、その発達プロセスはずいぶん以前から始まっていた可能性がある[49]。

現代の料理は、多くの作動記憶を必要とする。バターミルクフライドチキン、煮込み野菜、コーンブレッドという、一見シンプルな食事の調理について考えてみよう。調理はすべて基本食材から始めるものとする。この食事の調理には多くのステップが含まれていて、フライドチキンでは、鶏肉を切り分けてバターミルクに漬け込み、一定時間後にバターミルクから取り出す。小麦粉に調味料を混ぜて、鶏肉に小麦粉をまぶす。油を加熱し、鶏肉を揚げる。その際、油に鶏肉を入れ過ぎると温度が下がるので、一切れずつ調理する。煮込み野菜の調理では、野菜を切り刻む。大きな鍋の水を沸騰させる。鍋に野菜、塩漬けの豚肉、調味料を入れ、野菜が好みの柔らかさになるまで時間をかけて煮込む。コーンブレッドでは、オーブンの電源を入れる。ボウルで粉の材料と液体の材料を混ぜる。混ぜ終わったらパン焼き皿に注ぎ込む。オーブンに入れ、よく焼けるまで調理する。これらの３つの調理をすべて並行して行わなければならないのだ。

その作業をうまくこなすには、すばらしい道具とテクニックの数々を駆使しなければならない。必要となるのは２本の包丁（鶏肉を切り分ける包丁と野菜を切り刻む包丁）。まったく異なる目的で使われる３種類の液体（バターミルク、水、油）。これらの液体は、使う温度も時間もそれぞれ異なる。調理容器も最低５つ（漬け込む、煮る、揚げる、混ぜ合わせる、パンを焼く）は必要で、それぞれの材質は目下の多様な作業に見合ったものでなければならない。さらに、熱い食べ物を取り扱ったり、それを上品に出したりするのに使うさまざまな調理用具。これらは手の延長として機能する。また、それぞれの一品が調理し終わる時間を見積もる必要があり、いずれの一品においても、生の食材のさまざまな変化を監視する必要がある。

こうした複雑な調理を可能にするヒトの作動記憶容量は、ほかの動物の能力をはるかに超えている。しかし、チンパンジーの能力を正当に評価するにあたっては、シロアリ釣りだけでは十分ではない。チンパンジーが行う食べ物関連の作業において、シロアリ釣りは必ずしも作動記憶を最大限に活用した作業ではないからだ。（おもに雄の）チンパンジーは協力し合って狩りをするが、捕らえた獲物は、狩りをした個体たちで山分けすることもあれば、ほかの個体に分け与えることもある。場合によっては、雌に獲物の肉を与えて交尾をさせてもらうこともある。この獲物をめぐるチンパンジーのふるまいには、作動記憶の必要性という観点から見て、シロアリ釣りを凌駕する複雑な一連の行動が含まれている。道具の使用は見られないとはいえ、チンパンジーの社会的行動は技術的行動よりも複雑なのだ。

ホモ・サピエンスやその祖先がいつ「現生」レベルの作動記憶容量を獲得したかを正確に特定できるようになるには、まだまだ時間がかかるだろう。人類進化の過程における任意の出来事を特定するよりも、それがどのようにして起こったのかというプロセスのほうが重要だ（ただし、任意の進化的出来事に関していえば、「現生人類と同じように考える」ことはかなり重要だ）。類人猿やほかの絶滅したヒト族に対する私たちの認知的優位性をもたらしたものは知能の向上であるが、明らかに、作動記憶の概念は、私たちがどのようにして高い知能を進化させ、使用していたかを理解するのに役立つ。作動記憶を強化・形成した自然選択の力を探求するなら、食べ物の調理はもっとも重点的に取り組むべきものの1つであるはずだ。食べ物の調理の複雑さが増すにつれて、ヒト族の適応性と柔軟性も増していく。食べ物が友人や家族との共有と相互依存の社会的ネットワークに組み込まれていることを考慮すれば、作動記憶は技術的目標、料理的目標、社会的目標が必要とするものに同時に対処可能でなければならない。世界各地の文化では、食はどのようにとらえられているか？　調理や分配をはじめとして食の核心に迫ってみると、生物学的かつ文化的な進化を遂げるには、どうやら技術的・料理的・社会的な目標を達成することが不可欠だとわかる。

## 想起への期待

何か目的をもって部屋に入ったはずなのに、あれ、何しに来たんだっけ？——こんなふうに困惑してしまった経験なら、誰にだってあるだろう。しかし、忘れかけていたものの本質はいったい何だったのか？　そもそも忘れるべき記憶が存在していたのか？　実際にしなかったことを忘れることはできるのか？　認知心理学の研究者は、未来においてなされる行為の想起といった類いの記憶を「展望記憶」と呼んでいる[50]。人が「記憶力が悪い」とこぼすとき、実際には貧弱な展望記憶のことを言っていることが多い。この種の物忘れがしばしば不安を駆り立てるのは、それが、結局は記憶に残るからだ。展望記憶を忘れないことのほうが多いはずだが、その場合はあまり意識されない。

展望記憶はじつに複雑だ。つまり、何らかの予定を心に留めておきながら、その予定を始める前にしておくべきことを1つとして妨げられないようにする必要があるのだ。私たちが1日に行う多くの予定を考えると、そうした展望記憶のやりくりは、私たち全員がかなり得意であることがわかる。やることリストを作成する人は多いが、一般に私たちは頭のなかにも潜在的なやることリストをもっていて、展望記憶の整理に役立てている。たとえば、計画していたことが予定通りに進まなかった場合に、そのあとにするはずだったことを忘れてしまうという経験をしたことがあるだろう。次の行動をど忘れしてしまうのは、頭のなかにやることリストは存在したが、そのリストが台なしになってしまったことを示唆している。

ご想像のとおり、展望記憶は脳のいくつかの皮質領域を使っている[51]。少し先のことを想像すると同時に、それを脇に置いてほかのことをするのは簡単なことではない。前頭葉に損傷（または病変）がある人は、計画立案と前向きな思考（実行機能）に関してあらゆる種類の問題を抱えている。問題といっても、おそろしく貧弱な意思決定能力から放心状態に至るまで幅広い。放心状態は、構造的に貧弱な展望記憶をもつことにほぼ等しい。前頭葉の最前部（前頭極）近くの病変は、展望記憶の欠落と関係がある。このパターンは、機能的イメージング研究によって大部分が確かめられている。展望記憶が前頭極領域に保存されているわけではなさそうだが、この領域は別の作業を実行しながら注意を維持するために重要な領域だ。展望記憶タスクに関わる作業を行うと皮質のほかの部分も活性化され、注意と意思の認知的要求のバランスをとるネットワークが形成される。

食べ物の獲得と調理は、展望記憶にかなり大きく依存している。何かを調理するには、手順を立案し、調理プロセスの完了を予測する必要がある。火を使っての調理が、リチャード・ランガムの仮説ほど古く、ホモ・サピエンスの進化の中心であるなら（つまり、百万年以上前）、展望記憶の強化という自然選択を促した可能性がある。[52] 食べ物の調理には、じつに潜在的なリスクがある。加熱し過ぎると、栄養価が減少したり、場合によってはすべてなくなる可能性さえある。そうなれば、食べ物を入手して調理するのに費やしたすべての努力が無駄になる。グリル料理をする人なら誰でも知っているように、こまめに火の具合を確かめることが重要なのだ。しかし、ことわざにもあるように、「じっと見ていると鍋は煮え立たない（A watched pot never boils）」。さらに、鍋が沸くのを見ながらぼけっと座っていることは、私たちの祖先にとっては、いつも可能とは限らない「贅沢」なことだったかもしれない。調理をしながらほかのこと――子ども、野生動物、キャンプファイヤーの周りで交わされる情報――にも関心を向けられるという状況は、きっといつだって大きな強みになったのではないか。

複数の作業を同時に処理し、頭のなかのやることリストを維持するマルチタスク能力は、理論上、人類の進化における脳の増大という選択を後押ししたであろう（数ある）スキルの1つだ。というのも、マルチタスク能力には必然的に皮質のいくつかの部位を含むネットワークが必要になるからだ。個人が自分自身だけでなく、パートナーや子ども、大家族、社会集団のために食べ物を集めて準備しなければならないとなれば、食べ物と料理に関する展望記憶の必要性は増大する。何人かの腹が減っていることを予測し、空腹を満たさなければならないのだ。ほかの霊長類では、食物獲得についての計画立案はいたって単純で、複雑な場合でも、せいぜい母親が自分自身とまだ親離れしていない1匹の子が食べるのに足る食べ物を見つけるくらいだ。この種の摂食行動は食料源に関する記憶に依存しているが、実際には将来の計画立案を必要としない。

食べ物と記憶をまったく異なるレベルで考察している文化人類学者のデイヴィッド・サットンも展望記憶という用語を使っているが、その用法は認知心理学とはかなり異なる。[53] サットンはギリシャのカリムノス島で数年を費やし食文化の研究をした。食べ物は常に文化に組み込まれているが、サットンは、記憶の観点から食べ物と文化を検討することは、個人の日常生活を宗教や儀式や地位に具現化された歴史的伝統と結びつける1つの方法であると気づいた。彼は、展望記憶を「人々を食物の消費において生成されることになる未来の記憶に向かわせること」と定義している。[54] たとえば、カリムノス島の住民がイースターラム（復活祭に食べるラム肉のオーブン焼き）を調理するために近年の伝統である屋外オーブンに投資することを検討する場合、オーブンを1つ設置しようとする強い動機は、将来のイースターの祝宴や家族の祝賀行事についての展望記憶から生じる。

カリムノス島では、食に関わる展望記憶が、季節の経過、農業や漁業の周期、宗教暦の日付を印づけるために使用されているが、サットンによれば、だからといって、食は時間の経過を印づけるのに役立つ単なる記憶装置ではない。カリムノスの島民は旬の食べ物に熱を上げる。もうすぐ旬になる食べ物の豊作を期待し、それに伴う食事の変化を予期する。また、季節の食べ物は、断食期間や正教会がらみの祝宴ともつながっている。展望記憶は、こうした季節の行事に対する熱意と期待を具現化し表現するのだ。サットンはこう書いている。

宗教と儀式は日常生活の慣習によって取り入れられる。逆もまた同様だ。しかし、それに劣らず重要なのは、そのような慣習において過去と現在と未来がひとつにつながることだ。[55]

こうしたつながりの一部は、展望記憶から作り上げられる。

認知心理学者のトーマス・ズデンドルフとマイケル・コーバリスによれば、過去、現在、未来をつなぐ能力において、ヒトは唯一無二の存在であり、適応力においてはほかの霊長類よりもはるかに抜きん出ていると考えられる。[56] 私たちは時系列に沿った物語に身を置いているのだ。ズデンドルフとコーバリスは、この物語のなかを移動する能力を「心的時間旅行《メンタルタイムトラベル》」と呼んでいる。明らかに、起こりうる複雑なシナリオを想像し、物語を語り、将来の行動を計画する能力は、ヒトが類人猿やほかのヒト族とは認知的に異なる点の1つだ。ズデンドルフは、この能力をエピソード記憶と対比して「エピソード予測」と呼べるだろうと言っている。[57] 彼によれば、これら2つの能力は、構成要素の一部はどうしても重なってしまうとはいえ、脳内の異なるプロセスを含んでいる。

ここで論じた2種類の展望記憶のあいだには、エピソード予測の概念が挟み込まれている。頭のなかのやることリストの展望記憶は必ずしもエピソード記憶ではないが、近接し比較的即時的な意味において、作業と行動を計画し想像する能力に関連している。文化的な意味では、展望記憶はエピソード記憶を超越している。個人の記憶ではなく、文化の集合的記憶のなかにあるからだ。たしかに、個人はこれらの展望記憶を携え、言葉に表すが、共有された内容は完全に文化的なものだ。伝統的行事の展望記憶は、個々の個人的な経験に一切もとづかなくても形成されうるのだ。

エピソード予測は、ヒトの脳における生物学的能力の進化を部分的に反映しており、すでにヒトの言語と文化にある程度似たものをもっていたヒト族においてのみ十全に進化した可能性が高い。文化的展望記憶は、エピソード予測に依存する一方で、文化的なものがいかに生物学的なものを超越しうるかについての例証にもなっている。私は、自分が話したり考えたりする言語が自分のものではないということなら素直に受け入れられるが、自分の記憶については、私が作り出したものであり、私だけのものだと思い込まずにはいられない。私の個人的記憶を形作る集合的記憶があるという考えを裏づけるのが、文化的展望記憶の存在だ。これは、私たちにもっとも関係の深いものに生じる可能性が高い。そして食べ物ほど、生まれた瞬間から死ぬ瞬間まで、日常的に私たちに関係するものはない。

## 記憶の祝宴としての食の祝宴

前章では、ヒトの文化と人類の進化において祝宴が果たす中心的役割について論じた。祝宴が重要であるもう1つの理由は、祝宴が豊富な食べ物を供するだけでなく、豊富な思い出をも提供するということにある。祝宴は個人の一生における忘れられない行事だが、そこには、同じ儀式を分かち合った前世代の多くの人々の経験も含まれている。繰り返しになるが、文化的展望記憶と同じく、祝宴は部分的に記憶の助けとなる装置にすぎない（その目的には実際に役立っているのではあるが）。祝宴は、それ自体が歴史と記憶から作られる儀式なのだ。

食と記憶の人類学を概観した論文において、ジョン・ホルツマンは、食に関する文化的記憶が展開されるいくつかの領域を特定した。[58] ホルツマンの図式を使って、アメリカの伝統的な祝宴のなかでもっとも記憶の詰まった感謝祭のディナーについて少し考えてみよう。感謝祭は秋（11月末）に行われる収穫の祝宴で、複雑な複数コースの食事の目玉として大きな七面鳥が供される。収穫に関わる祝宴は多くの文化に見られるが、アメリカの感謝祭はそれ以上のものになった。感謝祭は単なる収穫祭であるばかりでなく、国家の歴史とアイデンティティの祝典でもあるのだ。

### 食と感覚による記憶

食感と旬の風味に富んだ数多くの副菜が、七面鳥のサポート役として供される。さらに、感謝祭の食事は、参加者の空間的配置によっても記憶に残りやすく、ほかの種類の記憶を強化する視空間記憶を提供する。1年でもっとも大きなディナーパーティーのホスト役を務めるのは、ノーマン・ロックウェルの絵をはじめとする数々の作品によって不朽の存在となった、あの長いテーブルだ。感謝祭の食事を特別なものにしているのは、なにも料理だけでない。長テーブルが占める空間も、一般的な家庭にとっては特別なのだ。子ども用のテーブルがある場合は、それによって別個の空間が強調され、地位の違いや大人と子どもの世界の分離といった子ども時代の記憶を強化するのに役立つ。

### 食と民族的アイデンティティ

感謝祭は、アメリカ人、特にある種のアメリカ人であることの証だ。うぬぼれとずうずうしさで知られるこの国において、感謝祭は、アメリカ人が必要とあらば感謝するのをためらわないことを示す絶好の機会だ。同時に、所狭しと並べられた料理の数々は、とくにほかの出席者も成功した人たちである場合、成功は恥ずべきものではないことを全員に思い出させる。また、人種のるつぼとしてのアメリカという概念を強化する。感謝祭の食事を準備し、自分の家で食べることは、グリーンカードや市民権を受け取るのと同じくらい、移民のアメリカ化を示す。多くの移民家族は、新しい民族性の採用における重要な出来事として最初の感謝祭を記憶している。

## ディアスポラとしての食の記憶

感謝祭の食事は、自分が故郷から移住してきた者《ディアスポラ》であるとの意識に立った、内面的な祝典だ。この場合の「故郷」は、17世紀のニューイングランドの時空間に位置している。ある意味、すべてのアメリカ人はこの食事を通してニューイングランドの入植者になるのだ。同時に、そしてこれこそが、アメリカの多様な民族からなる移民のあいだで感謝祭が普遍的な魅力をもち、成功を収めた理由の1つなのだが、感謝祭の食事は移民という普遍的な経験を効果的に強調している。明らかに、1つの移住のリマインダーにすぎないものが、その他大勢の移住を思い出すための効果的な記憶法にもなっているのだ。

## 味覚のノスタルジー、経験されたものと創出されたもの：食、愛国主義、創出された伝統

もし感謝祭がなければ、誰かが作り出すはずだ。ジャネット・シスキンドの分析によれば、感謝祭が作り出されたプロセスは、いくつかの伝統の混合を伴う長くて複雑なものであって、アメリカでは、こうしたナショナルアイデンティティを統一する物語が必要であった。彼女が書いているように、「感謝祭は、帰郷の感情に対して愛国心を強力に育む。家族生活のよろこびと緊張、楽しさと苦労が、祝宴の準備と共同作業のなかで活性化される」[59]。ノスタルジアと愛国主義は、国家の創設と統一という単純な物語によって結びつけられている。この愛国主義的な「行事」の記憶は、個人的な人間関係にまつわる感情の記憶を高める力と、祝宴の準備に関する手続き記憶を利用している。

食、ジェンダー、記憶の主体

伝統的な感謝祭の食事とその準備は型にはまったジェンダーの役割を強化する。食事の準備は女性が担当し、男性は食事を給仕するという儀式を執り行う。食卓の上座で七面鳥を切り分けるのも男性だ。食事の準備と給仕に関する伝統的なジェンダーの役割の崩壊が見られるにしても、感謝祭はジェンダーの諸側面が露呈する機会だ。たとえば、感謝祭の食事における大食い競争的側面は、アメリカが今も女性社会であるよりは男性社会であることの反映であると広くみなされている。過剰摂取はジェンダーに関係なく一般的だが、その誇示は、とくに食べ物の摂取に関しては、より男性的だ。食後に、ふくらんだ腹にゆるめたベルトという出で立ちでテレビの周りに座っている男性の姿は記憶に残るものだ。

画期的な変化の指標としての食

感謝祭は、旧世界から新世界へ、失敗から成功へ、幼年期から成人期へといった、多くの変化を印づけている。誕生日は、非生命から生命へという、おそらくあらゆる変化のうちでもっとも深遠なる変化を反映している。興味深いことに、感謝祭は誕生日の祝祭ではない。アメリカの誕生日にあたるのは、独立記念日（7月4日）、あるいはコロンブス記念日（10月第2月曜日）だ。感謝祭はむしろ、乳児期の終わりを示している。乳児期は、大人になるために切り抜けなければならない、危険に満ちた脆弱な時期だ。もちろん、個人には乳児期の記憶はなく、この人格形成における初期段階はぼんやりと経過する。感謝祭が提供するものは、安全な乳児期の楽しい記憶、国家のかわいいといってもいいような表象だ。それは、温かい家庭環境における赤ちゃんのスナップショットとなんら変わらない。

## 食を通じた記憶と忘却の儀式

　ほとんどの祝宴は記憶の祝宴だが、祝宴で称えるべきものの選択には、称えるべきではないもの、忘れたままにしておいたほうがいいものに関する決定も含まれる。伝統的な最初の感謝祭は、アメリカ先住民とピルグリムファーザーズの協力の一例として提示されている。したがって、それはアメリカ先住民とヨーロッパ移民との関係を示す１つの描写となっているが、何世紀にもわたる紛争と入植を進める侵入者による最終的支配が示すように、両者の関係の実像とは正反対だ。集合的健忘症は集合的記憶よりも危険で強力なものかもしれない。

　モーリス・アルヴァックスは、集合的記憶という概念について考え、それを定義した先駆者のひとりだった。私は彼の文章にとても感服している。

> 私たちは、実際には自分が属する集団に触発された着想や考察、あるいは欲望や情熱を、あたかも自分のなかから生まれ出たかのように、自分のものだと考えてしまうことがよくある。私たちは周りにいる人たちと完全に調和しているので、同じ波長で振動し、もはや振動源が自分にあるのか他人にあるのかさえわからなくなっている。[60]

　食べることも記憶することも個人的な活動だ。私が食べて、私が記憶するのであり、あなたが食べて、あなたが記憶するのだ。しかし、私たちのあいだや周りのどこかに、さまざまな「振動」力があって、食に関する私の記憶をあなたの記憶に収束させる。

　私たちが共有する生理学的・生物学的歴史は、食べ物と食事に関するさまざまな種類の記憶を形作る。海馬が数多くの循環ホルモンに反応しやすいことを考慮すれば、食は記憶の特権的標的だと考え

ても いいだろう。しかし、食をめぐる記憶は生理学的なものにとどまらない。共通の文化は共有している意味と感情的な共鳴を食に吹き込み、私たちの精神はこうした文化的要因の影響を受けながら食の記憶を構築する。一方、文化はさまざまな認知能力に対する選択環境を変化させ、作動記憶とエピソード予測の強化という進化へと導く。食べ物の調理と獲得に関する技術は、どちらもこれらの強化という進化を促進し、その恩恵を受ける。

過去は記憶によって示されるが、現在を示すものは何もない。幸福な人の定義の1つは、良い思い出が悪い思い出を上回る人ではないだろうか。食糧不足の状況下で暮らしていない幸運な境遇にある人にとっては、何でもないような食べ物が良い思い出の源泉になったりもするはずだ。個人的なものであれ集団的なものであれ、私たちの食の記憶を形作るさまざまな力を念頭に置くと、すばらしい食べ物と時間に関する記憶を生成し、ひどい食べ物と時間を忘れることがうまくできるようになるのかもしれない。

# 第6章 カテゴリー：良い食べ物、悪い食べ物、食べていいもの、食べてはいけないもの

・殻つき半熟卵（Œufs à la coque）
・牛のレバー、フィーヌ・ゼルブ風味（Foie de bœuf aux fines herbes）
・冷製肉（Viande froide）
・グリュイエール・チーズ（Fromage de gruyère）

——オーギュスト・エスコフィエによる献立（1870年9月2日、セルヴィニーの戦いの日）

古典フランス料理は19世紀後半、料理人オーギュスト・エスコフィエの手によって、複雑かつ洗練された形を与えられることとなる。おもな舞台となったのは、各国に展開するリッツ・ホテルだった。*訳注1

*訳注1　1898年、スイスのホテル経営者セザール・リッツ（1850～1918）がパリのヴァンドーム広場に開業したホテル。その後、マドリードやロンドンにもチェーン展開した。

エスコフィエはその料理長として、こうした料理ビジョンを推し進め、広く一般に知らしめていったのだが、何年もさかのぼってみれば、若かりしころには軍の料理人として普仏戦争（1870〜71年）も経験しており、その回想録では料理にまつわる当時の奮闘が事細かに振り返られている。戦争という苦しい状況にありながらも、なんとかして料理の質を上げられないものか？　兵士たちやとりわけ士官らが、できる限り高品質の食事にありつけるようにするには、どうすればよいのか？　エスコフィエが使用した食材は、基本的な軍需品であった肉や魚の缶詰だけにとどまらない。地方や村の市場から新鮮な肉、卵、野菜、香草を調達し、豚の乳児が手に入れば、はやばやとこれをパテにした。その名も「メッス包囲戦のパテ」——普仏戦争における決定的な戦いにちなんだ命名である。[1]

戦争による窮乏のなか、料理に取り組むことが簡単であったはずがない。しかし間違いなく言えるのは、エスコフィエが自身の料理観を貫き通したということだ。苦しい状況にありながらも、料理のあるべき姿に対する考えを何とか保ち続けたのである。その一例が本章冒頭に掲げた献立であって、回想録にはほかにも戦時下の料理メニューがいくつか記されているが、この献立にはエスコフィエが心のなかに抱いていた、「料理」というものに対する枠組みを見てとることができる。実を言えばこの料理、卵は地場産で、肉やレバーは前日の夕食の残りもの。香草は移動中に採ったもので、それにチーズを少し添えて——といった代物なのであり、上品にコース形式でふるまわれていたのかといえば、まずそんなことはありえない。おそらくはブリキ板1枚に載せてまとめて提供されていたはずであるが、しかし、それにもかかわらずこの4品は、エスコフィエからすれば間違いなくコース料理に分類されるのである。

この分類は「料理」の条件の一部だったのだ。エスコフィエは、ここに挙げた献立をはじめ、戦時下における料理をフォーマルなメニュー形式で記録することによって、単なる軍隊食にとどまらない高みへと押し上げ、のちに王室や名士たちに提供したきわめて複雑な料理に匹敵する地位を与えたのである。当時を振り返りながら、こうした簡素なメニューとしての形を与えているところに、戦時中の料理に対するエスコフィエの関心の大きさが見てとれる。考えに考え、大いに力を注いで取り組んでいたにちがいない。食材は限られ、調理環境も決して満足のいくものではないなかで、信念を曲げずに鍛錬を続け、心に描いた料理像から逸脱することはなかったのである。

食べ物か、食べ物以外か？　これは誰もが行っている基本的な区別である。ヒトに摂取可能で、かつ消化もできるからといって、何でもかでも食べるという人はいない。思うに、エスコフィエはこの区別のレベルを1段階引き上げたのであって、すなわち、自身が兵士らへ提供しているのは単なる「燃料」ではなく「料理」なのだ、ということをはっきりさせたのである。生命を維持するためだけの「燃料」ではなく、それ以上の「料理」を作らなければならない——エスコフィエは戦場という厳しい状況をよそにあれこれ奔走し、さまざまな模索の成果をついには文化的な所産へ、すなわち精神の創造的表現へと高めたのであり、これはもはや単なる栄養物の集まりという範疇には収まらない。「食物／非食物」から「料理／燃料」への再分類の中心をなしたのは、分類するという行為そのものであって、それはさまざまな食べ物をメニューの形に秩序立てるということである。

環境内には分類すべきものがいろいろとあるが、食べ物はとりわけ重要な分類対象だと言ってよい。もしかすると、「食物／非食物」ほど根本的な区別なんて、どこにもないのかもしれない。広く知られているように、文化によっては禁じられた食材があり、たとえばユダヤ教やイスラム教では豚肉を食べてはならないとされている。食に関するこのような禁止の起源については、かねてから人類学界の大きな議論テーマであり、何を食べて何を食べないか——何が食べ物で何が食べ物でないか——ということは、文化的アイデンティティを決定づける重要な要因だと考えられている。[2]さらには人それぞれに独自の禁止もある。何らかの食材へ嫌悪感を抱き、もう二度と口にするものか――という場合などがそうで、こうした嫌悪というのは、どうしても好きになれないというレベルをはるかに超えているため、本人からすればそれはもはや食べ物ではなく毒である。しかし一方の文化では毒でも、他方の文化では食べ物という場合もあって、たとえばある文化では一般的に「麻薬」として扱われているのに、ほかの文化では食べ物とみなされるケースなどがそれだ[3]。

特定の食物摂取が文化によって禁止されていることは、むろん場合によっては大いに重要である。しかしながら、ここには食習慣と同程度に文化的な教化・学習が反映されているため、食物の分類におけるヒトの認知面については、あまり得られるところがない。では文化的禁止の対極にある個人的禁止についてはどうかというと、こちらも食物分類が認知によってどのように生み出され、どのように運用されているのかを考えるにあたっては、もうひとつといったところ。というのも、何かを食べて吐き気をもよおすようなことがあれば、大して考えることもなく、非食物に分類するケースがほとんどだからである。当然のことながら、規律を守って食事しているユダヤ教徒にとって、文化が禁止する食べ物と、個人的な嫌悪のために遠ざけている食べ物とは、同じカテゴリーに属するものではないだろう。

私が本章で探っていきたいのは、非食物ではなく食物の分類だ。ヒトは自然界のものごとを何かと好んで分類するが、そもそも私たちの物の見方、対象との関わり方というのは、分類やカテゴリーによって決定されている。どんなカテゴリーがあるのか掘り下げるのもいいが、それより一段と重要なのは、ヒトがカテゴリーというものを拵えて、使用しているという事実である。雑食の精神にとって欠かせない能力、それは任意の世界における対象を秩序立てる脳の働きだ（「任意」とはいかなる行為者の視点から見ても、ということ）。食べ物は必ずしも脳にとって特別な分類対象であるとは限らないが、脳が万物をどのように分類するかを理解しない限り、雑食の精神が食べ物をどのように考えるかを理解することはできない。

## 七面鳥とヒクイドリ――総称的種とその他の種類の種

生物学には生物学の命名法というものがあり、これによって自然界のあらゆる動植物は、現生種・絶滅種を問わず、正式にその名を与えられている。この命名法（生物学的分類法）には合意された規則・手順があり、これが国際的に認められて、総意のもとで運用されている（ルール違反した悪党を取っ捕まえるような分類警察はいないのだが）。現在使用されている分類法は、スウェーデンの博物学者カール・リンネが18世紀に導入したものであり、その体系は階層的、すなわち大きなカテゴリーがその一部に小カテゴリーを含みもつ形で、入れ子になっている。たとえば脊椎動物亜門のなかに哺乳綱があり、哺乳綱のなかに霊長目があり、といった具合で、霊長目の下位レベルを見ていくと、さらにいろいろな分類階層を経た先に種レベルがある。リンネに従えば種名は2語で表すのが通例だ。第1語は属名、第2語は実際の種の名前[*訳注2]を示すので、ヒトなら「ホモ・サピエンス（*Homo sapiens*）」、チンパンジーなら「パン・トログロディテス（*Pan troglodytes*）」、そしてゴリラなら「ゴリラ・ゴリラ（*Gorilla gorilla*）」となる。

生物学的分類体系は長きにわたって使用されてきており、これに対して不満を抱く生物学者もほと

＊訳注2　種小名という。

んどいないわけであるが、だからといって今後も使い続けるのはどうなのか、という考えが徐々に増えてきている。というのもリンネの分類法に反映されているのは、神のあらゆる創造物を分類しようとした18世紀の試みであって、当時考えられていた種数はせいぜい何万種といったところなのである。ところが21世紀ともなると何百万種もの存在がわかっているし、その分類体系には進化学的な関係性ができる限り正確に反映されているべき、というのが大半の科学者の考えなのである[4]。旧来の分類体系には、新たな分子テクノロジーから得られた遺伝・進化情報が考慮されておらず、それゆえ、リンネの分類法に代わるものはこれまでに何度か提唱されてはいるのだが、いざそうなってみると、慣れ親しんだ学名やカテゴリーを手放そうとする者はいない。生物学の課題に取り組むにあたって、分類というのは概して枝葉末節の問題にすぎないし、研究に直接的な影響もないため、旧来の分類で何とかなる、あるいはその体系の限界をあえて解決しようとする必要もないのだ。

　この地球上の生命を理解するにあたっては、種レベルでの分類がきわめて重要である。これは生物学者の意見がおおむね一致するところであり、種の定義や種概念の適用についてまとめられた書物は少なくない。科学界で種が重要視されていることは、ヒトの文化で例外なく見られる、種に似たカテゴリーの重要性をある程度反映している。民族生物学は、さまざまな文化が自然界をどのように体系づけているかを研究する学問だ[5]。自然界のとらえ方は文化によってさまざまだ。これについてはもう少し先で触れることになるが、しかし共通点もある。すなわち、どんな文化圏における分類体系であれ、必ず「総称種」の把握によって決定づけられているのである。総称種というのは、本質的に何らかの共通点があるとみなされた生物グループのことで（その一群は一般的な言葉によって総称される）*訳注3、どんな文化においても、あらゆる生物は何らかの総称種に分類できると考えられている[6]。すなわち、すべての生物をわざわざ分類しようとは思わないにしても、分類できないものなど存在しないと誰もが考えているのだ。

ヒトは自然界のいろいろなものを分類しており、生命体はその1つにすぎない。ゆえに、こう考えるのがもっともではないだろうか？　すなわち分類における認知プロセスは、対象が生物であっても、それ以外のものごとであっても――概念の分類でさえ――おそらく変わらない、と。ならばヒトは、何らかの本質的性質にもとづいて総称的カテゴリーを定義し、それぞれに該当するものごとをはめ込んでいるのであり、食べ物――その入手方法、調理方法、食べ方――をどのように分類するかはとりわけ重要である。

1960年代、人類学者のラルフ・バルマーは学際的な長期プロジェクトに着手し、ニューギニア高地で暮らすカラム族の人々が、どのようにして自然界を系統立てているのか調査した。[7] 園耕民である*訳注4カラム族は、草原と森林に恵まれた海抜1500～2600メートルの土地で生活しており、食料として豚を飼育するほか数種の作物も栽培し、足りない分は狩猟・採集によって補っている。バルマーによる見事で、草分け的な民族生物学研究からわかるのは、ものごとを本質的特徴（潜在的、もしくは顕在的な特徴）にもとづいて分類するとはどのような行いであるかということ、さらには、文化ごとの関心の違いによって、着目する本質的特徴にどのような差異が見られるかということだ。

バルマーは現地での動物分類を調べるなかで、次のような問いを立てた――どうしてカラム族にとって、ヒクイドリは鳥でないのか？[8]　現在の生物学的分類法によれば、ヒクイドリは紛れもなく鳥なのだ。いささか奇妙なカテゴリーではあるが、空を飛べない鳥、すなわち走鳥類の1種として分類

＊訳注3　たとえばチワワもシェパードも秋田犬も「犬」という総称種である。
＊訳注4　農耕も行う狩猟採集民。

されている。かなりの大型種も含むカテゴリーであるため「羽毛恐竜」と呼ばれる場合もあるほどで（この呼び方にしても分類的にはあいまいだが）、構成種にはたとえばダチョウ、レア、キーウィのほか、絶滅したモアやエピオルニスなどがあり、生息地はいずれも、かつて超大陸ゴンドワナをなしていた南半球の陸地である。*訳注5 ヒクイドリ目はヒクイドリ3種と絶滅を免れたエミュー1種からなり、分布域はオーストラリア、ニューギニア島、さらにはメラネシアの一部の島々だ。頭蓋頂部の大きな骨質突起を特徴とするヒクイドリは、おおむね単独で森の中に棲んでいる。対峙すると攻撃的になって、爪のある大きな足で危害を加えてくることもある。とはいえ、もっぱらささやかれているように、ヒトを死に至らしめることもあるのかというと、さすがにこれはかなり大げさであるように思われる。

ヒクイドリは鳥類学者にとっては鳥であり、ニューギニア高地の周辺部族にとってもそうなのであるが、カラム族からすると違うのである。どうしてこんなことがありうるのか？――バルマーはヒクイドリが鳥でないのだとすればどんな理由があるのか考え、ある程度自明な点をいくつか挙げている。すなわち空を飛べないということ。翼が退化して羽毛はなく、とがった羽軸のみが残っているということ。カラム族にとってなじみのある鳥と比べ、きわめて大型だということ。さらにはほかの鳥と違って、骨が非常に丈夫でがっしりしているということ――。そして、なぜヒクイドリが鳥でないのかとカラム族に素朴に問いかけてみたところ、さらに2つの答えが返ってきた。羽毛はないが「体毛」がある、そして、頭蓋骨に対して脳みそがすこぶる小さいということだ。たしかにヒクイドリの羽毛は体毛のように見えるので、この特徴をもってほかの鳥と区別するのはうなずける。バルマーはそう考えたが、しかし、脳の大きさについての言及があったことには驚いた。カラム族による動物の分類法のうち、頭蓋の構造や頭蓋と脳の比率が関連するケースはほかになかったからである。そこでよくよく考えた末に着目したのが、ヒクイドリの頭のてっぺんにある大きな骨質のとさかで、これを頭蓋の全体と見れば、なるほど脳の占める割合はたしかにとても小さいのだ。

カラム族がヒクイドリを鳥に分類しないのは、こうした身体の構造的特徴をもれなく考慮したうえでのことだろうが、バルマーによると、これだけで十分な説明になっているとは言いがたい。というのも、カラム族の文化ではヒクイドリを狩猟する行為が特別視されていて、ここには、ほかの動物の狩猟に比べて厳しいルールが存在しているからだ。たとえばヒクイドリ狩りをしようとする者は、さまざまな対象物や活動を言い表すときに、日常語を使ってはならない。またヒクイドリを殺めるときには、血が一滴でも流れてはならない。そのためにはわなで捕らえるか鈍器を使う必要があって、さらに、命を奪った当人が心臓を食べるという決まりもある。ヒクイドリを殺したり食べたりした者は、カラム族のしきたりでは不浄だとみなされるので、1カ月間はタロイモを植えることも畑に近づくことも許されない。調理や摂食をする場所は、儀式のときを除いて必ず森の中か林縁でなければならず、調理に使った道具は、タロイモ畑付近の集落へ持ち帰ってはならない。そのうえ成鳥であれ雛であれ、生きたまま家や畑に持ち込むことは禁じられており、これはほかの民族グループの慣例とは著しく異なっている。日常的にヒクイドリの雛を集落で育て、物々交換したり食料にしたりする民族も存在しているのだ。このような決まりがあるため、カラム族がヒクイドリ狩りをする際には1度にたった1、2人の男性が参加するのみで、これでは狩猟というよりむしろ決闘である。

カラム文化におけるヒクイドリの位置づけを探るなかで、バルマーは、カラム族が耕された世界と森の世界のあいだの物理的および儀式的な区別を重要視していることを発見した。この区別は、神話

＊訳注5　現在のアフリカ、南アメリカ、南極、オーストラリア、インドなどは、ジュラ紀前期から白亜紀後期には南半球に位置する1つの超大陸だったと考えられている。

やさまざまな文化的慣習で強化されている。カラムの景観における儀式構造と情報提供者からの多くの意見や報告にもとづいて、バルマーは、ヒクイドリは鳥ではなく、森の「準人間」であり、カラム族の「隠喩的交差イトコ」であるという結論に達した。

これらの生き物を殺すというのは、いわば人間を殺すことに等しい。人間を殺した者は不浄(asn)とされるが、これはヒクイドリや犬を殺生した場合でもまったく同じである。さらにまた別の点でも、ヒクイドリ殺しは殺人と同罪だと言える。ヒクイドリを殺した者はその心臓(mdmagl)を食べなければならないが、これは殺人者に課せられる義務と変わらないのだ。もっとも人殺しの場合は犠牲者の本物の心臓を食べるかわりに、できだけ早急にブタを殺し、料理して、その心臓を食べるのだが。……(中略)……話によれば、ヒクイドリの心臓を食べて霊魂を森へかえさないと、ふたたびヒクイドリを狩ることは許されないのである。[9]*訳注6

アメリカの感謝祭の七面鳥にひそむ初歩的なコスモロジーに詳しい人なら誰でも理解できるだろうが、狩った鳥を食べることは単なるディナーではなく、はるかに意味深長なものである(食欲を満たせることには変わりがないが)。今日の先進社会では、徹底的に加工を施された市販食品が一般的だが、人類史の大半においては、食べ物は自然に属しているものだった。こうしたヒトと自然界の関係は、スティーヴン・ケラートが述べているように、各種の「バイオフィーリア的価値」と呼ばれる要因によって媒介される。[10] ヒトは自然と高度な絆で結ばれているというエドワード・O・ウィルソンのバイオフィーリア仮説にもとづいて、ケラートはヒトと自然環境の関係に影響を与える10個の価値を指摘している。それには、功利主義的、生態学的、科学的、美的、象徴的、道徳的といった関心事項が含まれており、これらのさまざまな関心事項に与える重みによって文化の違いが生じる。文化が何を重視し何を重視しないかに注目すれば、その文化が周囲の世界における事物や存在とどのような関係にあるのかを判断するのに役立つ。

ヒトが自然界の対象をどのようにカテゴリー化するかは、文化と自然の関係によって決定づけられるものである。ニューギニア高地を訪れ、ヒクイドリを見たラルフ・バルマーは、西洋における科学的・功利主義的な原則にもとづいて、これを鳥に分類した。あるいは、鳥類への関心がはなはだ大きかったことから、バルマーの美的感覚も入り混じっていただろう。カラム族だって同様だ。ヒクイドリを分類するにあたっては、心のなかの功利主義的・美的価値観がよりどころとなっていたのである（ヒクイドリは食料になるうえ、骨やかぎ爪は道具にもなるし、羽毛は被り物の材料にもなる）。しかしここには、強烈な象徴的・道徳的要素があったことも間違いない。アメリカ人にとって七面鳥がただの鳥でないのと同じように、カラム族にとって、ヒクイドリは鳥ではないのである。

アメリカ人／カラム族による七面鳥／ヒクイドリの分類——この民族生物学的な分類の背後には、総称種の概念が潜んでいる。総称種の本質的な特徴が何であるかについては俎上にあがることすらめったにないのだが、それにもかかわらず、これは文化的分類を決定づける一因となっている。文化ごとに共有されている知識には、顕在的なものと潜在的なものがあるが、潜在的知識がどのように系統立てられ、共有されるのかというと、1つには自然な分類体系、いや少なくともその文化において自然だと考えられる分類体系が用いられる。それゆえ、エスコフィエの料理が食料か燃料かを判断し

＊訳注6　カラム族にとって「*mdmagl*」は「心臓」のみならず「魂、生命力」を意味する言葉でもある。

たとき、私は既存の分類体系を利用していたということになる。この分類の「規則」はたしかに複雑だが、少なくとも私にとっては、潜在的かつ絶対的なものでもある。なぜそのように区別したのかについて考え出さない限りはそうなのだ。

## ピザかどうか？ 脳内のカテゴリーと分類

ヒクイドリと七面鳥の文化的分類についてくまなく見渡そうとすれば、認知プロセスのさまざまなレベルにまで話が及ぶことは明らかだ。一方にあるのは数々の文化的要因、集団的・個人的記憶、特定の学習経験……などで、これらすべての影響のもと、個人や文化による動物分類が形成されているだろう。その一方、ヒクイドリの写真を見せて「これは鳥ですか？」と尋ねてみたとする。カラム族からはすぐさま「ノー」という答えが返ってくるだろうし、生物学的分類法に慣れ親しんだバードウォッチャーなら「イエス」と即答するはずだ。これは「ヒクイドリ」という対象が脳内に何らかの形で保存されていて（特定の保存領域があるとは限らない）、分類を問われればたちどころに呼び覚まされるためである。既存の分類体系にあてはめた対象をただちに想起する技能というのは、日常生活でも必要とされる場面が多々あるのだから、カテゴリーを適用するという認知プロセスは、カテゴリーを定義するという認知プロセスがそうでなくても、無駄を省いた認知プロセスだと考えられる。

人類学者が「なぜ？」と問えば、分類に影響しうる文化的要素をいくつもいくつも調べることになるので、事態はややこしくなる。ヒクイドリがなぜ鳥であるか説明することは、なぜ鳥でないかを説明するのとほぼ同じくらいの大仕事なのだ。いっぽう、心理学などの認知科学では「どのように？」と問われることが多い――つまり、ヒトはどのようにカテゴリーを作り、学習し、使用するのか？

これに答えるためには、カテゴリー化や分類を単純化した実験・課題を開発し、それに伴う変動要素をコントロールしたうえでの研究が欠かせない。

カテゴリー化の認知的基盤については、心理学分野での研究が大いに蓄積されているのだが[11]、それもそのはず、ヒトの精神が用いる道具として、カテゴリー化ほど重要なものはほかに多くはないからである。実験で用いられるテストには数種類あり、いずれもカテゴリー学習における心理学的要素が多面的に引き出せるように意図されている。使用するのは点などの印を無作為・作為的に打った数枚のカードであるため、ちょっと人為的ではないか、との印象をもたれるかもしれない。しかしヒトが用いるどんな分類体系にしても、ある意味、人為的ではないだろうか。私たちが精神の働きによって秩序立てているのは、根本的には無秩序な世界だからである。

ヒトはどのようにして知覚的カテゴリー――「同じグループに属すものの集合体」[12]――を学習しているかというと、認知心理学の研究ではっきりしているのは、少なくとも４つの主要アプローチがあるということだ。ここにはきわめて興味深く有益な研究成果がある。パーキンソン病などの脳疾患患者によるカテゴリー学習では、１つのアプローチのみがうまく働き、それ以外のアプローチはそれほど機能していない場合があるのだ。つまり、私たちは脳内のさまざまな経路によってカテゴリーを学習しており、１つのカテゴリー（に相当するもの）を認識するにしても、さまざまな認知経路が働いているということである。

規則にもとづく学習は、おそらくカテゴリー学習のもっとも直感的な形式だ。これは、はじめに明示的な推論によって規則を作り、さまざまな対象にあてはめるというアプローチである。そうすることによって、それぞれの対象が、規則にもとづいたカテゴリーに属するかどうかを判断する。規則は、こうした判断を下す物が識別でき、別の観察者に提示できるという意味で、明示的である。たとえば

「ハンバーガー」というカテゴリーは、「半分に切ったロールパンに牛ひき肉をはさんだサンドイッチ」という規則で定義できる。チーズをのせてチーズバーガーと呼んだり、ほかのトッピングをいくつも追加したりできるが、それでもハンバーガーであることに変わりはない。私が長年住んでいたニュージーランドには、目玉焼きとスライスビーツをはさんだ伝統的なハンバーガーがある。これはアメリカ人である私のハンバーガー観を混乱させるものだった。とはいえ、変わり種のハンバーガーであるにしても、ハンバーガーであること自体は疑いの余地がなかった。トッピングによっていくらバリエーションが増えても、たいがいは基本的な規則のほうが優先されるのだ。一方、牛のひき肉が別種のひき肉（羊、豚、七面鳥など）だったら、ハンバーガーだと言えるだろうか？　多くの人は首を横に振るだろう。それは明らかにハンバーガーに類するものだけれど、「本物」ではないのだと。歴史や文化などさまざまな理由によって、「ハンバーガー」というカテゴリーは肉の種類によって決定される。わんさと存在するトッピングの種類は、決め手ではないのである。とはいえ、私たちは多数の規則によってカテゴリーを定義する場合もある。ヒトの精神が一度に処理できる規則の数には、むろん限界があるのだが、たとえば生物学的分類法などのようなきちんとしたカテゴリー体系には、当然、いくつもの規則が存在しているのである。

カテゴリー学習にはほかに、プロトタイプ学習や事例学習にもとづくもの、さらにはその両方にもとづいた学習もある——ただし、この2つの学習には大した違いがないと見る向きもあって、ちょっとした論争になっているが[13]。プロトタイプというのは、ほかのすべての事物を検証するための基準となるもので、これをもとにカテゴリーを定義することができる。つまり、ある事物がプロトタイプから大きく逸脱していなければ、そのプロトタイプによって定義されたカテゴリーに分類できるというわけだ。一方、カテゴリーは、そのカテゴリーの事例を調べることによっても定義・学習することが可能である。そのカテゴリーに包括される事物には、もれなく、何らかの共通した属性があって、その属性によってグループ分けの正しさが保証されているのだが、しかし、典型《プロトタイプ》と呼べるような事物は1つもない。そのカテゴリーがどのようなカテゴリーであるかを、事例を通じて把握することによって、新たな項目をそのカテゴリーに含めるべきかどうかを決められる。

「ハンバーガー」とはどんなカテゴリーなのか？　これは、規則にもとづいて考えるのがもっともわかりやすいだろうが、事例によっても簡単につくり出せると思う。ハンバーガー全般のプロトタイプが存在するかどうかは定かでない。ある種のカテゴリー化と別の種のカテゴリー化を区別する心理的根拠が何であろうと、特定のカテゴリーを定義するために使うおもな方法は人によって異なる。たとえば、はじめて食べたピザがシカゴ風のディープディッシュピザだったとしよう。時間が経つにつれて、ほかのピザを食べる機会も増え、そうした事例を介して、しだいに「ピザ」というカテゴリーが作り出されていく。それは、薄い生地と厚い生地、ディープディッシュ、ハワイ風、さらには大嫌いなもの（全粒粉生地など）さえ含む、かなり包括的なカテゴリーだ（私はバークリーで人格形成期の多くを過ごしたが、さまざまな行事に参加するたびに、全粒粉生地のピザを供されて、何度がっかりしたかわからない）。対照的に、どういうわけかピザの「正統性」にこだわっている人を想像してほしい。彼らにとって「本物」のピザとは、古代ローマの平たい円形のパンから進化して、イタリアのナポリ周辺で生み出され、19世紀半ばまでにその完成形へと達したもののことだ。[14] 生地は薄く、薪《まき》窯《がま》で調理し、トッピングはのせ過ぎない。それ以外のピザはみな、このナポリのプロトタイプを歪曲したものにすぎない。

「ピザ」というカテゴリーの内容は、プロトタイプ志向の人でも事例志向の人でも、それほど大差ないだろう。とはいえ、熱狂的な食通には、これら2つの基本的なタイプがあると思う（もちろん、ほとんどの人はその中間あたりに落ち着き、食べ物や状況に応じて、あるときは事例志向、あるときはプロトタイプ志向になる)。事例志向の人は、テーマごとのさまざまなバリエーションや古い料理の新しいバージョンを楽しみ、食べ物の質を評価する際は相対主義的な方法をとる。プロトタイプ志向の人は、料理の基準となる「オリジナル」に注目するだけでなく、カテゴリーに参照事例を提供するために、「最高」バージョンの形における新しいプロトタイプを探す。もちろん、だからといって、プロトタイプ志向の人が料理のさまざまなバージョンを楽しまないというわけではない。実際、最高のバージョンを見つける楽しみの一部は、その過程で最高に近いバージョンをすべて試食することにある。しかし、地域で最高のバーベキュープルドポークやフランスパン、寿司、ブリートを見つける必要があるのは、プロトタイプ志向の人なのだ。とくにプロトタイプ志向の人がインターネットのレビューで調査結果を公表する場合、その努力の恩恵を万人が受けられる。

規則にもとづく分類をするにしても、プロトタイプ・事例によって分類するにしても、分類の基礎となる特徴・規則・戦略を伝達または言明することは可能だろう。心理学者のグレゴリー・アシュビーらが力説するところによれば、私たちが顕在的・潜在的な記憶形成をもっているのと同じように、おそらく潜在的な方法で学習・使用されるカテゴリーもある。それゆえ、事物を何らかのカテゴリーに分類した理由について、分類した本人がもれなく明示することは難しい[15]。こうした潜在的な形式の1つは、情報統合カテゴリー形成と呼ばれている。分類対象が何であれ、このカテゴリー化は、カテゴリー化しようとしているものの少なくとも2つの(場合によってはそれ以上の)異なる構成要素が統合された後にのみ行われる。

情報統合カテゴリー化の例は、経験豊かなシェフが一切れの肉を目的の焼き加減に調理するときに見られる。慣習的な焼き加減は、かなり厳格なカテゴリー尺度を形成する——ブルー(表面は焼けているが内部は温かいだけ）、レア、ミディアムレア、ミディアム、ミディアムウェル、ウェルダン。切ったり、色を見たり、味見をしたりできれば、肉を正しい焼き加減のカテゴリーに入れるのは比較的簡単だ。温度計を使って焼き加減を測定することもできる。薄切りの肉では難しいかもしれないが、ロースト用の厚切り肉でならとても簡単だ。しかし私たちは、優秀なシェフなら肉を切ったり試食したりしなくても、さらには温度計を使用しなくても、希望の焼き加減に調理できると思っている。望ましい焼き加減にするには、肉の種類、厚さ、脂肪含有量、調理器具の熱伝達特性、実際に生み出される熱量を考慮しなければならない。シェフは視覚、触覚、嗅覚、さらには直観的な時間感覚にもとづいて、調理中の任意の時点で肉がどのカテゴリーに属しているかを判断する。大規模な業務用厨房では、このプロセスを標準化するさまざまな方法（肉の厚さの均一化、グリル温度の一定化）があるが、本物のシェフは、肉がいつ焼き上がるのかをどのようにして知るのかを言葉で正確に伝えるのに苦労する。食品科学者のハロルド・マギーが言うように、「肉の焼き加減を確かめる一番よい方法は今でも、料理人の目と指を使うことである[16]」。これが本当に意味するところとは、経験が重要であり、焼き加減の判断は、顕在的なプロセスではなく、潜在的なプロセス（シェフの脳内）を介してなされるのが一番だということだ。

最後にもう1つ、「天気予報」戦略と呼ばれるカテゴリー学習もある。これは潜在的戦略の一種で、その名は、この種のカテゴリー化を調査するために使用された心理テストにちなんでいる[17]。簡単に言えば、私たちが使っているカテゴリー体系の一部には、元来確率的であるものがある。事物はカテゴリーに分類されるが、そのカテゴリー分けが正しいという確証はない。これは、分類がでたらめということではなく、正しいだろうという確率的な予想によってのみ、諸々の決定が下されているということだ。ずいぶん奇妙な話ではあるが、こんな状況を仮定してみよう。目の前にこれまで食べたことのない20種の食べ物があると想像してほしい。課題は、それらを4つのカテゴリー——とてもおいしそう、まあまあおいしそう、やや不味そう、とても不味そう——に分類することだ。食べ物の好き嫌いに関する自分の潜在的知識にもとづけば、これはとくに難しい作業ではないはずで、明確に4つのカテゴリーに仕分けられるだろう。ただしこの仕分けは、確率的な予想のみにもとづいているので、その食べ物を味わった経験がなければ、正しいカテゴリーに分類されているかどうかを知る術はない。これは、なじみのないレストラン、とりわけ変化の激しい、非常に創造的な料理を出す高級レストランに行くという現実世界の経験によく似ている（うーん、私はウズラのポーチドエッグも圧搾したスイカも好きだけれど、ニューメキシコ州の伝統的な揚げパン、ソパピヤを現代的に解釈した料理です、といって両方いっしょに出されたらどうだろうか?）。

ヒトの脳は、多種多様な戦略とさまざまな感覚入力を使って、現実世界や想像上の膨大な現象に分類を与える。だから、神経解剖学にもとづく研究によって、カテゴリー化には複数の脳領域と経路が関与していることが明らかにされても、何ら驚くにはあたらない。キャロル・シーガーとアール・ミラーが書いているように、

> 脳に単一の〈カテゴリー化領域〉があるわけではない。カテゴリーは脳全体に分散して示され、複数の神経系が関与している。……（中略）……カテゴリー化作業は混じりけのないプロセスではなく、任意のカテゴリー化問題を解決するために、複数の神経系が動員されることもある。[18]

カテゴリー化に関係する脳領域には、下側頭回の高次視覚連合野が含まれており、これは顔などの

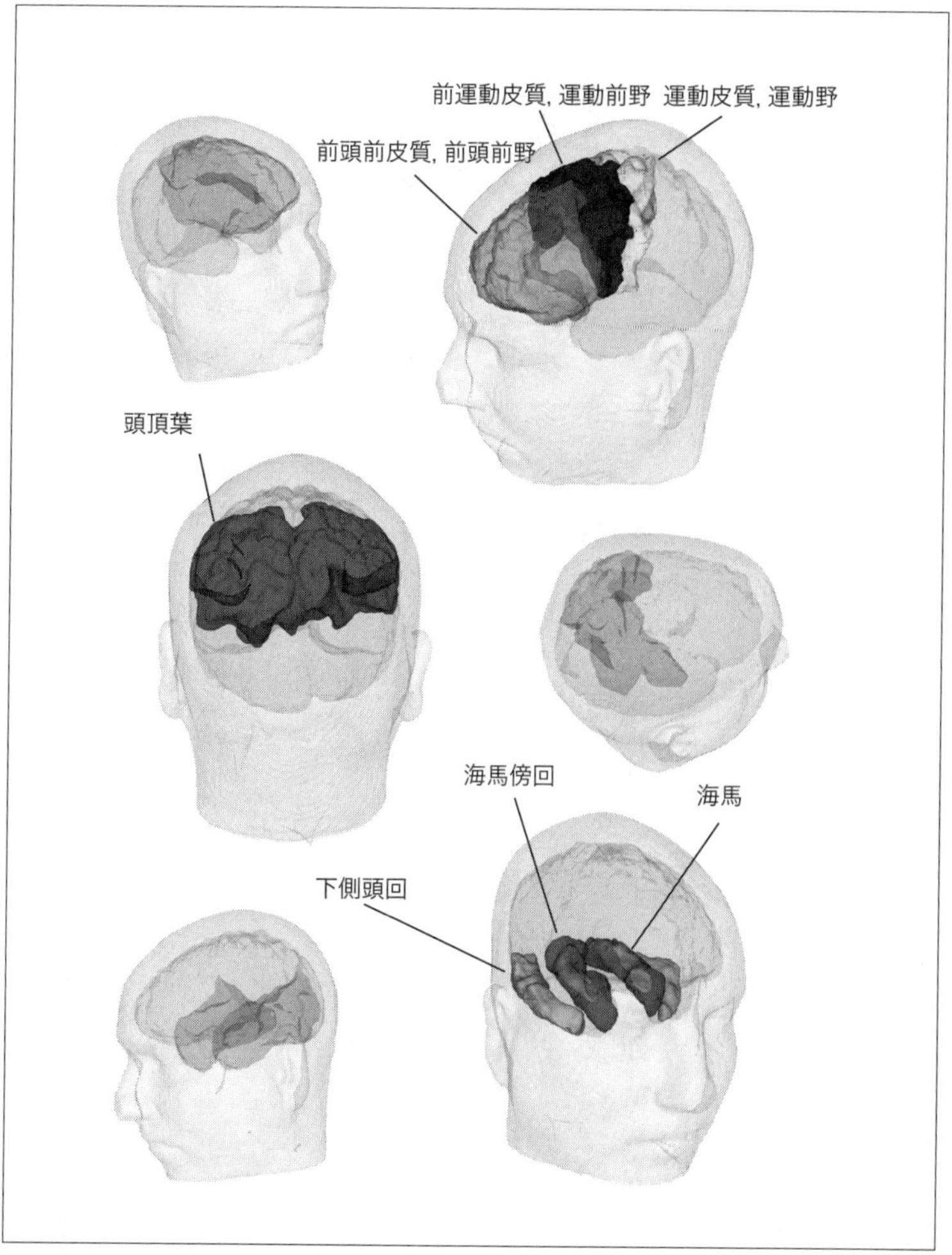


脳におけるこれらの多様な機能領域はみな、作業の性質とカテゴリー化しようとしている内容に応じて、カテゴリー化作業に関与する。

事物を形にもとづいて分類する際にとくに重要な領域だ。同様に、ほかの感覚様相（嗅覚、聴覚、触覚）に対応する連合野も、おそらくカテゴリー処理に関与している。前頭前皮質は、抽象的な、規則にもとづく区別において活性化し、頭頂葉皮質はカテゴリーの区別を視覚空間処理に結びつける。前頭葉の前運動皮質と運動皮質は、カテゴリー化活動の結果によって何らかの行動が必要になるときに作用する。内側側頭葉と海馬の学習・記憶機能は、カテゴリー学習および異なるカテゴリー間の相互参照にとってきわめて重要だ。試行錯誤によってのみカテゴリーを決定できる形式の潜在的カテゴリー化は、大脳基底核など、皮質と皮質下構造をつなぐネットワークに依存している。

カテゴリー化し、カテゴリーにもとづいて決断・行動する能力は、人類の進化とほかの動物の進化において積極的に選択されてきた。カテゴリー化能力は、種の行動・生態の全体を背景として、自然選択によって形作られてきたのだ。たとえば、すべての社会的霊長類は、社会集団内での役割を果たすために、さまざまな感情に対応した表情を分類できなければならない。脳機能イメージングの結果によれば、ヒトの顔処理に利用されるネットワークは、大脳皮質、大脳辺縁系、大脳基底核など、数多くの脳領域の至るところに分布している[19]。イヌは訓練によって、ヒトに役立つさまざまな基準にもとづいてにおいを分類できるようになる。この能力はおそらく、イヌがその独自な嗅覚世界を探索するときに使う潜在的カテゴリーによるものだ。ヒトにおいては、記憶の場合と同じく、言語の力によって、カテゴリー化は潜在的なレベルから明示的・陳述的レベルへと移行する。

動物は、（潜在的分類にもとづいて）食物と非食物を区別できなければならない。これは安全のためだけでなく、エネルギーの浪費を避けるためでもある。食べ物のカテゴリー化がヒトにとって非常に重要である理由の1つは、おそらくそれがどんなに複雑で、「自然」界から懸け離れ、やや高次の観念形態に属していても、最終的には、食物と非食物を区別するというきわめて基本的かつ根本的な必要性にせまられるからだ。食べ物を探索するという行為の根本には、心のなかの激しい動きがあり、思い通りの食べ物が得られたときには、認知報酬系が働くことになる。その結果として、食物カテゴリーは何にも増して早急に決定・思考されるのであり、このような切迫性を伴うものは食べ物以外にないだろう。したがって、少なくとも一部の人々にとっては、シカゴ風のディープディッシュが「本物」のピザであるかどうかは、とても重要なことなのだ。

## なぜダイエットには名前や形が必要なのか？

減量のために食事を変えるとき、名前のついた食事法じゃないとイヤ、という人は少なくない。アトキンス・ダイエット、ゾーン・ダイエット、サウスビーチ・ダイエット、パレオダイエット——これらはほんの一例にすぎず、実際には文字通り何百種もの食事法に名があって、何年にもわたって取り組まれ続けている。食事に名前がついているという事実はたくさんのことを物語っているだろう。すなわち、その効果がすでに試されてきているということ。支持する人や組織が存在しているということ。そして、減量中だけに食べるものなので、ふだんの標準的な食事とは対照的だということ。さらには名前のついた食事法を始めることによって、自分の状態が変化したのだと、すなわち自分のカテゴリーが変わったと知ることもできるのだ——すなわちかつてはただの摂食者、今やダイエット中の摂食者。こうした状態の変化を自他双方にはっきりと示すことには間違いなく心理的効果があって、減量という難題への取り組みはますます加速することになる。

とはいえ食事を一新しようという動機は、むろん減量だけではない。私は食事を切り替える目的がダイエット以外にある場合、その多くを「悟りによる食事」という名で呼んでみたい。たとえば肉を食べるのが一般的な文化においてなら、菜食主義《ベジタリアニズム》や完全菜食主義《ビーガニズム》が悟りによる食事だと考えられるし、地産地消だって別の意味で悟りによる食事だと言えるだろう。悟りにはさまざまなタイプがあって、そこへ通じる道のなんと多いことか――食事の悟りについても、まったくこの通りである。あるいは、「なるほど！」という瞬間を経験することもあるだろう。ジョナサン・サフラン・フォアは、菜食主義を幅広く論じている『イーティング・アニマル』において、この瞬間を「いままでどうしてそんなことに気づかなかったんだろう、どうしてだれも教えてくれなかったんだ！」的瞬間と呼んでいる。[20] 彼は9歳のときに、食事で食べていたチキンが以前は実際にニワトリだったという事実を知ったのだ。その一方で、悟りは、教育や熟考の時期を経て、ゆっくりとやって来ることもある――たとえば、フォアの本を読み、その議論をじっくり考えた後にベジタリアンになる人もいる。宗教的な食事も悟りの食事だが、その食事に含まれる食べ物の性質についてはあまり問題にされない。

暗闇から抜け出し、光の差すほうへ目を向けるということ――。私たちはここにこそ、ぜひとも変化しようという、すこぶる強力な動機を見出すことができる。というのも、食事法が威力を発揮する要因は何なのかといえば、規範的な食事のほうにはだいたいにおいて名前も分類もない、という点が挙げられるのであって、おそらくは「育ち盛りに食べた～」「うちのおふくろの味は～」「かつての食習慣は～」などと人それぞれの言い方があるだろう。名前もなければ分類もないものごとが存在する場所は、精神における一種の認知的な暗がりのなかである。たしかに暗示的知識というのは実在もし重宝するわけでもあるが、あえて引っぱり出そうとしない限りは、いつまでも意識下にとどまったままなのだ。では、どうすれば意識下にあるものごとや概念を引っぱり出せるのかというと、それが名前を与えるという行為である。それゆえ名のついた減量食の数々は、暗黙の食習慣を認知の光で照らし出すという意味において、悟りによる食事と言うことができる。

なるほど私たちは潜在的カテゴリーを使用しているわけだが、ヒトがほかの動物とまったく別の生き物である所以は、顕在的なカテゴリー化を行うという点にあるだろう。顕在的カテゴリーを形成するには、モノや観念のラベリングが必要なので、この分類プロセスの中核にあるのは言語である。言語に対するヒトの能力には目を見張るものがあり、平均的な英語話者の語彙量は高校卒業時点で約４万語、さらに地名・人名・慣用表現なども加味すれば、その数は相当なものになるだろう[21]。『オックスフォード英語辞典　第二版』（ＯＥＤ）の見出し語数は、現在使用されている語が17万１４７６語で、廃語が４万７１５６語[22]*訳注7。その半数以上は名詞で、４分の１が形容詞、７分の１が動詞、残りは前置詞などであるため、英語では全単語の約４分の３が「実在、性質、状態、行為、概念」の名称を表すか、あるいはこれらを修飾するものなのである（引用部はメリアム・ウェブスター辞典オンライン版、「名詞」の項より）。おそらくは他言語においても、語彙数が名詞と形容詞に偏っていることだろう。

何万語もの言葉を難なく習得してしまうヒトの能力は、大型類人猿のシンボル学習能力をはるかに上回っている[23]。手話の学習にもっとも熟達したサルであっても、使えるシンボルの数は約１００個にすぎないのだ（これはこれでかなりすごいことであるが）。どうして私たちは膨大な数の語彙を手にすることができたのか？　一部の人類学者や言語学者によれば、ここにはホモ・サピエンスの発明があった。すなわち、文法規則――事物と行動（発声・発話）を結びつける手段である[24]。文法の起源をたどっていくと、発せられた言葉の連なりが何らかの役に立つためには、品詞を示す規則がなくては

＊訳注7　『日本国語大辞典　第二版』の項目数は、古語や方言も合わせると約60万語に及ぶ。

ならない、という事実につきあたるのではないか。そうでないと、話者同士が理解し合えないからだ。この観点に立てば、文法とは、事物と観念（つまり言葉）をどのように結びつけているか、その象徴的なつながりを他者にも理解できるようにするための顕在的な規則ということになる。また、各個人の心内にある言葉を関連づけるための潜在的な規則も存在するはずで、カテゴリー学習にまつわる心理学研究では、そうした潜在的規則がいくつか明らかにされている。文法規則とはすなわち、世界を概念化するための方法の表象である。

文法を生み出したのは、言葉を保存・処理する能力にすぐれた、概して大きな脳である。このような考え方がある一方で、ほとんど真逆の見解も存在している。つまり、ヒトには生得的に生成文法が備わっていて、それが子どものころに発達していく、という見方（ノーム・チョムスキーによる1950～60年代の著作群に端を発する）である。「ほとんど真逆」と言ったのにはわけがあって、そもそも生成文法の考え方については疑問視する向きがないわけではない。コンピューターを駆使したモデル化や、動物のコミュニケーション形態に関する研究（類人猿の手話学習について、など）からの批判もあれば、脳機能イメージングや、文法構造の言語間差異を根拠として、否定的な見方がされることもあるのだ。しかし、言語が脳の機能的解剖学において、さらには人類の進化において特別な地位にあるという考え方は、それでもなお退けることができない[25]。言語の認知的中核については、たとえ生成文法とは言えないにしても、深層構造として定義することは可能なのである。

話題が言語進化のほうまで逸れてしまったが、それは単語やラベルの重要性を強調するため、そして、単語やラベルには環境に対するヒトの関わり方が浮かび上がっていることを指摘するためである。しかし重要なものすべてに言語的ラベルが与えられているわけではない。誰もが文法規則と品詞を使ってはいるものの、実際にラベルを与えるという行為には、学問的な側面がついてまわる。似たような状況は、「規範的食事」でも見られるのではないか。規範的な食事とはもはや、人間存在の一部としてすっかり溶け込んでしまっているものなので、この食事は間違っているんじゃないかと思ったり、別種の食事と天秤にかけたりしない限りは、その全体像が明示的に意識されることはない。すなわち心的な食物観・食事観というのは、深層の認知的要素によって支えられているのだ。このような認知のしくみが発達するのは必然的だといえるだろう。というのも、（食べ物にまつわる）複雑な世界を生き抜くには、認知プロセスが効率化される必要があるわけで、これは言語における創発的文法*訳注8の考え方とも一致する。このような食物観において重要なのは、食べ物のカテゴリーを潜在的に理解することである。

各国政府は食生活改善を公的に呼びかけているが、この試みが悪戦苦闘を強いられているのも、おそらくは国民の深層に「規範的食事」観があるためではないだろうか。政府がどんな方法をとっているかというと、たとえば理想的な食事バランスについて、「公式」のイラストで公表するのが一般的であり、おおむね最新の栄養科学を反映したこのイラストには、ヒトの健康維持に関する国際的な合意点が盛り込まれている。ジェームズ・ペインターらは12カ国のフードガイドを調査した結果、「穀物、野菜、果物をたくさんとり、肉、牛乳、乳製品はひかえめに——というのが各国のイラストに共通する、中心的な推奨ポイントであった」としている[26]。驚いたことに、フードガイドに示されている食べ物やその分類には、各国の独自性もなければ伝統的な色合いも見られない。栄養科学的な観点が前面に押し出されているだけなので、いささか無表情なのである。さらに重要なのは、こうしたガイ

＊訳注8　文法は日常的な使用によって形作られていくものだとする立場。

ドを作成しているのがだいたい医学・公衆衛生分野に属する人間だということで、そちら方面の関心が色濃く出ているほか、もちろん食品産業の経済的な事情も加味されているのである。[27]

一方イラストの形は、内容に比べてバリエーション豊富である。アメリカで認知度が高いのはピラミッド型のイラストで、フィリピンやプエルトリコでもこの形が採用されている。[28]中国と韓国は5層の仏塔型で、オーストラリア、ドイツ、ポルトガル、スウェーデンは円形、イギリスとメキシコも円形ではあるが、円をお皿に見立てている点に違いがある（アメリカ政府は２０１１年の夏に、ピラミッド型から皿型への変更を発表した）。ピラミッドと仏塔のデザインは上層へ向かうにつれてサイズが小さくなっていて、最下層に示された食物群ほど摂取すべきで、上層ほど摂取を控えるべきということがわかりやすい。円形タイプのイラストは、基本的にはパイグラフ（円グラフ）に手を加えたものだ（が、残念ながらグラフはパイ型であっても、パイという食べ物は推奨されていない。甘いものにせよ、塩味の効いたものにせよ）。

もっとも型破りなのは、虹の一部をかたどったカナダのイラストではないだろうか。もっとも摂取すべき食べ物が虹の外側の帯に示される一方で、内側の小さな帯には控えるべき食べ物が描かれているが、このイラストでは虹の全色どの食べ物も摂取するように、とされている。日本のイラストもほかとはちょっと毛色が違っていて、描かれているのは独楽《こま》のイメージ。つまりピラミッド型を上下逆さにして、よりダイナミックにしたものだ。[29]独楽は日本の伝統的なおもちゃなので、イラストを見れば日本文化が意識されることになろう。身体の運動とバランスのとれた食事によって、この独楽はぐるぐる回り続けて倒れない。そのようなことが表現されているうえ、独楽の心棒にまで意味がある——水とお茶。しかしながら食物カテゴリーの内訳については他国とほぼ同じである。

このようなイラストに添えられたタイトルはいずれも控えめな表現で、物腰柔らかな姿勢が貫かれている。日本だと「あなたの食事は大丈夫？」、オーストラリアの円形イラストでは「毎日いろいろな食べ物を味わいましょう」。スウェーデンの円形イラストには「フード・サークル」というわかりやすいタイトルが付けられており、その下には「毎日、各グループから分け隔てなく——繊維が豊富で低脂肪の食品を選択しましょう」と書かれている。「ハリウッドスターの秘密の食事法！」とか「こんなふうに食べないと、とんでもないことに！」などと書いてある国は1つもない。

　しかしながら、食物イラストを用いて政府が公式に推奨している食事には、名前が与えられていない。というのも、名前のついた食事に切り替えるのは一大事なのであって、言うまでもないが、それは意識的に「変わろう」と決心すること、居心地のよい「ふつう」の摂食習慣から手を引くということを意味するのだ。栄養学者たちは、「食事」というカテゴリーにおいて何かを推奨するのは、国民から要求過剰な脅しととられかねないことをわかっているため、どうにか規範的食事の範囲内で変化を促せないかと考えている。が、ここで必ずジレンマに陥ってしまう。名前をつけなかったらつけなかったで、重要なメッセージを届けることができないのだ。名詞や名前の力を借りなければ、私たちの頭はどうしても雑然としてしまい、そこから個々の事物を取り出すのが困難になる。この名無し状態を打開するために、政府はイラストを使用している。何かを象徴するにあたって、形というのは言葉に劣らず効果的だと考えているためだ。それにはこんなメッセージがある——これは「規定食」ではありません、単なるアドバイスにすぎないのです、ヘルシーでバランスのとれた食習慣を心がけましょう。しかしながら、こうした穏やかなアドバイスでは、おそらくそれほどの効果はあがらない。そこに立ちはだかっているのは、子どものころからしみついた、根深い認知パターンだからである。したがって、もっとあからさまなメッセージを送ったほうがよっぽど効果的ではあるのだが、それだと今度は要求過剰で、威圧的になってしまう。

## 良いものと悪いもの

「良い」食べ物を「悪い」食べ物から区別するのは、ある意味では非常に簡単だ。要するに口に合うかどうか、空腹感が満たされるかどうかの問題であって、何かを食べたとき、仮にそれが好みじゃなかったり、味、におい、見た目によって気分が悪くなりそうだったりすれば「悪い」食べ物、一方で、それが好きな味だったり、目前の身体的欲求がはっきり満たされたなら、「良い」食べ物ということである。私たちは気分が悪くならない食べ物なら、とりわけ好きではないものでも食べるようになる。つまり、ほとんどすべての食べ物が「良い」食べ物に分類されうるのであって、というのも昔、親からこんなことを教えられなかっただろうか?――すなわち、腹が減ってりゃなんでもうまい、と。ただし食べ物の良し悪しは、それを食べる状況に強く影響されることに留意してほしい。

良い/悪いには道徳的な意味も含まれており、この道徳という観点においてこそ、食はますます興味深いものとなる。宗教にもとづく食の禁止に違反することは、明らかに道徳上の違反とみなせるが、もっと微妙なレベルではどうだろう? 栄養学と医学・公衆衛生学によって悪いものと判断された食べ物は、おそらくホモ・サピエンス史のなかで類を見ない道徳的ジレンマをもたらすことになる。味が良くて、短期的には悪影響もなくて、手軽に入手できる食べ物は、長期的には身体への害となって、命取りになる場合さえあると考えられている。したがって、そうした食べ物を摂取することは、意志力の明確な欠如を証明するものとしてみなされるかもしれないし、ほかの不道徳な影響に対する脆弱性を示唆するものとして、さらには多くの信念体系における別の道徳違反である自殺の緩やかな形態としてさえみなされる可能性もある。

マイケル・ポーランが指摘するように、栄養科学によって有罪宣告されているのは、食べ物そのものではなく食べ物に含まれる物質だ〔30〕。つまり特定の脂肪や炭水化物、さらにコレステロールは、もはや食べ物の基本的な構成要素ではなく、汚染物質とみなされているわけである。この詳細については本書では扱い切れないが（興味のある方はぜひゲーリー・トーベスの著作を参照してほしい。１つの見解が熱く語られているので）*訳注9、間違いなく言えるのは、そもそも公式の方針が（医学界、栄養学界、政府によって）示されたために、特定の食べ物や物質が悪者とされるようになったということだ〔31〕。むろん、こうした動きに食品業界は反対――悪者とされた食べ物の販売を続けることで、既得権益を得られるからである〔32〕。

悪者扱いされている食品成分の最たるものがコレステロールで、少なくともアメリカでは、1960年代以降、臨床、公衆衛生、栄養学の分野で「活動の荒波」を引き起こした〔33〕。総コレステロールとLDLコレステロールの血中濃度の上昇は、心血管疾患のリスク増加と関連している。さまざまな脂肪の摂取は、LDLおよびHDLコレステロールの血中濃度に影響を与える。食事性コレステロールは、とくに飽和脂肪の摂取と比較して、総コレステロールを抑える効果があるため、多くの国の保健機関は、毎日のコレステロール摂取の制限を推奨していない〔34〕。それでもアメリカは、コレステロールの1日の摂取量が300㎎を超えないように推奨し続けている。

コレステロール摂取に関するアメリカのガイドラインは、2008年の会議（卵産業が一部出資）で、この分野の専門家によって議論された〔35〕。科学研究にもとづく公共政策を実施する難しさは、一部の出席者によって浮き彫りにされた。

＊訳注9　日本語で読める著作は、『ヒトはなぜ太るのか？　そして、どうすればいいか』ゲーリー・トーベス著、太田喜義訳、メディカルトリビューン、2013年。

コレステロール会議では、食の推奨事項に関するこんな意見が出た。食事パターンは複雑であるにもかかわらず、そこから食事性コレステロールの影響を排除せよ、と推奨することには問題がある。予期せぬ悪影響がもたらされかねない。あるいは複雑な食事モデルを、推測も交えず、事実のみでがんじがらめに決定することも同様である。……（中略）……科学用語を使って食の推奨事項を記述すれば、一般的なアメリカ国民は混乱することになろう。[36]

アメリカの食と公衆衛生に関する組織は、コレステロールを食べるのは悪いという考えを伝えることに大成功した。1970～80年代にかけて、コレステロールと心臓疾患に関する国民の意識は大幅に高まり、あぶら身の摂取は減少した。[37] この作業がスムーズに運んだのは、コレステロールが問題のある食品成分として国民の意識に入る以前、その正体がほとんど知られていなかったためだろう。

コレステロールと密接に関連づけられるようになった食べ物の1つに卵がある。1909年以降のアメリカの1人あたりの卵の消費量を追跡しているアメリカ農務省のデータによれば、おそらくいくつかの要因に関連しているさまざまな変動がみられる。卵の消費量のピークは、第2次世界大戦直後の時期だ（消費量の増加は大戦中に始まっている）。1960年代には消費量が減少した。コレステロールに関する否定的な情報の一部が広く知られるようになったのがこの時期で、ほかの社会変化も卵の消費量に影響を与えたと思われる（たとえば、ベビーブーム世代が成人し、家を出て行ったことなど）。1970年代には、健康コミュニティにおける多くの反コレステロール感情が公共政策に転換され、卵消費の着実な衰退が始まった。1975年、1人あたりの卵消費量は、1909年に記録が保存され始めて以来で最低を記録し、第1次世界大戦中の記録的な低消費年をも打ち破った。卵の消費量は1990年代に至るまで低下し続け、年間1人あたり約230個という最低値を記録した

（最高値は、第2次世界大戦後の年間約400個）。卵の消費量は、1990年代後半からわずかながら増加に転じた。これはおそらく、食事性コレステロールと体内の総コレステロールのレベルのあいだにはあまり関係がないことを示すデータが出されたことによる、反コレステロール的姿勢の軟化を反映している。

コレステロール摂取を制限することの是非がどうであれ、コレステロールがまんまと悪者扱いされ、コレステロールと関連のある食べ物も、少なくとも食の健康に平均的な注意を払っている国民からは「悪いもの」とみなされるようになった（現在でもそうだ）。食事性コレステロールは避けるべきものであることは、今も絶対的真理のままだ[38]。これは、おいしいと感じる食べ物にはコレステロールがつきものであることを考えると、非常に注目に値する。多くの人は明らかに、コレステロールを含む食べ物に嫌悪感を抱くようになった。あるいは、おいしいけれど食べてはならないと思うようになった。その結果、コレステロールを含まない食品は売れに売れた。もともとコレステロールを含んでいなくても（すべての非動物性食品など）、あえて「コレステロールなし」というラベルを付けることで、大いに消費されたのである。皮肉なことに、どういうわけか「コレステロールなし」というラベルによって、飽和脂肪の多いものが良い食品だとみなされてしまった。

ある食べ物に対する反感は、その食べ物を汚らわしいものとみなすことにもつながる。食べない食べ物にも嫌悪感を抱くことがあるのだ（マーヴィン・ハリスは、これを基礎として、西洋人が昆虫食に関して嫌悪感を抱く理由についての議論を展開した）。嫌悪感にはしっかりした進化的根源がある。吐き気をもよおす食べ物は危険であり、その後遭遇した際に汚らわしいものとみなされる。しかし、ヒトの基本的認知プロセスは、ほとんどの場合、文化によって練り上げられる。嫌悪感の比較文化的分析において、ジョナサン・ハイトらは、嫌悪の基本的な感覚が文化的行動や、さらには文化制度にまで強力な影響を与えると主張している。

私たちは、嫌悪感の核心は、食物や食物に含まれる動物性汚染物質を警戒するように仕向ける感情であると主張した。私たちは、アメリカ人のあいだに広がった嫌悪感は、口の守護者のみならず、身体という「神殿」の守護者、さらには社会秩序における人間の尊厳の守護者にまでなったと主張した。そして最後に、私たちは、食物から社会秩序へのこの拡大は、アメリカ人に固有のものではなく、何らかの形で多くの文化で見られると主張した。[39]

これもまた、文化と認知の双方向のつながりを示す例である。脳における進化の基本的な神経経路は、文化を生み出す一方で、文化の影響を受けて再配置される。

嫌悪感に伴うさまざまな身体感覚は、アントニオ・ダマシオのいう「ソマティックマーカー」、いわゆる「直感〔gut feeling〕」として機能する。[40] ダマシオが書いているように、「特定の反応オプションとの関連で悪い結果が頭に浮かぶと、いかにかすかであれ、あなたはある不快な〈直観的感情〔gut feeling〕〉を経験する」。[41] またソマティックマーカーは、計画された一連の行動が、どのような良い結果／悪い結果につながるかを迅速に喚起するため、意思決定に役立つ。嫌悪感と関連のある感情はとても強力なソマティックマーカーであり、実質的に「回避」という一連の行動を強いることになる。

ダマシオがソマティックマーカー仮説をもとに力説しているのは、心と身体が密接につながっているということだ。感覚や感情のなかで経験する身体の感覚は、あらゆる種類の顕在的な認知プロセス（意思決定や社会的行動に重要なプロセスを含む）において、顕著な、ときには潜在的な役割を果たしている。このように、身体と文化は、あらゆる文化で作り出される伝統的な食のプロセスによってだけでなく、心そのものによって動的かつ機能的な方法でもつながっている。良いものと悪いものについての――気持ちがいいものと気持ちが悪いものについての――道徳的決定は、身体的入力によって行われる。食べ物と食事は、深い感情と身体の変化を促す。食と道徳のつながりはかなり簡単に作れるが、これは驚くにはあたらない。

道徳に関する脳の機能的構造――これらの非常に特殊な感情を脳につなげる――については、認知学者の関心が高まっている[42]。予想通りかと思うが、問題の道徳的現象に応じて、脳内の異なるネットワークが活性化される可能性がある。こうした研究の1つの焦点となっているのが、嫌悪感と道徳との関係である。タリア・ウィートリーとジョナサン・ハイトは、被験者に催眠術を施し、特定の単語を読んだときに「嫌悪による短い痛み――胃のむかつき」を感じる後催眠暗示をかけるという興味深い研究を行い、ソマティックマーカー仮説を検証した[43]。64人の被験者の半分は「take」、残りの半分は「often」という言葉を読んだときに、嫌悪を感じるように仕向けられた。各被験者は、道徳的状況に関する6つの文章を読んだ。半分には「嫌悪」語が入れてあり、半分には入っていない。文章をすべて読んだ後、被験者は、シナリオが表現していると思った嫌悪のレベルを1つずつ評価するように求められた。結果は目覚ましいものだったのだ。文章に後催眠の嫌悪語が存在する場合、被験者はより高い嫌悪スコアを与えがちだった。評価についてのコメントを求められると、被験者たちはこんなことを言った。「私は『その言葉』について知っていたが、それでもとにかくむかつき、評価に影響した」「とても気味が悪く、実に不快に思えた」「(なぜ間違っているのか）よくわからないがとにかくそうなのだ」。被験者はまた、道徳的尺度で文章を評価するように求められた。結果は嫌悪の場合ほど目覚ましいものではなかったが、嫌悪語が存在する場合、被験者はその文章を道徳的に間違ったことを描写していると評価しがちだった。

ウィートリーとハイトによれば、彼らの調査結果はソマティックマーカー仮説を強く裏づけている。この場合、人為的に引き起こされた嫌悪感は、あるものが不快なものとみなされるかどうかだけでなく、その道徳的認識にも影響を与えた。脳機能イメージングは嫌悪感と道徳のつながりを支持するだろうか？　ヤナ・ボーヒらによる研究は、答えがイエスでありノーであることを示している。[44] 彼女らは、被験者に不快な刺激（標準的な記憶・想起テストの文脈で提示される言語的メッセージ）を与えたときの、活性化した脳領域を検査した。具体的には、病原体（不潔な物質または汚染された物質を食べる）、近親相姦、性的でない道徳的状況に重点を置いた言語的メッセージが与えられた。それらを互いに比較し、また中立的な状況とも比較した。結果を見ると、明らかに、病原体および社会道徳的行為に関連する嫌悪感には、複数の脳内ネットワークが、一部重複しつつ関与していた。これらのネットワークは、大脳基底核の一部、扁桃体、いくつかの皮質領域を含む、かなり広範なものだった。しかし、病原体関連の刺激は、ほかの状況では活性化されなかった領域での活性化を引き出した。さらに、近親相姦と性的でないシナリオの処理中には、重複する領域と独自な領域の両方が活性化した。

繰り返すが、異なる道徳的状況が脳内の異なるネットワークで少なくとも部分的に処理されることは驚くべきことではない。結局のところ、道徳的状況とは、さまざまな認知領域（感覚、記憶、感情などに関与する領域を含む）を必要とする非常に複雑な刺激なのだ。食べ物の好みと道徳の観点からすれば、これらの結果は、食べ物が、おいしさや健康の面での良い食べ物または悪い食べ物から、文化の道徳体系のある側面の典型または具体的表現へと変化しやすい理由を示している。この変化はいつも起こるとは限らない——ブロッコリーが単なるブロッコリーにすぎないこともある。しかし明らかに、道徳と嫌悪感は多くの異なる認知レベルで相互に影響し合っている。西洋人にとってのイヌやネズミなど、道徳的に不快な食べ物は、食べてみて拒否するという過程を経ずに、気分が悪くなる。コレステロールなどの物質は、実際には味の概要がまったく不明な場合でも、悪いものであり、避けるべきものだという観念が定着する。

どの食べ物が健康に良いか、あるいは周期的に変化しないように思われるかについての政府の推奨事項には、しばしばがっかりさせられる。たとえば、最初は「すべての脂肪は悪い」だったが、その後「一部の脂肪は良い」に変わる。あるいは、コレステロールは避けるべきだという話だったのに、今度は、食事性コレステロールは問題がないと言われる。食に関する推奨事項は、道徳的な表明と混同されやすいのだ。これは、食べ物に関係のない目的のために、脳内の嫌悪感にかかわる認知機構を取り入れた結果であり、だからこそ、食べ物の選択にはしばしば道徳的な側面（顕在的である場合もあるが通常は潜在的）が見られるわけだ。そのため、食事の推奨事項が変更され、その不安定な基礎が明らかになると、単に気に障るだけでなく、場合によっては心を痛めることにもなる。

## 心のなかのメニュー

フードライターのジョゼフ・ウェッシュバーグは、1950年代に記した書物のなかで、マイスル&シャードンというウィーンのレストランについて触れている[45]。第2次世界大戦によって失われてしまったこのレストランは、しかしウェッシュバーグによると、ずいぶん以前からすでに危篤状態にあった。そのスタイルとメニューはハプスブルク帝国時代の遺物であり、一部の従業員の意欲と勢いで1920年代をなんとか生き延びていた。マイスル&シャードンは牛肉の煮込みで世界的に知られており、その数は24種類もあった。

Tafelspitz（ターフェルシュピッツ）、Tafeldeckel（ターフェルデッケル）、Rieddeckel（リートデッケル）、Beinfleisch（ベーンフライシュ）、Rippenfleisch（リッペンフライシュ）、Kavalier-spitz（カヴァリエシュピッツ）、Kruspelspitz（クルスペルシュピッツ）、Hieferschwanzl（ヒーファーシュヴァンツル）、Schulterschwanzl（シュルターシュヴァンツル）、Schulterscherzl（シュルターシャーツル）、Mageres Meisel（マーゲレス マイセル）（または Mäuserl〈モイサール〉）、Fettes Meisel（フェッテス マイセル）、Zwerchried（ツヴァーフリート）、Mittleres Kügerl（ミットレレス キューガール）、Dünnes Kügerl（デュネス キューガール）、Dickes Kügerl（ディッケス キューガール）、Bröselfleisch（ブレーセルフライシュ）、Ausgelöstes（アウスゲレーステス）、Brustkern（ブルストカーン）、Brustfleisch（ブルストフライシュ）、Weißes Scherzl（ヴァイセス シャーツル）、Schwarzes Scherzl（シュヴァルツェス シャーツル）、Zapfen（ツァプフェン）、Ortschwanzl（オートシュヴァンツル）。

これは「簡潔にして曖昧な」食通好みのメニューだった。ウェッシュバーグが指摘しているように、ティファニー宝石店に行って「宝石」を買い求める人がいないのと同じく、マイスル&シャードンの常連客はこの店で「牛肉の煮込み」を注文したりはしなかった。メニューは、常連客の心と、彼らの解体された牛に関する豊富な解剖学的知識を反映したものだった。

24もの種類を知っている食べ物が私にあるだろうか。私は若いころ、バスキン・ロビンスのサーティワンアイスクリーム店でバイトしていたので、ひところはかなりの数のアイスクリームフレーバーを知っていたことになる（その数は、季節ごとにフレーバーがローテーションするため、31種類をはるかに超える）。当時そこで働いていた仲間は誰でも、フレーバーの合理的な分類法を自分なりに編み出していたはずだ。チョコレートベースのもの、バニラベースのもの、コーヒーベースのもの、シャーベットとアイス、季節のものやその他の風変わりなもの、キャラメルやバタースコッチの渦巻き、チョコチップ。10代のアイスクリームフレーバー専門家として、私たちは意見の合わない点もあっただろうが、専門家の探求とはある意味、分類を限界まで推し進め、曖昧さと微妙な差異をあばくことにある。私は、風船ガムフレーバーのアイスクリームが私たちの世界のツチブタ（一属一種の珍しい動物）であることに誰も異論がなかったはずだと確信している。

およそいかなるメニューにも、さまざまな食物カテゴリーとともに、顕在的・潜在的な分類体系の両方を見てとることができる。このことは、24種類の牛肉の煮込みや31種類のアイスクリーム、50種類の寿司に直面したときに明らかになる。これらの極端なメニューは、1つのカテゴリーに属する種類の圧倒的な表現で、分類に対するヒトの偏好を如実に示している。そのような課題に自ら取り組みたいかどうかは別にして、こんなに多くの種類を識別することに感動しないでいるのは難しい。その種類のすべてを提供する能力はまた別の問題だ。私たちは、メニューの分類が手の込んだレベルであれば、調理のレベルもそれに見合って熟達しているはずだと考えるし、そうでなければ、メニューの内容以上のものが期待できると思ってしまいがちである。

エスコフィエが戦場食をもとに作ったシンプルなメニューから、マイスル&シャードン名物の牛肉の煮込みのオンパレードまで、あらゆるメニューは、シェフの心のなかで、企業のレストランであれば、シェフ、食品科学者、マーケティングコンサルタントからなるメニュー作成委員会の集団心理のなかで、食べ物がどのように体系化されているかを外部に反映したものだ。メニューは、脳がどのように食べ物を体系化するかを示す、形式化された地図なのだ。メニューを形式化するのは文化であり、文化は、メニュー作成者の独自の好みにかかわらず、一定の項目が一定の方法で列挙されることを望んでいる。

心のなかのメニューはもっと自由だ。もちろん、文化のなかに一般的に存在するものと一致する食物カテゴリーもあることだろう。たとえば、肉や野菜、前菜、メイン料理、デザートなどがそうだ。しかし、私たちの心のなかのメニューにはそれ以外のカテゴリーもある。たとえば、自分の誕生日に食べたい食べ物、食べ残しでも食べるものと食べないもの、重要な招待客に出すメイン料理、わが子が悲しいときに元気づける食べ物、飼い犬が食べようとしない食べ物、密かな好物だが恥ずかしくてその事実を公表できない食べ物、妻が子どものころによく食べた食べ物、などなど。食べ物は、心のなかの相異なるが重なり合うカテゴリーを刺激する能力において唯一無二というわけではない。実際、分類とカテゴリー化は、正しく機能する心をもつために欠かせないものだ。しかし、食べ物は、ヒトの認知のあらゆるレベルに遍在し刺激を与える。自分は食物カテゴリーについてどのように考えているのか、それにはどんな意味があるのか、それは生涯、どのように変化し、多少なりとも重要なものになっていくのか――こうしたことを考えてみるのは、自己認識の価値ある訓練だ。私たちの心のなかのメニューに24種類の牛肉の煮込みは見当たらないかもしれないが、経験したことのありとあらゆる側面が、よりいっそう広範にわたって分類されていると知り、驚くことになるだろう。

# 第７章　食べ物と創造的な旅

１９５０年代、日本の研究者たちは、九州沖合の幸島《こうじま》＊訳注1に生息するニホンザルの群れに対し、サツマイモなどの食べ物を与える試みを開始した。〔1〕当初のねらいは餌づけである。すなわちサルをヒトに馴れさせることで、その行動・習性の観察を容易にするためだったのだが、しかし、やがて新たな目的が生まれることとなる――サルは知識をどのように伝達し、食べ物に関する学習をするのか？　サルの群れには「イモ」という愛称のメスの子ザル（１１１番）がおり、あるとき、この１匹がサツマイモを食べる前に小川に浸しているのが観察された。この興味深い習性は、まったくもって理にかなっている。サツマイモについた砂が洗い流されるばかりか、後には海水に浸すようになったため、海水によって塩味がつくからだ。「イモ」はその味を明らかに好んでいた。ほどなくして群れのサルたちは、年長者を除いて残らず「イモ」にならい、海水でサツマイモを洗うようになった。続いて、研究者らは小麦の粒をサルに与えてみた。砂浜一面にまいたのである。すると、「イモ」は小麦を砂ごと両手ですくい上げ、浜辺の浅い水たまりへ投げ入れるようになった。そうすれば小麦だけ浮いて砂は沈む。簡単に小麦だけが手に入る。「イモ」はこのことに気づいたのである。この行動もまた、群れのほかのサルによって取り入れられた。

＊訳注1　宮崎県串間市。周囲３・５km、面積32 haほどの小島。

きわめて創造的なサルだった「イモ」は、その興味深い行動によっていわば不滅の存在となり、人類学の教科書のなかで今も生き続けている。私が幸島を訪れた1980年代後半には、餌づけの試みはかなり小規模なものとなっていて、サルの文化的行動に関する調査はもはや行われていなかった。それまでの餌づけによってサルの個体数が過密となっていたことから、九州本土と陸続きになる干潮時に島外へ出て害を及ぼすことが懸念されたためである（実際、幸島からさらに沖合の小島にまで、かなり太ったサルが1匹たどり着いていた）。とはいえ、依然として砂浜に小麦がまかれる機会はあったため、私はこの目でその様子を観察することができた。サルたちの有名な行動を見るのは面白かった。ほとんどのサルは、手ですくった砂混じりの小麦をそのまま水たまりに運ぶのではなく、小麦だけを手で払い落とすようにして近くの水たまりに入れた。この手法は見事に機能した。砂は小麦の粒からすぐに分離し、サルは小麦をひと粒ずつ水からつまみ取ることができたからだ。食べはしなかったが、私も少し小麦を水へ払い落としてみた。サルが発明したレシピに従って、画期的な創造的瞬間を追体験することは、またとない機会だった。

食べ物の準備における創造性——のみならず、ありとあらゆる創造性——は、人類進化を通じて大いに発展している。アメリカの超有名レストラン「フレンチ・ランドリー」と「パ・セ」の創業者で、世界屈指のシェフであるトーマス・ケラーは、調理技法への並外れたこだわりで広く知られている。ケラーと「イモ」のレシピ、そのどちらも実践したことがある私に言わせれば、ケラーのレシピのほうがいささか手が込んでいて、複雑であることは間違いない。ケラーは料理における創造的な体験の本質について、次のように語る——

私の料理とまったく同じものを作ることはできないでしょう。もちろんレシピをなぞることなら可能ですが。しかしもっと大切なのは、みなさんが考えに考え抜いて、感情と情熱に心を揺さぶられながら、何かを作るということ――これ以上に望むべきことはありません。じつを言ってしまえば、そうやってみなさんが料理した品は、私が提供するどんな料理よりもはるかに満足のいくものとなるのです。[2]

私はケラーの言わんとするところがよくわかる。たしかにレシピを創出したのは、ほかでもないケラー。しかし、だからといって誰かがこれを再現しようとしたときに、創造行為の興奮や心理的報酬をみじんも得られないわけではない。作曲はしないが楽器を演奏するクラシック演奏家が創造的なアーティストとみなされるのと同じで、ケラーのレシピに従って料理を作るのも創造的な行為なのだ。というのも、目の前のレシピや楽譜から、溢れんばかりの創造性を感じ取ったとしよう。するとこちらの内なる創造的感覚までもが、大いに高まることになる。すなわち創造性こそが創造性のみなもとになりうるということだ。「イモ」のエピソードを知ったことで、小麦を水に払い落とす行為は私にとって単なる行為ではなくなった。たしかにこれはシンプルなレシピである。しかしもっとも創造的な行為とは、ときに、もっともシンプルな行為なのである。

シェフ界におけるケラーの地位は揺るぎない。しかし、創造力という点で世界の一流シェフたちをリードしているとまでは言いがたい。その栄誉を手にしているのはフェラン・アドリア――バルセロナ郊外の世界的に有名なレストラン、「エル・ブリ（エル・ブジ）」*訳注2の総料理長である。[3]アドリアは、さまざまな泡、エキス、オイルといった形で脱構築（ディコンストラクション）・再構築（リコンストラクション）された食べ物を、細心の注意を払って用意・提供される従来の食材と合わせた料理で知られている。アドリアは料理の中核に創造性を据えていて、自身のレストランを訪れる人々が、かつて味わったことのない心躍るようなものを目当てにしていることを心得ている。一品ぐらいはその料理を説明しておきたいところだが、どんなに言葉を費やしたところで、正確に表現できるとは思えない（料理の写真を見たい方や、レストランでの調理工程を詳しく知りたい方は、ぜひ原注3を参照してほしい）。

アドリアは創造へ至る道のりや創造性に関する考えについて、つぶさに記している。いくつかアフォリズムを引いてみよう。

> 新しさ、創造性、ほかにないもの、これらは同じではない。
> 創造性というものを考えるとき、大切なことはなにを探すかではなく、なにを見つけるかだ。
> 創作とは、毎日気持ちを入れ替えることだ。
> 真に創造的な料理とは、単に新しいだけでなく、「斬新」でなければならない。[3]

アドリアは創造性を、たくさんの段階からなるプロセスだとみなしており、この考えが食べ物や料理に対する「エル・ブリ」流アプローチの基盤となっている。このアプローチの第一歩には、あらゆる伝統料理の基礎を徹底的に学び取ること、さらに、さまざまな食べ物に適用される中核技術に十二分に習熟することがある。新しい食材の追求と、昔からある食材（市販食品や添加物など）の新しい方法での利用はともに等しく重視される。料理の品々とメニューはさまざまに再構成・再混合される。このようなアプローチによって「第六感」にまで訴えかけるのだ。つまり、お客の心とじかに結びつき、記憶や経験から何かを呼び覚ますのである。

エル・ブリでは、アソシエーション、インスピレーション、アダプテーション、ディコンストラクション、ミニマリズムという5つの指針が創造性の原動力だ。[4]アソシエーションは、これらの指針のもっとも基本的なものであり、食材を新しい、おそらくは予期しない方法で組み合わせるという単純なものだ。インスピレーションはかなり漠然としていてわかりづらいが、アドリアは、料理のインスピレーションは、草のあいだから顔をのぞかせた花や現代絵画など、あらゆるものから生じると述べている。アダプテーションとは、提示方法を変更したり、食材を取り替えたり、フレーバーの特徴を甘いものから風味のあるもの、あるいはその逆に変更したりすることによって、古いものを新しいものに作り直すことを指す。ディコンストラクションはアダプテーションの一種で、料理の基本的な要素は存在するが、もとのひな形を参照しながら、並べ方を変えたり分散させたりすることによって、ある料理を作るために使う一連の食材を使って、別の料理に作り替えることをいう。ミニマリズムは、もうおわかりのように、できるだけ少ない数の食材しか使わずに、人を引きつける力強い料理を作ろうとすることだ。

ニホンザルの「イモ」は、おそらく生まれもった知性が限られていたために、ごく単純なレシピしか作れなかったのだろう。しかしホモ・サピエンスは、やむをえず料理のミニマリズムに至っているのではない。数百万年の認知進化を経た私たちにとって、それは創造的な選択結果なのである（少なくともミシュランの3つ星レストランの洗練されたキッチンではそうだろう）。ホモ・サピエンスと

＊訳注2　「エル・ブリ」は2011年に閉店したが、「エル・ブリ1846」として再開。ただし「レストランではなく、料理は提供せず、プロのシェフが革新的料理を研究するラボとして運営するほか、予約制の博物館も併設する」（ロイター通信、2019年1月28日）。

は創造的な種であり、それは行動や製作物をほかの種と比較すればおのずと明らかだ。しかし人類進化のなかで、創造性にはどんな役割があったのか？　私たちの祖先たちは食をはじめとする生活の諸側面において、創造性からどのような影響を受けたのか？　それは問題解決能力、記憶、言語、注意といった基本的認知プロセスの単なる副産物であり、創発特性*訳注3にすぎないのか？　それとも認知プロセスとして独立していて個人差があったり、適切な環境にあれば育つようなものなのだろうか？

## 進化における創造力：それは何の役に立つのか？

グラント・アケッツはアメリカの偉大なシェフのひとりだ。シカゴにある彼のレストラン「アリニア」は、2005年のオープン以前からすでに、トーマス・ケラーやフェラン・アドリアのレストランに匹敵すると称賛されていた。開店当時、アケッツは31歳のアメリカ料理の天才で、ケラー（彼のレストランの1つで4年間働いていたため）とアドリア（インスピレーションのみなもととして）の両方の弟子だった。アケッツは料理の創造性を伝える手段としてテクノロジーと化学に大きく依存しており、その点で、ケラーよりもアドリアに多くを負っているように思われる[5]。しかし、その料理本『Alinea（アリニア）』を読むと、アケッツの料理はおそらくケラー的アプローチの技法的拡張と考えたほうがよいことがわかる。評論家によると、アケッツの驚くべき創造性と料理技術に疑いの余地はない。彼のレストランはこのうえない称賛を受けており、ケラーやアドリアと同じく、アケッツも自身の料理、料理哲学、創造的プロセスに関する考えを盛り込んだ特大判の写真入り料理本を出版している。

創造性の点からすれば、アケッツがほかの誰かの陰に隠れてしまうような存在でないことは明らかだ。しかしながら、もちろん先行者というのはいたわけで、アケッツが他者の仕事からすこぶる影響を受けただろうこともまた明らかなのである。アケッツ自身、ほかの多くの分野と同様に、料理の世界でも変化は徐々に起こることを認めている。しかし、ときにエスコフィエやアドリアのような重要人物が現われて、パラダイムシフトを引き起こす。アケッツは、自分がアドリアの創造的革命から多くを得たと考えているが、アケッツだけではない、おのおの独自の背景をもつシェフたちが、この革命によってさらなる高みへと駆り立てられたのである。

誰もが他者の芸術的創造性から恩恵を受けているのだ。独創的なシェフの料理を食べたり、偉大な作曲家やソングライターの音楽を聴いたり、鋭敏な作家の書物を読んだり、想像力豊かな美術家の絵画や彫刻を目にしたり。この手の作品は何世紀ものあいだ、大規模な文明の上流階級しか享受できないものだったが、現代ではメディア文化によって、かつてないほどのスケールで創造的作品が世に出回っている。しかし、人類進化の大部分ではどうだったか？　おそらく創造性は対面レベルでしか物を言わなかっただろう。こうした状況にあって創造的な人にどんな役割があったのかと言えば、それはきっと、みんなの目の前で何かを新しい方法でやってみせる、これこそが重要だったにちがいない。創造性を目の当たりにすればそれは単に消極的に受け取るようなものではなく、おのおのの生活に不可欠なものとなる。ニホンザルの「イモ」がサツマイモを洗い、小麦を水に浮かべている——ほかのサルたちがこの行為の創造性に衝撃を受けるのは、ただ見ているだけでなく、実際にそれを真似て自

＊訳注3　個と個の関係性によって生じ、個に還元できない全体の性質。創発（emergence）とも。生態学や進化生物学では、上位（生態系）レベルでの現象はすべて下位（個体、個体群）レベルから説明できるとする還元論があるいっぽうで、上位レベルだけに見られる特有の現象（創発特性）を認める全体論の立場もある。

分でやってみたときだ。新たな習性が広まった背景には社会学習があったのである。

ここには進化に関するかなり根本的なジレンマがある。サル、類人猿、とりわけヒトといった霊長類は他者の行動から学ぶのが得意であり、自然的・伝統的な環境には、他者の創造物を模倣するにあたってこれといった制約がない。したがって、いわゆる創造力を有しているからという理由で、ある個体の適応度*訳注4が増す可能性はほぼないだろうし、自然選択において積極的に創造力が保存されることもなかったのではあるまいか。グレゴリー・コクランとヘンリー・ハーペンディングは次のように要約している。


概して、新しくすばらしいアイデアはすぐに人に真似されてしまうので、創造性はめったに適応度に大きな利点を与えない。真似をする者たちは、関連コストを支払わずに、適応度の恩恵を受け取るのである。〔6〕

現在の社会環境では、創造的なアイデアとそれに付随する経済報酬が法律によって保護されているが、これは非常に珍しく、ごく最近のことにすぎない。

とはいえ、ことによればそんなに否定的な見方をすることもない。たしかに、最高レベルの創造的天才については、自然選択されることがほとんどない。創造性に関する研究者のディーン・キース・サイモントンは、人類進化の大部分を特徴づける比較的小さな人口集団において、創造的天才がどれほどまれな存在だったか概説している。〔7〕彼の主張によれば、これらの小集団にあっては、最高レベルの創造性を十全に発揮するのに必要な生物的・社会的な前提条件が満たされることはそうそうない。すなわち、必要な知性と創造性を併せもつ個人の集団が存在しない。すべての潜在的な創造的天才がその期待に応える機会がない（たとえば、女性や奴隷などの集団全体が社会的に排除されていると、潜在的な集団は減少する）。創造的な表現を許可または促進する社会的役割がない。創造的な個人が創造的になる方法（知識や先行発見の構成要素など）を学ぶ機会を提供する教育がない。サイモントンは、伝統的な小規模社会とは対照的な大規模文明の出現に関連していると思われる創造性の開花は、おもに人口増加によるものだと主張する。人口が多いほど、潜在的に創造性の高い個人や創造的表現を促進する役割と機会が多く生まれるからだ。

とはいえ、創造性は必ずしも創造的な天才や芸術的な創造性に関するものばかりとは限らない。創造性は、はるかにありふれたレベルにも見受けられる。アリス・フラハティは、神経学的・心理学的研究において創造性がどのように調査されるかを反映した定義を示している。「創造的なアイデアは、単に特定の社会的状況において斬新で有用な（または影響力のある）ものとして定義できるだろう」[8]。これは「エル・ブリ」レベルというよりも「イモ」レベルの創造性だが、進化の過程で長期にわたって重要だったのはこの種の創造性だ。進化心理学者のジェフリー・ミラーは、日常の創造性は、小さな社会環境や性的競争において効果があると主張している[9]。たとえばユーモアなどの娯楽がそうで、こうした創造性は個人的なものだが、繁殖時に保存されやすいのではないだろうか。

サルと類人猿は、直面する可能性のある技術的および社会的問題に対して、斬新かつ有用な解決策を思いつくことができる。しかし、ヒトはこの基本的な霊長類の能力をより高いレベルへと引き上げた。創造性に関してヒトに有利な要因の1つは言語だ。チンパンジーやニホンザルだと、直接的な観

＊訳注4　次世代に子孫を残せるかの尺度。生物1個体が生涯に残す子供の数によって示される。

察によってしかイノベーションを伝えることができない。この種のイノベーションは、個々の心に蓄えることで保持が可能だ。各個体は、創造的な行為を行っている最中に、ほかの個体に直接観察された場合に限って消極的にそのイノベーションを伝えることができる。これはある程度までは効果的だが、直接的な観察では、集団の共通知識の一部になりうるイノベーションの種類、数、複雑さに大きな制限がある。

ヒトは言語を使って、創造的思考と創造的アイデアの所産を伝達・保存する手段を開発した。進化のある時点で、言語にもとづく文化が、革新的なアイデアを保存・共有する手段を私たちの祖先に提供した。非常時（たとえば長引く干ばつ）の食べ物を加工する方法といったアイデアは、1世代に1度しか役に立たないものもあるかもしれないが、使うとなれば、多くの個人の生存にとってきわめて重要である。言語によって、創造的なアイデアを時間と空間のなかで繰り返し使用することが可能になる。創造性が表現される環境は、言語によってまったく別物に変化するのだ。

「イモ」の群れ仲間は、彼女を観察することでサツマイモや小麦の粒を洗うことを学んだ。これは模倣による社会学習の一形態だ。しかし、スーザン・ブラックモアらは、この環境におけるニホンザルの行動とヒトによる複雑な模倣のあいだには、いくつかの根本的な違いがあると主張する。[10]「イモ」の仲間は、その行動だけでなく、環境内の特定の事物との相互作用を模倣していた。ヒトも同じことをするが、行動を事物や状況から切り離すことができる。ヒトはサツマイモを持っていなくても、また浜辺から離れていても、洗うという行動を難なく練習することができるのだ。これは、ニホンザルにはできない芸当だろう。チンパンジーはシロアリの巣の近くにいても、棒を持っていなければ、シロアリ釣りの予行演習をしておこうなどとは夢にも思わないだろう。それと同じことだ。ヒトは、行動を事物や状況から簡単に分離できる。

言語、複雑な多段階作業を模倣する能力、認知記憶容量の増加――これらすべては、イノベーションを生み出す霊長類の基本的能力にもとづいており、その能力がヒトに並外れた高度な創造性をもたらしている。しかしコクランとハーペンディングは、個々の創造性の選択には問題があるという主張を譲らない。集団にとって個々の創造性は利益となるが、自らの創造性によって得られるはずだった個々の適応度は損なわれてしまうためである。このことは、創造性の選択が、個人レベルではなく集団レベルでの選択に依存している可能性を示している。これは進化生物学で議論になっている論点でもある。しかし、文化的集団を効果的にするのは伝統的保守主義であるため、集団における創造的な個人の割合が高くなり過ぎることはない。

つまり創造性はバランスの上に成り立っているということだ。天才と狂気は紙一重という考えは、このバランスをとる行為の極端な例である。文化は、創造的表現と伝統的慣行の維持のあいだでほどよいバランスを保っていなければならない。個人は、創造的な解決策が問題を解決するとして必要とされることと、効果がたしかな解決策をうまく機能させることのあいだでバランスを保たねばならない。人間社会は、創造的個人と非創造的個人のバランスがとれている場合に、もっともよく機能するのかもしれない。明らかに、人によって創造的な性向はばらばらだ。こうした性向がどのように発達し、どのような形で実現されるかはまた別の問題であって、それらは創造的な環境と創造性にまつわる生得的な性向によって左右される。

考古学はヒトの創造力の進化について何を教えてくれるだろうか？[11]　農耕の出現以来、過去１万年間の考古学的記録には、大文明の遺跡や遺物をはじめ、地形に痕跡を残そうとするヒトの性向の力強い刻印が豊富に残されている。しかし、さらにその先、少なくとも10万年前（アフリカの後期石器時代とヨーロッパの上部旧石器時代に相当）までさかのぼると、石や骨を使ったり、洞窟の壁や崖に描かれたりした、いわゆる「創造的爆発」の具体的な痕跡が見てとれる。象徴的で具象的な芸術と並んで、新しい道具の数々は、豊かな物質文化を生み出す能力をもった十全たるホモ・サピエンスの到来をはっきりと物語っている。

過去にさかのぼると、考古学的記録には創造性の証拠となるものがかなり少なくなる。ヒトとチンパンジーの系統が分岐したのは約600万年前だが、ヒト族の最古の考古学的記録は、約250万年前のきわめて粗い石器だ。この道具は時間の経過とともに改良され、洗練されたものになっていくが、ホモ・エレクトスの典型的な手斧を使用するスタイルは、長期間にわたってほとんど変わらなかった。だからといって、創造性や知性、私たちが探しているかもしれないほかの何かがこの期間に変化しなかったことにはならない。その時代から見つかった加工品には、証拠となるものがほとんどないというだけの話だ。

考古学で重要なのは、発見された物だけではない。それが見つかった場所も同じく重要だ。私たちの近縁の大型類人猿に見られるものを除けば、並外れたヒト族の創造力のもっとも古い証拠は、おそらく約200万年前以降から見られる。そのころ、ホモ属の最初期のグループがアフリカを出て、旧世界のあちこちへ広がり始めた。この拡大はきわめて迅速に行われ、180万年前には、ユーラシア大陸の広い範囲でホモ属の種が見られた。私たちの祖先が熱帯林を抜け出して各地に広がっていったという事実は、現在の大型類人猿が移動することなく今も熱帯林またはその近くに住んでいるということを考えあわせると、初期ホモ属が、新しい環境または変化しやすい環境がもたらすさまざまな問題の解決策を考え出すのが得意だったことを示している。新しい環境に移動する動物が直面するもっとも重大な問題は、食べ物を見つけることだ。生息域の拡大は、食べ物を追跡した結果であることもある（たとえば、狩猟動物は獲物を追跡しながら移動する）。これは初期ホモ属にも当てはまるかもしれない。大型類人猿の食事よりも動物性食物に依存した食事を発達させたからだ。しかし、それがすべてだったかというと、そうではなさそうだ。一般的に言って、私は、この移動は、ホモ・サピエンスを特徴づける超雑食性への最初の段階を示していると思う（第2章参照）。この超雑食性は、多様な環境の資源を創造的に活用し、新しい食べ物に生理的ではなく行動的に適応する、私たちの祖先の能力を反映している。

## 創造力と脳

創造性について根本から考えていく場合、まずもって注目すべきは脳である。創造性はいったいどのように進化してきたのか、そして、なぜ人によって優劣の差があるのか？　こうしたことを理解するには、創造性の基礎である脳の構造とネットワークについて、とくと検討しなければならない。このようなことを言うと、なかにはあまりに還元主義的だと見る向きがあるかもしれない（みなさんはどのようなお考えだろうか？）が、創造力の神経的基盤が明らかになったとしても、創造力の価値が下がるわけではないのである。それに、ぜひとも明記しておきたいのは、脳が可塑的であることを考えれば、創造性にまつわる生得的な神経プロセスが、成長とともに変化しないなんてことはありえない――ふさわしい環境にあれば、それ相応に向上するものなのだ。たしかに生まれつきずば抜けて独創的な人はいるが、創造力とはなにも天才だけの所有物ではない。たとえば問題解決能力というのはホモ・サピエンスの特長であり、そのおかげで、いつも効果的な解決策を編み出すことができるのである。

心理学分野では何十年も以前から創造力に関する研究が行われており、創造プロセスの基本モデルがいくつか提唱されている。1926年、政治・社会学者のグレアム・ウォーラス（ワラス）は、当時の心理学の主流だった内観法*訳注5にもとづくモデルを発表した。[12] すなわち外部観察ではなく内省（内的観察）だけをよりどころとしていたわけであるが、このモデルにはいまだに威力があることから、ウォーラスの鋭い眼力をうかがえる。ウォーラスは、4段階からなる創造プロセスのモデルを提唱した。第1段階は「準備」だ。この段階では問題が特定・設定され、創造的な個人が自覚的に、自らの専門知識と問題解決能力を発揮する。第2段階は「孵化」で、そのあいだ、精神は意識的に問題に取り組んでいるのではなく、問題解決に関わる可能性のあるさまざまな関連事項を無意識に形成・評価する（芸術的創造の場合であれば、さらに発展する可能性のある雑多なアイデアのなかから選択する）。第3段階は「啓示」と呼ばれる。これは、創造的な解決策が潜在意識から意識に移行する「なるほど！」とひらめく瞬間だ。最終段階は「検証」である。この段階では、啓示によって手にした初期のアイデアが意識的に評価・洗練・発展される。このプロセスは直線的なものではなく、ときとして再帰的なもので、創造性の処理中に必要に応じて前の段階に戻って再検討されることもある。

ウォーラスの4段階モデルは実用的であり、長きにわたって創造力にまつわる心理学的研究のよりどころとなっていたわけであるが、心理学者のトッド・ルバート*訳注6が指摘するように、あらゆるタイプの創造性を申し分なく説明できるモデルなどありえない。[13] 脳内の創造プロセスを1つの万能モデルで十分に記述できる可能性はゼロなのだ。というのも、人類進化において創造性にどんな価値があったのかと言えば、それは行動が柔軟になったということで、柔軟性を生んでいるのがたった1つの固定的な認知プロセスだとはどうも考えにくいのではないか。そうではなくむしろ、認知プロセスを創造的な方法で組み合わせることで、動的または斬新な社会的・生態学的環境に対処できると考えるべきではないだろうか。創造力に関する複雑な心理は、脳内に単一の「創造性の中心」が存在するわけではないことをほぼ裏づけているのだ。

脳と創造性についてはさまざまな研究領域──脳の病気や損傷、さらには最新の神経イメージング研究など──からの報告がある。なかでも創造性を神経生物学的に研究する神経学者にことさら注目されているのが前頭側頭葉変性症（ＦＴＬＤ）という病気で、病名からおよその察しはつくだろうが、これは前頭葉と側頭葉が萎縮してしまう疾患で、認知症やその他の認知的問題につながるおそれがある。前頭葉が冒されると創造性にも障害を生むことになろうが、一部の研究者によれば、ＦＴＬＤの発症に伴って芸術的才能や独創性が増すケースもあるという[14]。たとえば芸術にまったく興味がなかったのにもかかわらず、発症後に画家となった例もあれば、もともと画家だった患者にテクニックの向上が見られた例もある──もっとも、絵画を最後まで仕上げる能力は低下していたのだが。とはいえ別の研究者によれば、ＦＴＬＤ患者の創造性は「生産的」ではない[15]。標準的な心理テストによって創造性を測ってみると、結果は概して芳しいものではなく、すなわち思考を建設的に組み立てる能力が欠如している（つまりは前頭葉障害）と言えるからである。

ＦＴＬＤ患者に見られる「疑似創造性」は、おそらく才能や創造性が新たに芽生えたということではなく、むしろ、前頭葉が損なわれたことに起因する脱抑制の結果ではないだろうか。たとえば、ＦＴＬＤ患者における性的イメージの使用や保続は、創造力の向上を示すものとして主観的に評価される場合があるが、これらは必ずしも本当に創造的な作業を示すものではない[16]。一方、脱抑制の進展は、

＊訳注5　自分で自分の心（意識）を観察する過程。実験心理学では主要な方法とされていたが、客観性に欠けるとして、1920年ごろからの行動主義（観察対象を「意識」でなく「行動」とする立場）によって徐々に拒否されていった。
＊訳注6　トッド・ルバート　パリ・デカルト大学（旧パリ第5大学）心理学部教授。近畿大学経営イノベーションセンターの顧問委員も務める。

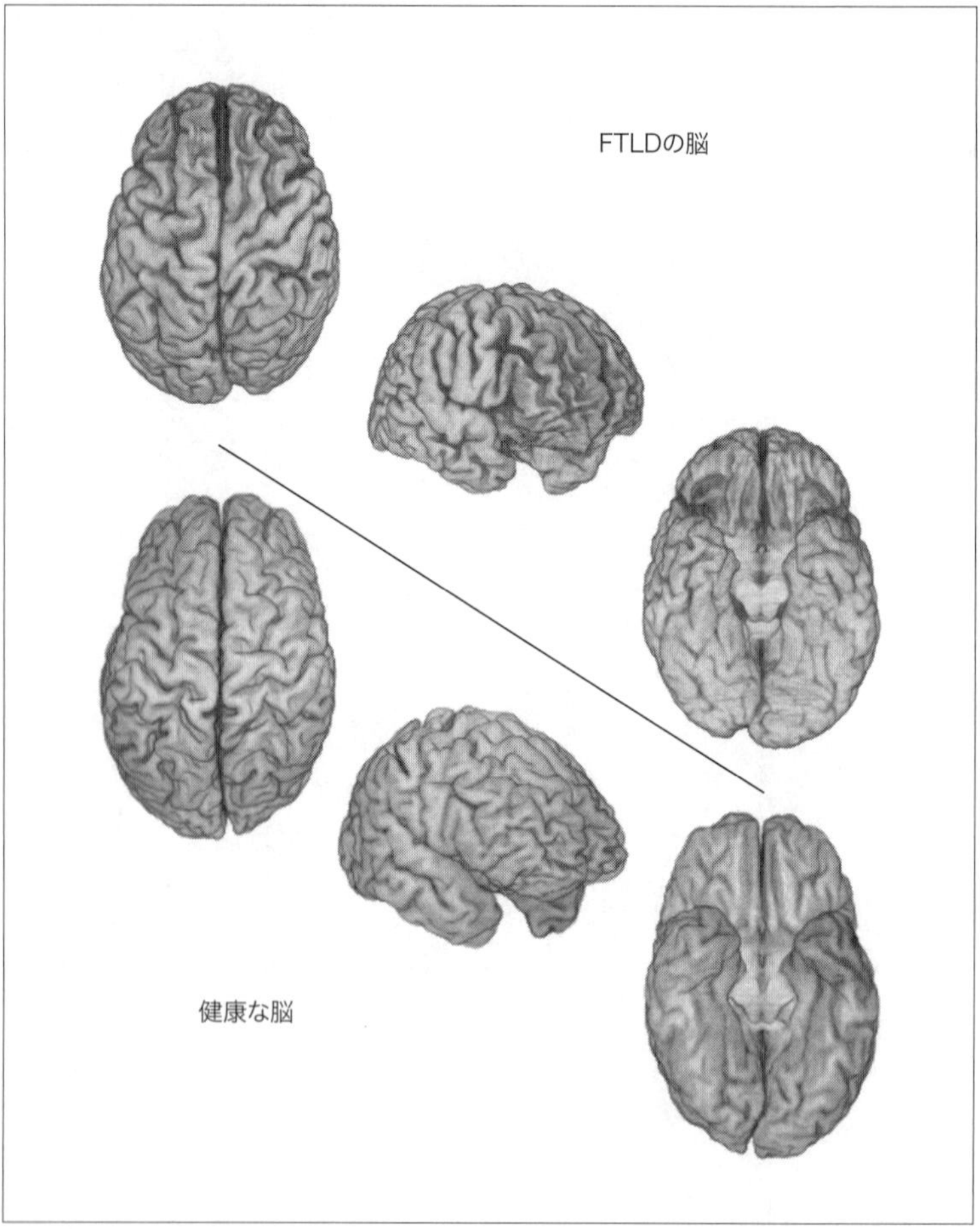


前頭側頭葉変性症（FTLD）は、脳の前頭・側頭部が退化することで、いずれは認知症の発症へとつながる。FTLD 患者の脳を健常者と比べると、溝《こう》の幅が広がっているのがわかるだろう。症状が軽度のケースでは、脱抑制によって創造的な表現行為が促進されることもある。

創造力に関する重要な人格構成要素であるかもしれない。創造的な人間を創造的にするものの一部は、ものごとの一般的なやり方に挑もうとし、現状を変えようとしない人たちを前にしてある種の大胆不敵さをもとうとする意欲なのだ。

神経学者のアリス・フラハティが提唱している創造モデルには、神経イメージングや病変研究から得られた脳構造の情報に加え、神経化学的な観点までもが盛り込まれている。神経化学的というのはすなわち、化学物質が創造的思考にどんな影響を及ぼすのかという観点だ。[17] 絵画や音楽などにおける芸術的創造性のみならず、言語、科学、数学といった他領域での創造性までをもこのモデルで説明しようとしたフラハティは、ＦＴＬＤ患者の研究をさらに展開させたうえで、創造プロセスには前頭葉と側頭葉をつなぐネットワークこそが重要なのだと主張した。もっと具体的に言えば、どうやらこれら2領域間の相互作用によって、創造的な表現が統制されているということだ。側頭葉に障害があると、アイデア創出が促進される場合はあるものの、ともすれば躁状態のときがそうであるように、アイデアの質が顧みられることはない。いっぽう前頭葉障害の場合には創造的思考が抑制されかねず、というのも前頭前皮質が冒されてしまえば、創造に欠かせない作動記憶、注意の持続、抽象化、構想などの認知プロセスに影響が出るからだ。つまり、前頭葉と側頭葉は相互抑制的な経路を介して連携しつつ、斬新かつ有用なアイデアを生み出すのだ。

フラハティはこうした前頭葉と側頭葉のネットワーク以外にも、創造的表現に不可欠な脳のシステムがあると強調し、大脳辺縁系のドーパミン経路（前頭葉との結びつきが強い）の存在を挙げている。創造的であることは受動的なプロセスではない。創造的な人は、感覚刺激に対して人一倍敏感であり、覚醒のベースライン値が高く、激しい目標指向行動を示す。フラハティのモデルでは、創造性が固定的なものでなく流動的に変化する理由について、ドーパミン経路の活性度という点からの説明がなされている。すでに論じたように、ドーパミンとは報酬を求める行動に影響を与えるものであり、たとえば美しい顔立ちを見たり、すばらしい音楽を耳にしたりといった美的快感をもたらす刺激に対する感度を左右する。フラハティはそのうえ独創的であろうとする動機づけについても、ドーパミン経路からの著しい影響があるとし、そのおもな根拠を薬理学の研究に求めている。というのは、コカインやL-ドーパ（レボドーパ）などのドーパミンを活性化させる薬（作動薬《アゴニスト》）*訳注7を摂取すると、覚醒度が高まり目標に向かって突き進むようになることがわかっていて、いっぽう一部の抗精神病薬などのドーパミンの作用を阻害する薬（拮抗薬《アンタゴニスト》）*訳注8を摂取すれば、創造力に不可欠な自由連想が遮断されることになる。

創造性を神経学的に語ろうとすれば、動機づけに触れないわけにはいかないし、アイデア形成とはどのように進行するものなのか、そのプロセスを内的観察することもまた明らかに不可欠だ。ところが創造性をめぐる脳構造の研究からわかったのは、脳のさまざまな領域において、高レベルまたは低レベルの創造性と相関する変化が見られるということだ。心理学者のレックス・ユングらは、脳のさまざまな部分の皮質の厚さが「創造的達成質問票」という心理学的テストの成績とどのように相関するかを調査した[18]。その結果、創造力と発散的思考に関するこのテストの成績と皮質の厚さが統計的に有意な相関を示す脳領域がいくつか見つかった。それらの領域は両半球の皮質に分布しており、前頭葉の一部と、側頭葉および後頭葉または頭頂葉の境界上の領域が含まれていた。この研究結果は、脳の創造力は特定の部位や半球ではなく、脳のさまざまな部位に分散したネットワークに依存しているという仮説を強く裏づけるものだ。興味深いことに、いくつかの脳領域では皮質の厚さが創造力のスコアと負の相関を示した。

創造的思考におけるドーパミンのネットワークの重要性を裏づける、脳構造に関する研究はほかにもある。たとえば、創造性テストの成績との強い連関を指摘されているのが、皮質下構造における灰白質の容量だ。具体的に言えば黒質やほかの前頭線条体領域などをなす、ドーパミン豊富な灰白質のことで、ここの容積が大きいほどテストの出来ばえは良い。そのほか右背外側前頭前野の一部でも同様の相関性が見られることを付言しておこう。[19] また皮質下から皮質への重要な入口となっている視床では特定の種類のドーパミン受容体の密度が低ければ低いほど、創造力（厳密に言えば、発散的思考に関するテストにおける「創造力」）が向上することが知られている。[20] オリヤン・デ・マンサーノらは、この領域でのドーパミン活性の低下が抑制の減少につながり、皮質領域間の情報の流れを強化するのではないかと考えている。健康な個人においては、このことが創造力を高める生理学的基盤をなすのかもしれない。とはいえ、ドーパミン受容体は精神病理の発症にも関わっており、注意を要する。そのため、たとえば視床の抑制機能が過度に損なわれると、過剰な興奮性信号によって皮質領域が圧倒されて機能不全に陥り、脱抑制行動を引き起こす可能性がある。

脳構造と創造性といえば、あまねく次のように考えられているのではないだろうか？――すなわち右脳は「創造」、左脳は「論理」であると。こうした考え方はアリス・フラハティが指摘しているように、もとより視覚芸術などの特定分野の創造性のみに寄りかかったものである。[21] この考え方自体は新しいものではなく、すでに19世紀には医学研究者によって脳の両半球に関する一連の対立が理論化されていた。[22] 両半球の対立は、人間の実存を対立するものの不安定な折衷物と考える西洋思想におけるる古くからの主題を反映したものだ。歴史家のアン・ハリントンによると、19世紀の神経科医が脳と

＊訳注7　生体内の受容体と結合し、神経伝達物質やホルモンと同じ機能を示す薬のこと。
＊訳注8　生体内の受容体と結合し、神経伝達物質やホルモンの機能を妨げるような薬のこと。

行動の関係を探求し始めたとき、彼らはこの行動的二重性の概念を取り入れて、脳の明らかな解剖学的二重性を解釈した。言語と利き手の両方に対する左半球の優位は、ほかの領域に外挿された。こうして、狂気と無意識という重荷を背負った右側に対し、左側は理性と意識の座とみなされた。あるいは、女性性、情熱・感情、本能の反映である右に対し、左は男性性、知性、意志であった。19世紀の医療関係者にとっては、これらの対立のほとんどにおいて、左側が「良い」側、あるいはヒトの側であることはきわめて明白だったのだ。

左右の大脳半球にそれぞれ固有の能力があるという考え方は、だんだんと普及していったため、創造性の議論へとあっさり適応されたのも無理はない。ますますその流れが加速したのは1950、60年代、ロジャー・スペリーらによって分離脳に関する有名な研究が行われてからである。左右の大脳半球のつながりが（難治性てんかんの治療として）外科手術によってすでにほとんど切断されていた患者を対象とした、この革新的な研究の結果、管理された状態での各半球の働きがはじめて明らかになった。スペリーはノーベル賞受賞記念講演にて、自身の研究グループが右脳に関してどんな発見をしたのか、次のように要約している。

右半球の特殊化は、もちろん本質的に非言語的であり、非数理的であり、非継時的です。それは主として空間的で写像的で、一つの図柄あるいは心像は、千言に価するような類いのものなのです。たとえば、顔の判別とか、はめ絵とか、小さい弧から環全体の大きさを判断するとか、言葉で表現できない形を弁別したり想起したりするとか、頭のなかで空間的な変位をするとか、音楽を弁別するとか、積み木を大きさや形でカテゴリー分けするとか、部分の集合から全体を知るとか、直観的感覚とか、幾何学的な原理を理解するなどです。そうこうするうちに、左右の処理過程の内的な拮抗とたがいに相容れない面のあることから、力点は相互に助け合う相補的な面が強調されるようになっていったのです。[23]

スペリーが注意深く、2つの半球間の相補性を強調していることに注意してほしい。スペリーの論文を読んだ人の多くは、すぐにその重要性を理解した。つまり、左半球の分析的合理性に対立するものとして、右半球の能力がヒトのありようの芸術的、とりわけ視覚的な側面を反映しているということなのだ。一般的なレベルでは、スペリーの研究を19世紀的な観点で解釈する傾向があった。

では、創造力の右側への偏りに対する神経イメージングの証拠はあるのだろうか？　それを裏づける構造データはほとんどなさそうだが、機能的研究においては、創造的プロセスにおける右寄りの傾向を示す結果もある。マーク・ユング＝ビーマンらが実施したＭＲＩによる機能イメージング研究では、被験者は文章題を解くだけでなく、洞察力を使って問題を解いたかどうかを伝えるよう求められた。[24]この状況での洞察力は、一見不意に問題の解答を思いついたと気づいたときの「なるほど！」とひらめく瞬間に対応する。ユング＝ビーマンらは、被験者が問題に対する洞察に満ちた解答があると言ったとき、右側頭葉のある領域が活性化の増加を示すことを発見した。

右側頭葉のこの部分は、概念的に異なる分野からの（とくに口頭による）情報を関連づける、意味統合にとって重要な箇所だ。左右の側頭葉は両方ともこの手のことを行うが、「言語半球」と呼ばれるだけあって、左側は細かく、焦点を絞った方法でそれを行う。右側頭部の意味統合は、はるかに粗く弱い。また、左半球よりも明確でなく、重なりのある神経処理領域を伴う場合がある。ユング＝ビーマンらは、こうした性質のみをもって、右側頭葉が「なるほど！」とひらめく瞬間に関わっていると仮定している。弱い意味統合と粗い意味統合の組み合わせは、処理が潜在的に行われることを意味するが、創造性の観点からは、処理領域の重なりにより、左頭葉よりも容易に関連づけを作成できるということになる。これらの意識下での関連づけは、問題を解くために行われるが、実際の処理内容は「なるほど！」とひらめく瞬間に達するまで知覚されない。

ユング＝ビーマンらのこの研究は、脳のきわめて局所的な部分では、ある特定の作業に関する創造性が右脳に偏っていることを示している。彼らは、右脳が創造的な脳であると主張しているわけではない。実際、この実験における作業の状況は、脳の処理と創造性の複雑な関係を強調している。右側頭葉のある領域は、一般的に左半球の領域だと考えられている言語関連の作業に対して、活性化の増加を示した。ほかの研究は、創造的な作業に対する両側および非対称の活性化の証拠を示している。創造的な人は、どちらか一方への依存度を高めるのではなく、2つの半球の統合度が高いことを示す研究もある。[25] 多くの機能イメージング研究を統計的に再検討した研究は、創造的思考に右への偏りがあるかもしれないことを示している。[26] この偏りは、抽象的な思考における右半球の活動に関連している可能性がある。もちろんこれは、創造性が単に右半球の機能であることや、創造性の低い人よりも創造力の高い人のほうがより右半球に依存していることを意味するものではない。

以上、創造力の違いによるものと考えられる脳構造の差異をざっと見てきたが、最後にもう1つだけ挙げるとすれば、それは白質、いや少なくとも白質内における一定の経路である。レックス・ユングらは創造性とニューロンのネットワークにどのような関係があるかを調べるため、拡散テンソル画像（ＤＴＩ）にもとづく研究を行った。[27] ＤＴＩとはＭＲＩが一部改変されたもので、白質の統合性を評価することが可能である。これを使用した結果わかったのは、創造的思考に関する2種のテスト成績が、左右の前頭葉下部における白質経路の構造的な統合性と逆の相関関係にあるということだ。白質経路は、視床から放射状に伸びる白質の一部だ。視床のドーパミン受容体濃度の減少と同じく、この種の変化は、ある種の精神病理（統合失調症や双極性障害）で見られる変化と重なる。ユングらは、この種の白質への変化がどうして健康な個人の創造力の向上につながるのかについてのメカニズムを示していないが、最良の脳機能イメージング研究は、明確だが重複する認知プロセスを維持するために連携して働く、さまざまな生理学的状態を含んでいる可能性があると指摘している。

この研究は初期段階だが、創造的な脳の機能的ネットワークは、作業とその作業が実施される状況に応じて、両半球の多くの領域を含む可能性がある。創造力の観察と動機づけの観点からは、間違いなく特定のネットワークがほかのネットワークよりも重要になるが、現実世界で創造的な解決策を必要とする問題の数は無限も同然であるため、ヒトの脳は、その多様な認知資源のすべてを利用する能力にもとづいて創造力を生み出す可能性が高い。創造的な人は、選択した分野でより創造的になるために使用する認知ネットワークが、生物学または訓練、あるいはその両方によって異なる。種としての私たちは、創造性が生じるさまざまな方法から利益を受けているのだ。

## 創造的な厨房環境

創造的な表現行為は、ある程度、脳の働きによって説明することが可能だろう。潜在的な創造力を発揮できるかどうかは生活環境や労働環境にかかっているため、ビジネス・経営心理学方面では、働き手が進んでクリエイティブであろうとするには、どんな職場風土が最適なのか調査されている[28]。働く場所が厨房であろうと何だろうと、そこが創造性にあふれた空間となるための条件はほとんど変わらないはずで、経営心理学研究によれば、働く人間がやりがいを感じ、知的な刺激を受け、使命感をもって仲間と前向きな協調関係を築くことのできる職場風土では、創造性やイノベーションが生まれやすいとのことである。〔29〕資源と自立性という形での経営陣からのサポートも重要な変数であり、創造的な仕事が育まれ、価値があるというメッセージを伝えることにもなる。〔30〕

高級レストランを経営するというのは創造的なビジネスだ——あるいは少なくとも、そうあるべきではないだろうか。ではどうやって創造性を表現するのかというとその方法は2つ、すなわち店内装飾と料理である。料理を重視しているタイプならむろんそうだろうが、レストランに行ったとき、どうもここは料理よりも店の内装に力を入れているなと感じたら、いささか悲観せずにはいられないだろう。その一方で、快適さ、サービス面、衛生面が一定水準に達していない場所では、誰も食事したいなどとは思わない。店内装飾がすぐれているからといって、それがとりもなおさず料理のすばらしさ・創造性のバロメーターになるのではない。しかし、経営者のサポート次第で創造力に変化がもたらされることは、客と料理スタッフの両方にとって重要なことだ。

研究者のヴェロニク・ショサ[*訳注9]とオリヴィエ・ジェルゴー[*訳注10]は、フランスのレストラン評論家が創造力のどんな面を評価しているのかについて調査している。〔31〕高級料理が経済的・文化的に確立するためには、評論家の存在が欠かせない。というのも、客は彼らの意見を参考にして、時間とお金を費やすレストランを選択するからだ。逆に、評論家の意見は、消費者の一般的な見解をある程度反映している。ショサとジェルゴーが体系的な分析に用いたのは、フランスで指折りのレストラン・ガイドブック『ゴ・エ・ミヨ』に掲載されたレビューである。彼らは、選ばれし者しか入れない「フランス料理最高技術者協会[*訳注11]（Maîtres Cuisiniers de France）」の会員であるシェフのレストランだけを分析対象に選んだ。実のところ、彼らの目標は、フランスでもっとも有名なシェフのひとりであるアラン・デュカスの店が道路沿いのカフェであっても、高級レストランと同じ高い評価を得るかどうかを見極めることだった。ショサとジェルゴーは、レストランの外観はレビュー担当者がトップレストランとして分類するかどうかに重要な影響を与えるが、この要素は料理の質や創造力ほど重要ではないことを明らかにした。なるほどレストラン経営者の頭には、店内装飾に凝ったり、ワインリストを充実させたりすれば、いくらか投資のリターンを得られるとの思いがあるだろう。しかし、厨房での創造力の発揮をおろそかにしてしまったら、すべて水の泡となりかねないのである。だから、アラン・デュカスは、店が道路沿いのカフェであっても、かなり良い評価を受けるだろうが、環境がもう少し高級であれば評価はさらに良くなるだろう。

したがって肝心なのは、客の目に触れない厨房でいかに創造力を発揮するかということであり、先に触れたアドリア、ケラー、アケッツ――、無類の創造力でその名をとどろかせているこの３人は、いずれも料理本のなかで、料理がチームの所産であると明かしている。むしろ家族とすら言ってよい、献身的な従業員たちが協力することで、料理が生み出されているのだ、と。[32]アケッツの本には16人ものアシスタントがピカピカの厨房の各自の持ち場で働いている写真が掲載されている。この写真にはアケッツ本人も写っていて、写真内唯一の窓から差し込む日光に照らされた一角で、仲間のひとりと会話している。ケラーの本には、まかない料理の写真が掲載されている。「厨房のまかないを作るのは下っ端の役目だ」と述べられてはいるが、作っているのは明らかにケラー本人だ（写真は少しぼや

＊訳注９　ヴェロニク・ショサ＝ノブロ　ランス・シャンパーニュ・アルデンヌ大学（フランス）経済学部准教授。美食と文化、財産権などに関する論文が多数ある。
＊訳注10　オリヴィエ・ジェルゴー　ＫＥＤＧＥビジネススクール（フランス）教授。専門は経済学。ニューヨーク大学の客員教授も務める。
＊訳注11　「フランス料理最高技術者協会（l'Association des Maîtres Cuisiniers de France）」　１９５１年に前身である「料理人協会（l'Association des Maîtres-Queux）」が発足、１９６７年より現名称。２０１１年からクリスチャン・テデドワ（レストラン「TEDEDOIE」のシェフ）が協会長を務めている。現会員数は４６０人。

けているので、確実ではない)。しかし、ケラーはまた、限られた環境でまかない料理を作り、自分の能力と想像力を伸ばすことに情熱を傾けることができる料理人は、「すばらしいシェフ」になる素質を秘めている人だとも考えているのだ。アドリアの本には、まかないを食べている場面や、「てんてこまいの厨房」でディナーを作っている場面など、スタッフの写真が何十枚も載っている。彼の厨房スタッフは家族以上のものとして表現されている——これこそが創造的コミューンの成熟した姿だ。

この3人が築き上げた職場では、間違いなく、創造的なインプットとアウトプットが最大化されることになろう。むろん単にアシスタントの人数が多いだけでは、クリエイティブな環境は生まれない。旧来の高級レストランでは、スタッフが巨大な調理隊をなし、そこにはがちがちの階層性があったわけであるが、現代の料理長はこれを創造部隊へと作り替えたのである。シェフの創造性に関する洪久賢らの調査によれば、イノベーションを生むにはチームワークが必要で、とくにアイデア・技術についてのディスカッションや意見交換が欠かせない[33]。なかには、下っ端に手の内をさらけ出すなんてやなこった、というシェフもあるが、こうした態度からは結局のところ何も生まれはしないだろう。というのも洪久賢が聞き込み調査を行ったところ、シェフたちが同僚や現場スタッフとのブレーンストーミングを通じて、たびたび創造的な洞察を得ていることがわかったからである。たくさんのスタッフを抱えるというのはこの点に価値があるのであって、つまりシェフの手として動いてくれるのはもちろん、多少なりともシェフの頭脳たりうるというわけだ。

もちろん、アドリア、ケラー、アケッツといった最高レベルの人たちは、世界のあらゆる創造的管理テクニックが簡単には作り出せない何かをもたらす。すなわち彼らは、文字通りでも比喩的な意味でもインスピレーションのみなもととしてのカリスマ的リーダーなのだ。この種のシェフは、たまたま作曲家でもある交響楽団の指揮者に似ている。彼らは創造的な個人からなる集団に自身の特定のビジョンを実現するよう指示する。ほとんどの場合、レストランの厨房のコンサートマスターであるスーシェフ（副料理長）を除いて、さまざまなアシスタントシェフは無名で働く必要がある。下位のシェフはゆくゆく、ヘッドシェフ（料理長）の庇護と名声の下から抜け出すのに適切な時期を決定しなければならない。

創造性とは生まれつきなのか、あるいは育つものなのか？　経営心理学分野の文献では、この遺伝か環境かという問題について暗黙裏に後者へと関心が集まっていて、つまるところ、どのように職場環境を改善すればすべての働き手が潜在的な創造力を伸ばせるか、という点ばかりが論じられている。しかし、厨房が創造性を育む環境であろうがなかろうが、通常の創造的なビジョンと腕前のレベルを超越する特別な才能をもった天才シェフがいることは明らかだ。おびただしい数の人々が偉大なシェフとして成功してやろうとの希望を抱き、業務用の厨房へ足を踏み入れるわけであるが、最高峰で活躍するための才能をすべて兼ね備えているのは一握りの選ばれし者のみである。一流レストランで働くとはいかなることなのか考えてみると、シェフに欠かせない才能が見えてくる。その1つがリーダーシップだ。そのことは、そもそも「シェフ」（もともとは「頭」を意味するフランス語からの借用語）という言葉に暗示されているのであるが、歴史的慣習、過去の遺物として軽視されがちだ。それでも、数千年ものあいだ、ヒトの行動のもっとも基本的な側面の1つは、複雑な共通の目標に向かって、小さな対面集団で共同作業をする能力だった。そのような集団を率いるには、技能の絶妙な組み合わせ、アメとムチを適宜使い分ける能力が必要だ。シェフとして、真に創造的な職場を作り上げるには、この種の技能に加え、新しい種類の食事を考える感覚的な想像力も必要になる。

## もう1つの創造的な厨房

料理雑誌『Saveur』（“Savor a World of Authentic Cuisine”）の2011年1・2月合併号では、食関連の100のアイテムが注釈・イラストつきで紹介されていた。もはや定番となったこの企画、今回はシェフ76名のおすすめアイテム、さらには商売の秘訣までが特集されていて、冒頭には次のようにあった――

シェフは特別な存在。食に人生をかけたひたむきなアーティスト。国際料理のアンバサダーになるようなシェフもいれば、その独創的な演出で世界を驚かせるシェフもいて、色んなことを教えてくれる。刺激を受けずにはいられない。ぜひ、最高の一品をこの手で作ってやるのだと。

シェフに関してさらに言えるのは、圧倒的に男性が多いということ――『Saveur』が取材した76名の内訳を見ても男性62名、女性14名なので、男性の数は女性の4倍以上である。『Food and Wine』誌は毎年「最優秀新人シェフ」を発表しているが、1988〜2010年のあいだに選ばれた200人以上の顔ぶれを振り返ってみると、男女数の開きははるかに大きなものとなっている[34]。

とは言うものの、じつは今日ほど女性が一流シェフとして認められた時代は、おそらくかつてなかったのである。もちろん、かねてから外食産業の担い手といえば女性だったし、とくに学校や病院をはじめとする大きな機関の給食は、ほとんど女性の手によって作られていた。家族経営のレストランなどでは、何世代にもわたってシェフを務めることもあった。20世紀、家事一切を取りしきってきたのは女性だったし、第2次世界大戦後にはさまざまな食品企業でメニュー開発に携わることも多かった。女性による料理本も出版されるようになり、ファニー・ファーマーやイルマ・ロンバウアー*訳注12などの著作は家庭料理の世代を超えたバイブルになったのである。

世界中のどんな文化でも、家庭での料理作りはたいてい女性が担当してきたわけであるが、その料理には称賛の気持ちが贈られる一方で、概して伝統的で地味であるという考えもつきものだ。現代のメディア時代ではひょっとすると、独創というより模倣だと受け取られていることだろう。家庭料理を作る女性の創造性——これについてはキルト縫いや編み物のような染織工芸と同じで、ほとんど対価が支払われることもなければ、作り手の名が公になることもなかったのである。なぜかというと1つには、イノベーションがプライベートに開発・伝播される方法が、パブリックな男性優位の創造的ビジネスの世界で行われる方法とはまったく異なるからだ。家庭内での創造性は匿名的である。ある意味、非公式的ではあるが重要なプライベートな人間関係が絡み合った、社会的かつ共同作業的なものであるからだ。パブリックにおける創造性も共同作業的なものであることが多いが、共同作業の構造が公式的かつ階層的であるため、名声が与えられるのは、最上位にいる人（総料理長など）になる。

家庭の台所とレストランの厨房における創造性の違いについて、哲学者のリサ・ヘルケは、レシピの出所を探ってエスニック料理本を分析している。[35] 調査対象のメインはクラウディア・ローデンの著作『A Book of Middle Eastern Food（中東料理の本）』(1974)。この料理本は、著者自らがフィールドワークを行い、毎日のように使われているレシピを現地女性から直接聞き取るという点で、先駆的

*訳注12　イルマ・S・ロンバウアー（1877〜1962）　アメリカの料理本ライター。著書である『The Joy of Cooking』はイルマの没後も娘のマリオンによって何度か改訂され、出版部数は1997年の時点で1400万部にものぼった。

な書物として知られている。ヘルケは次のように書いている。

レシピを提供した女性たちは公にはならない。だったら誰だってよかったことになる。せいぜい（全員をひとまとめにして）「現地の料理人」と言われるくらいだろうか。[36]

ヘルケのこの批評は、伝統的知識の収集・記録をもくろむエスニック料理本やレシピ集の多くに当てはまるだろう。ローデンのそうした取り組みは、さまざまな意味で称賛に値する。情報を正確に取得するためにフィールドワークを行い、何十人もの女性にインタビューすることは、わずかばかりの出版物や重要な情報提供者にのみ頼るよりもたしかにマシだ。皮肉なことに、ヘルケが指摘するように、一度ローデンが料理本を出したとたん、昔からある現地のレシピは法的に、そして出版物として、ローデンのものとなったのだ。そのため、仮にほかの料理本作家が何の断りもなくこのレシピを自著に載せたりしたら、ローデンは「盗まれた」と感じることになろう。

ヘルケはローデンに対して盗作なのだと告発しているのではない。そうではなく、ある文化的所産を他者の文化的所産から作り出す過程においては、伝統的知識というものを重宝する、ということを言っているのだ。レシピとはいわば、博物館や土産物屋に陳列されるに至った文化的産物と何も変わらないのである。とすると、ここにあるのは植民地制度ではないだろうか。レシピなどの伝統的知識は自由に利用できるものだが、それは誰のものでもないからだ。最初に考えた人の名前が知られていなかったり、ひとりで考えたわけではなかったりというだけの理由で、そうなっているのだ。

先進諸国における家庭料理は伝統的なエスニック料理と似ている。というのは、レシピに所有者がおらず、創造的な革新に誰かの名が刻まれることはめったにないからだ。アメリカの家庭料理は１９

50年代からさまざまな変化にさらされた。新しい技術や製品が取り入れられたりした結果、家庭での料理作りが根本的に変化したのである。この変化の旗振り役となったのは家政学者や食品科学者で、というのも学者連には、工業化によって生み出された食製品をどんどん広め、アメリカの台所を効率的かつ便利なものにしようとの目論見があったからである。料理研究家のジーン・アンダーソンはこう記している。

私たちの母やそのまた母の世代が愛用していたレシピというのは、新しい食製品ありきのものでした——缶詰のスープを使ったキャセロール*訳注13、ゼリーサラダ、マヨネーズケーキ、グラハムクラッカーのクラスト、さらにはチョコチップクッキー。[37]

こうした新レシピはむろん誰か——多くは女性だった——が考え出したものだったのだが、その名は世に出ていない。レシピのみが缶のラベルや雑誌の記事で控えめに紹介されただけであって、おそらく各家庭に広めるためには、大々的に宣伝するよりも、こちらのほうが「自然」かつ社会的な方法だったのではないか。

「婦人」（そう呼ばれていたのは間違いない）の創造性はどのようにして世の知るところとなったのだろうか？　たとえば何人かで家庭料理のレシピを出し合い、これをまとめて1冊の料理本にするというやり方があって、これはたいてい慈善事業や大義のために行われた。出版は内々になされること

*訳注13　厚手鍋に肉や魚、野菜などといっしょに小麦粉、パスタ、ジャガイモを入れ、火を使わず鍋ごとオーブンで焼く西洋料理。アメリカでは1950、60年代に家庭料理の定番となった。

が多く、製本はらせん綴じやルーズリーフ形式が一般的である。私の蔵書にはこのような本が1冊あって、タイトルは『Guten Appetit from Amana Kitchens（さあ、召しあがれ――アマナ会の台所より）』。アイオワ州東部のアマナを中心とした村落にはいくつかのコミュニティが築かれていて、親密な共同生活が営まれている。アマナ会はもともとドイツで創立された社会主義のキリスト教団で、19世紀にアメリカへ渡ると、1930年代まで完全なる自給自足を保っていた[38]。

『Guten Appetit』の初版は1985年。アメリカ文化史のなかにあって、いささかエキゾチックな雰囲気を醸し出しているとはいえ、思うに、これはほとんど自給自足の共同体における料理本の典型と言ってもいい。ページをめくると、スープ缶を使ったキャセロール料理（この料理を作る人のほとんどが成人に達した時代を反映する）、伝統的なドイツ料理、スイーツ、田舎の環境ならではのジビエ（狩猟肉）料理といった品々が並んでいる。「リスのシチュー」にいたってはなんとシンプルなことか――この料理に必要なのは、リス、水、リンゴ酢、あとはとろ火で煮るだけで、小麦粉ミックスなどで茹でだんごを作るのはお好みである。それぞれのレシピごとに署名があるのは、著作権の主張という点で興味深い。明らかにレシピの多くは伝統、あるいはその他の出所に由来するものであるが、真に独創的なオリジナルレシピと単なる伝承レシピが区別されていないので、ざっと見ただけではどちらがどちらなのかわかりにくい。とはいえ料理のバリエーションの多さからすると、アマナ会の面々は味覚の冒険好きだと言えるのではないか（簡素な菓子パンが好みなのだろう。レシピが6つも載っているので）。

食べ物の調理に関しては、文化的な意味で、2つの別個の創造的領域が進化したことが明らかになる。1つは匿名的で女性優位のプライベートな領域（つまり家庭）、もう1つは商業的で男性優位のパブリックな領域だ。料理における創造的な功績を考えるとき、焦点となるのはたいてい後者である。

フェミニズム運動が始まる以前、料理に関心を抱く男性は、批判されても笑われても常にこう言うことができた――「一流シェフはみんな男だ」と。それまでレストランの厨房をずっと支配してきたのが男女どちらだったかということなら、誰もが知っていたのであって、厨房の雰囲気はかねがね「テストステロン満タン」[*訳注14]と表現されることが多かった。もちろんこれは料理の世界に限ったことではない。創造性が求められるパブリックな領域では、ことごとく男性の功績ばかりが注目されてきたのである（顕著な例外は役者の世界だ）。

１９７０年代以前、『Saveur』や『Food and Wine（フード&ワイン）』などの料理雑誌に女性が一流シェフとして取り上げられようとは、ほとんど考えられていなかったのではないだろうか。ここ数十年は20世紀半ばと比べて、ますます女性がシェフとして認められてきているのは明らかであるが（それでも全体の20％にも満たない）、しかし、もはやここらで頭打ちなのか？　というのも『Food and Wine』誌の選ぶ年間最優秀新人シェフの記録を可能な限りさかのぼってみると、１９８８～２００２年まではおおむね10人中２、３人が女性シェフだったのにもかかわらず、２００３～10年には10人のうち平均してたったの１人（２００３年は０人、２００８年は２人）になっているのである（「新人」にあたるのはレストラン開業５年以内のシェフ）。したがって、最高レベルの料理の創造力に近づくことで女性の評価が高まる傾向があるとしても（キャリア開発においてはそうした評価が不可欠である）、その傾向は頭打ちになったか、むしろ反転しているようにさえ思える。[*訳注15]

＊訳注14　男性ホルモンのうちでもっとも強い作用を示すもの。
＊訳注15　２０１９年の最優秀新人シェフは女性４人・男性６人、２０１８年は女性７人・男性４人、２０１７年は女性４人・男性８人となっている。

だとすれば、根本的な疑問が湧く。そもそも、独創的なエリートシェフとして働く女性が多くないのはなぜなのか？　今日、このシステムを経験した女性は数世代にわたる。大きな成功を収めている女性もいるが、その総数はまだ男性に近づいていない。それはレストランの厨房の労働環境と関係がある。女性よりも男性のほうが働きやすいようになっているのだ。変わりつつあるのかもしれないが、社会はそれほどすぐには変わらない。また、労働時間も明らかに一役買っている。ほかの職業と同じく若い女性は、仕事と家庭のバランスを取ることに関して、若い男性よりも難しい選択を迫られることが多い。高級レストランは労働時間に関してあまり融通が利かない。レストランの稼ぎ時が比較的限られているからだ。こうした無理からぬ理由のために、女性の創造的なレストランで働く機会が制限されているのだろう。

それでも、おそらく女性は創造性の高いシェフとしては成功しないだろう。秀でた総料理長になるのに必要な一連の才能に関しては、一般に女性よりも創造的な男性のほうが多い。もしこれが事実で、一般にレストランの厨房が女性にとって文化的にもやさしくないのなら、エリートシェフを目指す女性にとっては、二重の不利益になるだろう。実際に、女性が男性より創造的でないという証拠はあるだろうか？

男性が女性よりも平均的に創造的であるというもっとも強力な証拠は、創造性に関する成果の公的記録だが、誰もが認めるように、歴史的に女性が創造性に関して成果を上げる機会は男性の場合に比べて厳しく制限されている。女性がますます多くの創造的な分野で働くことを許されるにつれて、創造力を広く認められている人たちの階級における女性の存在感が向上している。私は、男性と女性の創造力に大きな違いがあることを示す脳機能の研究を知らない。ただし、ジェンダーと創造性に関する、圧倒的ではないにしても、重要な心理学的文献ならある。

この文献は、心理学者が管理された状態で創造性を測定するために考案した多くのテストにもとづいており、創造性が性差のある行動であることを示しているわけではない。この分野の論文を広く再検討したジョン・ベアとジェイムズ・カウフマンは、こう結論づけている。

少女と少年、男性と女性の違いの欠如は、多くの研究の最も一般的な結果だ。……（中略）……注意すべきことだが、一方の性が他方よりもすぐれているという結果が出た研究の数において全体的な「勝者」がいるとすれば、それは男性と少年ではなく女性と少女ということになろう。[39]

しかし、ベアとカウフマンが指摘しているように、これらのテストは一般に、男性が女性よりもすぐれた成果を上げている現実世界での創造的な成果を予測するものではない。彼らは現段階では、とくに基本的な認知レベルにおいては、大きな差異はまったく見られないので、おそらく環境の違いが創造的な成果における性差の最良の説明であると結論づけている。

ベアとカウフマンは、現実世界での創造的な成果の性差を理解するためには、「適性、動機、機会」を検討する必要があると指摘している。もちろん、この種の成果の理解は、部分的に「現実世界」の定義次第で変わってくる。一般的に、創造的な成果は、個人の行動に帰すことができる公共空間で測定・検討されてきた。もちろん、創造性は社会のさまざまなレベルで生じる。実際、先に見たように、少なくとも進化の観点から見ると、私的な創造性、小規模な創造性、対面での創造性、集合的な創造性こそが、人々の実像を表している。大規模で、工業化され、メディアがすみずみまで浸透した社会において、偉大な創造的成果として認識・称賛されるものは、氷山の一角にすぎないかもしれない。

たしかに、それは圧倒されるほど輝かしく壮大な一角かもしれないが、そればかりに目を奪われると、私たちの身の回りで毎日少しずつ生じているささいな創造性が見えなくなってしまう。これは、アドリアやアケッツの絶対的な「創造力」に比べれば、取るに足らない創造力にすぎないだろうが、進化の大きな時間的尺度では、小さな傾向でさえ、長い時間経るうちに大きな影響をもたらすことがある。

## 創造的な選択

ホモ・サピエンスの歴史の大部分において、食べ物に関して創造的であることは、贅沢ではなく、必要だった。ヒトが超雑食になると、新しい食べ物を見つけることや古くからの食べ物の新しい食べ方を見つけることが、生存に不可欠な戦略に発展した。食糧難になれば、食べ物に関して創造的であれという究極の選択圧が働くかもしれないが、そうでない時代は、祝宴に関わる創造力の種類も等しく重要であった可能性が高い。象徴的な環境で豊富な食べ物を共有することによって育まれた社会的結束と調和は、多くの点で進化的利益をもたらす。祝宴は、創造的表現の一形式であるが、それはローマや中国の大文明に見られるようなものとしてだけでなく、食事を特別なもの、より大きな主題や概念やイデオロギーに関連するものと考える人たちの集団でも生じる。

先進国の現代的な食環境においては、多くの国民が比較的安価で豊富な食べ物をすぐに手に入れることができるため、食事に創造的である理由はとくにない。食糧不足は問題にならず、高価な食材を日持ちさせるという家庭内の創造力でさえ、ほとんど価値がない。だから食の創造力は、レストランでお金を払って食事をするか、家で作るかの観点から選ぶことなのだ。では、人はなぜ食の創造力を追求するのか？　この章の冒頭に置かれたトーマス・ケラーの引用を振り返ってほしい。彼は創造的な体験の鍵となる側面をはっきりと指摘している――それは「満足」を与えるべきであり、「感情」や「情熱」を促進すべきだ。ドーパミン報酬系が創造性に関わっていることは驚くべきことではない。チョコレートに「夢中になる」人がいるのと同じように、創造的行為に「夢中になる」人もいるのだ。おいしい食べ物と同じく、創造力はあまり夢中にならない人にもよろこびをもたらす。そして、甘いものや脂肪の多いものを求めてしまうのと同じように、ヒトは、生物的にも文化的にも、創造的であるように動機づけられているのかもしれない。

# 第8章　心の理論と「食の理論」

禽獣はくらい、人間は食べる。教養ある人にして初めて食べ方を知る。食卓の快楽はどんな年齢、身分、生国の者にも毎日ある。他のいろいろな快楽に伴うこともできるし、それらすべてがなくなっても最後まで残ってわれわれを慰めてくれる。

――ジャン・アンテルム・ブリア＝サヴァラン『美味礼讃』

何とかここまでこらえてきたのだが、もはやこれまでか――ブリア＝サヴァランは美食にまつわるアフォリズムの宝庫であり、やはり参照せずにはいられなくなったのだ。フランス料理に深く根ざした美食哲学を全身で体現していたような人物ではあるが、食事の技術と快楽は一部の占有物じゃない、ホモ・サピエンスに普遍的なものなのだ、との考えを明かしている。これは誰にとっても明々白々なことだろう。何を、どのように、そしてなぜ食べるのか？――そんなことは考えるまでもない。少なくとも、私たちはそう認識している。食に関連する知識や習慣は、呼吸をするのと同じくらい自然に身につくものなのだ。食べ物が基本的な生命維持にとってどれほど重要かを考えれば、これは驚くにはあたらない。ヒトは動物であり、動物としての務めを全うするには食べる必要がある。

ヒトは成長するにつれて、入り組んだ認知課題を自然とこなせるようになるものだ。私たちはこれを当たり前のこととみなしがちで、そもそもどうしてそんなことが可能なのかと疑問をはさむことがあまりない。そのため、複雑な神経基盤についてはほとんどが明らかにされないままである。たとえば言語獲得について考えてみよう。母語を習得することの、なんとたやすいことか。何も考えないままに身についているのである。これに対して第2、第3言語の学習となると、手に負えなくてイライラしてしまうほど難しい。母語を獲得して使いこなすための神経基盤は、まったくもってシンプルとは言いがたいものであるが、私たちの脳は自然選択によって、成長とともに自然とこの技能を獲得できるようプログラムされている。もちろん例外はあるとはいえ、大多数の人においてはそうなのだ。いっぽう第2言語学習となるとそうは問屋が卸さない。幼年時代の臨界期*訳注1を過ぎてから新たな言語に取り組んでみると、流暢になるには、多くの場合、その過程で関連する認知課題（たとえば、発話や記憶など）が待ち受けていることをはっきりと思い知らされる[1]。

食生活を新しくするという行為は第2言語の学習と似ているところがあって、つまりはなかなか達成するのが難しい。まったく不可能な話なのかと言えばもちろんそうではなく、食事の改善に成功したという声はしょっちゅう耳にする。ところが、食事を変えようとすれば、さまざまなレベルで難所にぶつかるため、結局以前の食生活に逆戻りしてしまうケースが多い。私たちは大人へと成長するなかで、特定の食べ物を特定の状況で口にすることによって、自分にとっての自然な食事というものを

*訳注1　乳児期から思春期（11〜13歳）。この時期を過ぎると、言語獲得は困難になると考えられている。

習得している。こうした自然な食事があるうえで新たな食事を身につけようとするのは、新しい言語を学ぶようなものなのだ。ヒトの脳には、幼いころに家族と食卓で味わった食事が深く結びついている。文化や時代によっては食卓以外のこともあろうが、とにかく子どもと食べ物の触れ合いが生じているかぎり、それは脳に深く刻み込まれるのだ。このような食事がすなわち、名もなき食事となる――つまり第6章で考察した、「規範的食事」のことである。

言語をはじめとする複雑な認知タスクをこなすには、脳の諸領域からなるネットワークが必要だ。なるほど言語処理には特定領域の働きがとりわけ重要ではあるが（たとえば言葉を話す際の運動制御をつかさどるブローカ野など）、しかし、各領域が協働して機能しなければ、正常な発話として聞き手に届かない。非常に興味深いのは、どんな言語形式をとるかが環境によって左右されること、すなわち何語をしゃべるようになるかが環境によって決まるという点だ。言葉を話し、理解する能力は、人類進化のなかで強固に選択されたために残ったものであるが、脳内の言語ネットワークは無数とも思えるさまざまな言語に対応可能なのである（さらに手話や書き言葉などの、話し言葉以外の領域にまで対応している）。

複雑な認知タスクについては、生物学と文化の両面から考えるのがもっとも良いとされている。認知を伴うタスクには、たしかに生物としての生得的な性質を認めることができるが、こうした生物学的性質は、たいてい文化のあらゆる情報とともに蓄積されているからだ。私たちの心のなかにある規範的な食事――食の認知仮説、すなわち食の理論――は、言語がそうであるように、環境に適応した認知プロセスを、ヒトがどのようにして手に入れたかの好例である。とはいえ私は食事に対する認知的基盤として、言語のみが最適なモデルになるとは思わない。というのも、言葉を話すという行為は外部から観察できるし、社会における人と人との触れ合いのなかで分析することも可能だが、食に対する認知となると、外からは見えないからである。食の理論とは、万物のなかから食べ物として分類したものが、内面的にモデル化された結果なのだ。そこである考えを提示したい。「食の理論」は、誰もが持っているものなのではないか。食の理論とは、食べ物との関係や相互作用をつかさどる心の内面を反映したもので、私たちが特定の文化的環境で成長するにつれて発展し、大人の認知に適応したものになる。しかし、食の理論が個人の食の思考を形作る方法は、それ自体がある種の環境で生じる進化によって形作られてきたものだ。先進国の環境は、必ずしもその種の環境とは限らない。

## 心の理論

食の理論のモデルとして、言語がふさわしいと言い切れないなら、「心の理論（ToM）」はどうだろうか？　この有力な仮説のなかに、より良きモデルを見つけられるかもしれない。比較心理学者のデイヴィッド・プレマックとガイ・ウッドラフによって心の理論が提唱されたのは、1978年のことである。[2] チンパンジーとヒトの認知に関心を抱いていた両者は、他者の心の状態を推測・判断する能力や、他者に心を帰属させる能力についてこれら2種の比較研究を行った。その手段となったのが心の理論である。

心の理論についてもっと詳しく理解するために、社会的な行為とは何か考えてみよう。私たちは他者の欲望や信念をどのようにして知り得ているのだろうか？　他者の行動が「マジ」なのか、あるいは「○○してるふり」なのか、どうしてわかるのだろうか？　プレマックとウッドラフによれば、社会集団のなかで互いに影響し合いながら生きていくためには、他者の心の状態に関する理論が内在化されていなければならない。とりわけヒトのような複雑な社会性を有する生き物からなる集団においてはそうである。もっと改まった言い方をするなら、発達心理学者のアラン・レスリーが記しているように、ヒトには「行為の裏にひそむ認知特性をうまいことととらえるための表象システムが備わっている」[3]。心の理論はしかし、どうして「理論」なのだろうか？ プレマックとウッドラフは、その理由について2つの事実を示している。すなわち、心の状態という外部からは観察できないものを扱っていること、そして、他者の行動を予測するために使われているということである。心の理論は自然選択によって形成されてきた複雑な認知能力であり、その要因となったのは、人類進化を通じて生じた複雑かつ相互的な社会環境である。

心の理論の発達プロセスについては、とくに意外な点はないだろう。言語と同じで幼児期に形成が開始され、年齢を重ねるにつれてますます洗練されたものとなっていく。子どもがどんなタイプの心の理論をもち、その能力がどれほどであるかを測る目的で、これまでに数々の課題が開発されてきた。ここでは代表的なもののうち、レスリーらによるシナリオを見てみよう。その内容はこうだ。

サリーはビー玉をかごの中に入れ、その場から立ち去る。サリーのいないあいだにアンがビー玉をかごから箱へと移しかえる——このようなシナリオを子ども（引用者注：被験者）に示した後、次のように尋ねてみる。サリーが戻ってきたとき、ビー玉を探すのはどこか？ サリーの行動を正しく予測するには、サリーの欲望と信念を考慮しなければならない。つまり、サリーにはビー玉を手に取りたいという欲望があって、ビー玉の在処に関する信念があるのだと。ここではアンがいたずらしたために、サリーは誤った信念をもっているということになる。したがって先の質問に子どもが正解するには、観察者として、サリーの信念の誤りに気づかねばならない[4]。

4歳ほどの子どもであれば、このようなシナリオに含まれる誤った信念を難なく理解することが可能だし、2歳を迎えるころにはすでに、他者の行動が「ふり」かどうかの判断は名人レベルに達している。たとえば、母親がバナナを受話器のようにして話しているとき、2歳児はこれが「電話してるふり」だとわかるのだ。つまり（このように認識できる子にあっては）、母親の心的状態に関する心の理論がちゃんと育っているということである。

心の理論はさまざまな研究分野で重点的に扱われており、たとえば精神医学では、統合失調症やとりわけ自閉症スペクトラム障害における社会機能評価のため、あまねく使用されている。心理学者のサイモン・バロン＝コーエンらは、生後18カ月以内の自閉症児に心の理論の欠損が見られると指摘したうえで、自閉症スペクトラム障害とはいわば「マインド・ブラインドネス」であるとした[5]。自閉症スペクトラム障害やアスペルガー症候群の患者は、他者の心を読むことができない、すなわち相手が何を考えて何を感じているか、想像できないということだ。それゆえバロン＝コーエンによれば「他者の行動を予測できないため困惑し、恐怖すら感じるのである[6]」。

自閉症スペクトラム障害の患者には、心の理論の欠損を認めることができる。だとすると、心の理論とは神経系のしくみから説明可能であって、特定の疾患で異常をきたすものだと言えるのではないだろうか。しかし、あいにく現在までの自閉症スペクトラム障害研究では、具体的にどの領域が冒されているのかは明らかになっていない。実際、サラ・キャリントンとアンソニー・ベイリーがこれまでに行われた脳機能イメージング研究を振り返ってみたところ、調査手段とされた心の理論課題は多岐にわたり、課題の最中に活性化した脳領域も多箇所に及んでいたようなのだ[7]。なかでももっとも活性化頻度が高かったのは前頭葉（内側前頭前野・眼窩前頭皮質）と上側頭葉であるが、それでも常に同じ反応が見られたわけではない。これは心の理論の働きが、神経ネットワークの複合体によって生み出されているということではないだろうか。つまりほかの複雑な認知機能と同じで、互いに重なり合いながら広がっている神経ネットワークこそが、心の理論の正体ではないかということだ。

マルセル・アダム・ジャストとサーシャンク・ヴァルマは、心の理論をはじめとする複雑な認知形式が、脳内のいかなる動的プロセスにもとづいたものか調べるために、あるモデルを提出している。[8]出発点となったのは、認知にまつわる研究でおおむね合意事項となっている基本原理——「思考とはいくつもの脳領域が同時に活動することで生み出されるものであり、その共働の舞台となっているのは大規模な皮質ネットワークである」ということだ。[9]ジャストとヴァルマによればこうした大脳皮質のネットワークは、課題に要求される思考が異なれば変化するのだという。たしかに大脳皮質には領域ごとにいくらか機能の特殊化が見られるとはいえ、一般的には1つの領域に多数の役割があると考えられるし、1つの機能は多数の領域の働きによって実現されるものだということができる。こうした柔軟性が脳損傷後のネットワークの再編成だけでなく、定期的に生じる課題に対応する際にさまざまな領域を動的に動員することをも可能にしている。特定の複雑な認知課題に対しては1つの領域で神経ネットワークが形成される可能性もあるが、類似の（ただし同一ではない）目標に対してはさまざまな皮質領域が動員されるため、1つのテーマにおいても多くのバリエーションが可能だ。

脳内で繰り広げられる複雑な認知の全貌については、いまだ明らかにされていない。イメージング技術を用いた実験レベルにおいても、脳の思考をモデル化する理論レベルにおいても、まさに今、その解明に向けての一歩が踏み出されたところである。心の理論とは、行動に関する進化学的な比較研究から生まれた概念であり、これによって明らかに示されているのは、脳の働きが形成された背景に、環境への応答があったということだ。つまり私たちの祖先は、環境によってどのような認知を強いられ、どのように応答してきたか——これが、脳の働きを左右しているのである。ヒトやほかの霊長類にとって決定的な環境要因を1つ挙げるなら、それは社会的な次元にほかならない。

話を先に進める前に、心の理論に関する研究が始まったきっかけについて、ざっと振り返ってみることにしよう。プレマックとウッドラフの頭には、こんな疑問があった――「チンパンジーは心の理論を持つか？(Does the chimpanzee have a theory of mind?)」[*訳注2]。2人が1970年代後半に行った研究からわかったのは、チンパンジーが仲間の行動を観察し、動機や目的を理解できるということ、さらにはそうやって知覚した相手の目的に合わせて行動する場合があるということで、この結果から導き出されたのが、チンパンジーはヒトとまったく同一でないとはいえ、心の理論をもっているという考え方である。この主張はしかし、満場一致で受け入れられたわけではない。のちにさまざまな心の理論課題を駆使した調査がなされ、一定の懐疑を示す研究者が現われている[10]。

2008年、ジョゼップ・コールとマイケル・トマセロは、この分野の過去30年分の研究を見直したうえで、チンパンジーにおいて心の理論が機能していることは明らかだと結論した[11]。というのもチンパンジーは、ヒトの行為に意図や目的があることを明らかに理解していて（この種の実験では、行為者をヒト、その観察者をチンパンジーとすることが多い）、さらにはヒトが（知覚や聴覚などを介して）周囲の状況をどれくらい把握しているのかということも間違いなく理解しているからである。ただしチンパンジーにも認識できないことがあって、それが、誤った信念である（この認識能力を測るのが、先に触れたサリーとアンの課題など）。観察対象である行為者が、誤った信念をもっているとき、ヒトであればかなり幼い年頃であってもこれを理解できる。が、チンパンジーにはできないの

＊訳注2　両者が心の理論を提唱した論文のタイトル。原注2を参照。

だ。コールとトマセロによれば、「心の理論＝誤った信念の認識能力」と考えた場合のみ、チンパンジーには心の理論が存在しないということになるわけだが、これではあまりにも限定的過ぎるだろう。そこで両者はこう結論する——

チンパンジーは意図的な行為が……（中略）……心理状態の働きによって生み出されていることを理解している。[12]

つまり他者の行動の裏側には動機や知覚が隠れているのだと、少なくともある程度は理解しているということで、大半の研究者はこの事実をもとに、チンパンジーには心の理論があると考えている。

## 食の理論

私は巻頭にて、本書のテーマが「食べる」であるとともに、食べ物を「とらえる」だと述べた。そこでぜひとも打ち出したいのが、食べ物の主要なとらえ方としての食の理論である。

これは、食事を認知的に表象するシステムが心のなかに内在化しているのではないかという仮説である。この食の理論は心の理論と似たようなもので、前節で論じた複雑な認知における基本的特徴を数多く共有している。心の理論が発展したのは、ヒト（およびほかの霊長類）が高度に相互作用的な社会集団のなかで暮らしており、そこでは、ほかの成員の心を読む能力が強く求められるからだ。同様に、食の理論が発展したのは、食べ物が生存にとって重要であり、大人になるにつれて何をどのように食べるべきかを学ばなければならないからだけでなく、言語を基礎とする複雑な文化的環境によって食べ物がほかの認知に関する大規模なネットワークに埋め込まれるからでもある。

あらゆる霊長類は成長するにつれ、社会集団のなかで母親などの行動を観察することによって、多少なりとも食べ方を学習していく。食の理論は心の理論と同じで、ヒトだけがもっているわけではないということだ。しかし、ヒトは社会文化的な環境に身をおき、認知能力も高く、それゆえほかの動物とは別格のレベルの心の理論をもっている。ならば、食の理論についても同じことが言えるのではないか。私たちの食の理論は栄養摂取の理論にとどまらない。というのも生死を左右する重要な側面について考えてみれば、単なる生理的側面と文化的側面の境界線はぼやけてしまうからである。生物学的な性差《セックス》が文化的性差《ジェンダー》の連続体となったように、そして、有性生殖が男女間の行為から始まって1つの社会制度に達したように、食は摂取と消化にとどまるものではない。食の理論は、単に生命維持のために必要なだけでなく、ヒトの社会的実存における基本的な通貨の1つである食というものを理解するためにも必要なのだ。

食の理論の形成にとって決定的な時期は、おそらく心の理論や言語獲得と同じで子ども時代だろう。発達心理学の分野では、子どもの食事がどのように発達していくのかについて、哺乳から「大人の食事」[*訳注3]へと至るまでの正常なプロセスが長年にわたって記録されており、先進国ではさらに、肥満が蔓延するきっかけは乳幼児期にあるのではないかという点から、綿密な調査がますますさかんになっている。発達段階のこの時期にどんな食環境にさらされているかは、生涯にわたる食習慣に影響しかねない。肥満へ介入しうる時期として研究されている事実が、その重要性を物語っているのだ。発達心

＊訳注3　生後約6カ月から離乳食期に入り、その後、軟食（生後約1～2年）、幼児食（2～3年）などを経て、6歳ごろまでには大人と同じ食事へ移行する。

理学者のリアン・バーチらは、新たに子をもった親への教育が必要であるとしている。子どもの将来的な肥満リスクを抑えるには、どういった食事を与えれば良いのか？　親が肥満である場合には、なおさらこのような知識が欠かせないだろうということで[13]、ほかにも、食べ物以外で幼児をなだめる方法や、幼児の示す苦痛のサインが空腹によるものなのかどうか、しっかり見分けるための方法について、正しい知識の共有が必要とのことである。

子どものころに身につけた食習慣が、大人になったときの摂食パターンを左右するほど強力であるということは、誰もが納得するところではないだろうか。これはつまり、子どものころに明確化し始めた広範な食の理論が、部分的にこうした習慣の形をとって現われているのだ。とはいえ、食の理論は、観察可能な個人の食習慣にとどまるものではなく、食べ物がどのようにとらえられ、いかなる意味をもつのかといったことをも含んでいる。

ヒトの食体験にどれほどたくさんの認知プロセスが関与しているのかについては、これまでの章で考察した通りである。多くの人にとってもっとも重要なのは、諸感覚が食事中に果たす役割であり、食べ物の味やにおい、さらには食感や音が混ざり合うことによって、直接的な食体験が形作られている。しかしそれだけではない。食体験の奥行きと意味深さはほかの認知プロセスにも左右されていて、たとえば記憶であったり、動機であったり、あるいは新しいものを口にするときにはドキドキもするだろうし、食べ慣れたものにはあえて注意を払うこともなかったり……。さらには社会的な状況からの影響も常にある。つまり、まったく同じ食べ物でも食べる状況が大きく異なれば、もはや「同じ」ではないのであって、たとえば野球観戦しながら食べるホットドッグと、これから就職面接だというときに道ばたで食べるホットドッグ――まったく同じホットドッグを食べたのだとしても、これらは「同じ」ではない。なぜか？　私たちが内的な食の理論を通じてとらえているのは、単に食べ物の知覚や栄養面のみではないからだ。

心の理論がそうであるように、食の理論の形成には必ず遺伝的要因と環境的要因が絡んでいる。脳はその働きの点ではすこぶる可塑的ではあるが、生物学的な制約にはあらがえない。生物学的要因はまた、機会に恵まれれば開花する独自な潜在能力を一部の個人に授ける。したがって食の理論は、ほかのあらゆる種類の複雑な認知と同じく、遺伝的要因と環境的要因という2つの理由により個人差が生じる。なじみのある食べ物ばかりの限られた食事で満足するような食の理論をもつ人もいるだろうし、食べ物を探索と冒険の手段として利用するような、はるかに広範囲にわたる食の理論をもつ人もいるだろう。

心の理論については、食の理論を解き明かすような単一の脳内神経ネットワークを具体的に特定することはおそらく不可能だろう。食の理論は食べることに関する理論であるが、それに劣らず食べないことに関する理論でもあるので、そういった摂食に関連する脳の部位がデフォルトネットワークのようなものを形成するのかさえも予測がつかない。予測可能な神経ネットワークが存在しないからといって、食の理論を発展させる選択圧が存在しないということにはならない。

言語や心の理論といった複雑な認知プロセスは間違いなく適応であり、ヒトのもつ食の理論を形成する能力も適応に則したものである可能性が非常に高い。私たちは、複雑な認知の生物学的基礎を理解し始めたばかりだ。これまでの実験による研究では、複雑な認知プロセスを、相互作用する複数のネットワークを含んだ完全なオペレーティングシステムとして扱うのではなく、個々のネットワークの個別の構成要素として理解することが多かった。

子どもは発育過程で耳にする言語を学んでいくものであるが、食の理論についても同様に、発育環境からの影響がはなはだ大きいはずである。しかし、それ以上に生物としての根深い何かが、食の理論には表れているだろうか？　ここで再び考えてみよう。ヒトの行動や解剖学的特徴の多くは、どのような環境において適応進化したものだったか？　それは現代の都市化した発展世界とはまったく違う環境だったのである。今日の先進諸国では、脂肪や糖分がたっぷりでほとんど調理済みの食べ物が広く出回っているし、飢えをしのぐために食べるのではなく、むしろ時間——決まった時間が来たからさあ食べましょうというわけだ。それに、みんなで食べるよりひとりで食べることのほうが多いし、大多数の人は自然界の食物源とは無縁である。食の季節性なんてないも同然で、トースターペストリーやダイエットソーダやポテトチップスがいつでも手に入るのは当たり前、おまけにトマト、アスパラガス、柑橘類の果物だって季節によらず口にすることができる。

食の理論が進化したのは、このような現代環境ではない。食の理論がすくすく育つ食環境というのは、質の高い栄養たっぷりな食べ物が少なくてなかなか手に入らず、季節によって食べるものがガラっと変わり、食料不足の時期だってある——そんな環境なのである。おそらくこうした環境で暮らしていた人のほぼすべてが、食べ物のたどるプロセスを熟知していたことだろう。すなわち狩猟や収穫によって手に入れるところから、調理してお腹におさめるまでのあらゆる段階をだ。食べ物は通貨によって購うものではなく、それ自体が社会的な通貨だったのだ。それに、今日のように核家族のみで集まって食事するのではなく、親族集団を中心に大勢が寄り合って食べることが多かったろうし、宗教や儀式活動との結びつきも大きかったのである。

季節性や家族関係、儀式によって、具体的にどんな影響がもたらされるのかは定かでない。とはいえ全体として言えるのは、現代の環境では、かつてに比べてヒトと食べ物の結びつきが貧弱になっているということだ。むろんカロリーや栄養素は貧弱どころかきわめて豊富になったわけであるが、しかし、現代人の多くはわずか少数の食べ物にしか手をつけようとせず、つまりは脂肪たっぷり、糖分たっぷりのものを選り好みしているのである。先進諸国のほとんどでは，食物摂取における社会的・儀式的な文脈の重要性が薄れてきているし，そのうえ食べる物には事欠かないため，摂食とは，もはや飢えに関係した行為ではない。ストレスをまぎらわすために食べたり，快楽を得るためだけに食べたり，退屈だから食べたり，現実逃避したいから食べたり——おそらくこのような選択肢は，人類進化の歴史を振り返ってもまず見当たらない。先進諸国の現代人に見られる典型的な食の理論は，以上のような要因によって，かつてとは別物になっている。理論の中身だけが違うのではない。その背後に隠れている認知的な連合までもが昔とは異なっているのだ。

話の前後関係がいくらか乱れてしまったが，これは一考に値することである。すなわち食の理論という仮説を，先進国の食環境のなかで生きる現代人に当てはめると，何が見えてくるのだろうか。先進国にはあまりにも肥満者が多く，これについては少なくとも栄養学者，医学・公衆衛生分野に属する人，個人トレーナーなどのありとあらゆる専門家が，減量の必要あり，との意見を示している。体重を落とすにはたいていダイエットの必要があるが，すでに考察したように，食生活を改善するのは難しい。その理由の1つが，食の理論によって浮かび上がってくる。食の理論とは，食についての学びが成長とともに蓄積されることで形作られるものだが，食生活を改めるというのは，要するに食の理論を修正するということであって，これはさながら第2言語を学習するようなもの——いや，むしろ母語を別の言語に変えるような試みと言ってよい。認知的な根深さでいったら，食習慣はおそらく母語ほどではないだろうが，しかしこの2つはまったく別物というわけでもないのである。私たちは何かを食べるとき，食の理論という認知の網によって食べ物をとらえているので，食事内容ががらっと変わるとその影響が認知の広範に及びかねない。それゆえ，食生活はすんなりとは変えられないのである。ヒトの行動は基本的に適応性・柔軟性に富んでいるため，新しい食事に適応することは可能だが、かなり骨の折れることは事実なのであって、慣れ親しんでいた食べ物が簡単に手に入る環境ではなおさら難しい。

かつて口にしたことのない食べ物を前にしたとき、進んで食べてみたいと思うか思わないか――こうした態度も、食の理論の表れだと言えるだろう。たとえばこんな風に考えてみるのは面白い。すなわち、味覚に関して冒険するタイプとしないタイプでは、冒険好きのほうがダイエットに向いているのか？　ダイエットというのは食事を制限することとほぼ同義であるが、その認知面をもっと広義に考えてみるなら、むしろ、食習慣の基本レパートリーを拡大する行為だと言える。したがって、いろいろな食べ物を食べてみようとする姿勢の有無が、ダイエットの成否を左右する一因であると言え、おそらくは食の理論が拡大されるほど、こうした姿勢を取りやすくなるのではないだろうか。

ダイエットは重要であるが、食のよろこびをもたらしてくれるわけではない。そこで、もっと明るい面に目を向けてみよう。食の理論によって私たちの食行動には、どんなよろこびがもたらされるのだろうか？　1つは、味、食感、満腹感の支配から逃れる術である。味や食感の何が悪いのかと言えば、むろん何も悪くない。誰もが味の良いものを食べたいし、食感を楽しみたいし、お腹いっぱいになりたいのである。ホモ・サピエンスははるか何千年もの昔から、味や食感などによって食べ物の品定めをし、食用に適するかどうか決めていた。つまり私たちの祖先たちにとって、食べ物のこのような性質はきわめて重要だったのであり、その結果、甘味、塩味、脂っこさ、満腹などの認知にまつわる「ボタン」がそれぞれ進化したわけだ。しかし、こうしたわかりやすい性質ばかりに気を取られていては、食体験のほかの側面をことごとく見逃してしまう。豊富な食料に難なくありつける現代においては、とびきりサクサク、塩分たっぷり、脂肪も豊富（そのうえたいてい最安値）――こういった食べ物のみで、お腹はあっという間に満たされるのであって、残すところはせいぜいアイスクリームの別腹くらいだろうか。

おいしいものをお腹いっぱい食べても何ら問題はないのだが、食べ物は食の理論によって、単なる摂食という行為にはおさまりきらない。そのうえ、ふつうに食べているだけでは得られない快楽を、食べ物から享受することができるのだ。たとえば記憶と食べ物に重要な結びつきがあることは、みなさんご存じのところだろう。第5章で論じたように、感謝祭の日に食べるようなごちそうは、あんな行事もあった、こんな行事もあった、という思い出を記憶にとどめる装置になったり、アメリカ史に根ざすイデオロギーを想起する手立てになったり、さらにはごちそうをともにした家族や友人との思い出（たいてい楽しい思い出）とつながっていたりするのである。とはいえもっと前のめりになって、なんとしても見つけ出し、料理せずにはいられない食べ物というのがあるだろう。それというのは、きわめて私的な記憶をよみがえらせてくれる食べ物だ。というのも、たまたま何か食べたときに「これ、あのときの……」と感じた経験は誰にでもあるはずで、少なくともそれが愉快な思い出を呼び覚ますものだったなら、その料理との出会いを1回きりにはしたくないと思うのではないだろうか。私は家族にチキンライスを作ることがあるのだが、それは単に残りものをおいしくいただくことができるからというだけではない。育ち盛りのころに、母親に作ってもらっていたチキンライスだからこそ、いつか私の息子たちにも、それぞれの家庭で料理してほしいとの思いがあるためだ。人と人の結びつきは、特定の食べ物によって強固になることがある。その理由はいくつかあろうが、1つは相手を象徴する料理が、こちらの内臓《はら》と結びついているからにほかならない。食べ物は時空を超えて記憶を呼び覚まし、忘れないための一手になりうるのであって、特別な日に食べるだけでは足りないのである。

食の理論にはさらに、時間の感覚も含まれているだろう。食料の獲得から調理、摂食に至るまでを考えれば、食の営みが1日に占める時間は決して少なくない。あらゆる霊長類にとって時間は貴重なものであり、たとえば食料を獲得しようとするとき一方の獲物のみにかまけていては、もっと栄養のある別の獲物の捕獲チャンスを逸しかねない。ヒトの場合にはおそらく、食べ物の知覚のなかに、調理・摂食のおよその時間計算が内在されていることだろう。むろんファストフードの時代では、食事の際にいちいち時間の制約を気にする必要もないわけだが、そうでない時代には、1日の時間経過の重要な指標として、食というものがよりどころとされることだってあるだろう。

時間の幅をぐんと広げて考えてみよう。たとえば食べ物の季節性を把握することは、記憶だけでなく、カテゴリー化能力にも関わってくるだろう。さらに、心的時間旅行の能力を発達させた私たちの祖先は、将来の出来事を予測して論じることができたので、動植物の季節性に関する知識が食べ物を得るための戦略の一部になったことは間違いない。季節性は多くの動物の摂食活動に影響を及ぼすが、ヒトはこの季節性を、太陽や月や星の動きをはじめとする暦の兆候や合図に関する知識によって自ら予期できる。「食べ物と時間の連続体」における私たちの現在地は、食の理論が暗黙のうちに測定してくれているのだ。

食の理論によって生じうる好影響はもう1つある。それは食べ物、料理、摂食によって認知能力が向上しうるということだ。食の理論という言葉には、食がいくつかの認知領域を含む複数の脳内ネットワークの中心を占めている、という意味が込められている。たしかに、神経ネットワークが効率よく働くかどうかはある程度その使用頻度に依存する。繰り返しによって認知作業中に同時発火するニューロン間の接続が強化されるためだ。食の理論には複数の脳領域における活動が包まれているので、そのネットワークを鍛えることで、多様な脳領域での認知パフォーマンスが強化または維持されるはずだ。

食の理論を提示するときに、類例として心の理論と言語をよりどころとしたので、ここで再びそちらへ戻ってみることにしよう。複雑な認知を介することで、脳機能はいかに向上するのだろうか？認知機能の強化にもっとも関心のある科学者といえば、老化をテーマとする脳研究者が挙げられる。彼らは、体に対する加齢の影響を軽減する方法が突き止められてきたのと軌を一にして、脳の認知パフォーマンスを維持する方法を熱心に探している。運動は、年をとるにつれて体と頭の両方を維持するのに役立つことが広く認められている。しかし、認知症予防には、とくに頭の体操が非常に有益であることも明らかになってきている。[14] 高齢者においては、知識の継続的な獲得と認知的に興味をそそる活動への関与の両方が、脳の萎縮と機能の低下という不可抗力（アルツハイマー病などの疾患によって悪化する）に対する認知的予備力を高めるのに役立つ。脳の老化に関しては、残念なことに、病変の影響を無期限に回避し続けるというわけにはいかないが、「使わないとダメになる」という概念には妥当性がある。

老年期を実り多いものにするには、積極的な社会的関係を維持することも重要だ。活動的で有意義な社会生活を送っている人においては、身体的および精神的な機能がうまく維持され、認知症の発症が遅れる。[15] これは逆の因果関係（認知能力の高い高齢者ほど社会的に活発だ）ではない。長期にわたる縦断研究によって、社会活動が認知機能低下の緩衝装置であることが明確に示されている。したがって、高齢者が知的な刺激を受ける活動を行い、有意義な社会生活を送っている場合、そうでない場合よりも認知機能が向上する。これはつまり、脳における言語と心の理論に関する機能を鍛えれば、認知機能が強化されるということを示唆している。知識ベースの活動の大半は、社会的相互作用のほとんど（すべてではない）の側面と同じく言語に依存している。もちろん、心の理論は社会的相互作用に不可欠だ。同様に、有意義な方法で食の理論を活用すれば、高齢者の認知機能を高めることもできるだろう。「有意義な」といっても、大したことでなくても構わない。食べ物の選択と食事の計画における積極的な役割は有益であるかもしれないし、かなり衰弱した人でも参加できるだろう。食べ物の獲得と調理に関与し続けることは、それらの活動がさまざまな認知能力を伴うため、さらなる効果が期待できる。ヒトは進化の結果、食環境に積極的に関与するようになったのだ。さらに重要なことだが、個々のレベルでは、その環境によって形作られた食の理論こそが、身の回りの世界に対する見方を決定づける一因なのである。

◆　◆　◆

人生の終わりにおける食べ物の重要性は、食べ物、食事、精神の自然史を扱った本書を締めくくるのにふさわしい場所に思われる。ブリア＝サヴァランのアフォリズムをわかりやすく言い換えると、食事の技法と快楽は老いも若きも誰もがもっている、ということになるだろう。これは歴史の偶然ではないが、数百万年に及ぶ進化の結果が数十万年の文化的生活によって強化されたのだ。先進国に住む人は、無限に思える食料の供給に囲まれているため、それを当たり前のことだと考えてしまう。これまで食べ物に困ることはなかったし、おそらくこれからもずっとそうかもしれないが、この態度はいただけない。なぜなら、食べ物を当然あるものだと考えることは、進化史および文化史の両方に反するからだ。野菜や果物、肉、穀物、魚介類、ナッツなど、多様な食べ物がすぐに手に入る環境にいる運のいい人は、誰もがその幸運に感謝すべきである。そのための最良の方法——もっとも人間的な方法——は、すてきな食事を計画し、調理して、家族や友人と一緒に食することだろう。

# 謝辞

本書で示した考えの多くは、何年もかけてゆっくりと焼き上がったもので（あるいはまだ生焼けの部分もあろうが）、そこには数々の友人、同僚からの影響がある。食べ物や食事、進化に対する私の考え方は、大学院時代の師であるファーティマ・ジャクソン、そしてとりわけキャサリン（〝ケイティ〟）・ミルトンによって決定づけられた。霊長類の食事に関する知見をもとに、人類進化のさらなる解明を目指すということ、これが私の基本的な立場となったのである。それからのち、たくさんの時間を使って、食についての議論を重ねてきた。アレクサンドラ（〝アレックス〟）・ブルース＝スレードとは人類生物学の視点から、ピーター・シェパードとは考古学の視点から、そしてアンドレア・ワイリーとは、人類をとりまく「生物×文化的」な側面から。こうした議論がなかったら、本書の仕上がりは一段劣るものになっていただろう。かつて教科書を共に執筆したこともあるクレイグ・スタンフォードとスーザン・アントーンは、専門的な質問になんでも快く答えてくれたし、大学院で教えていたころの生徒だったスーザン・チアー（研究分野は牛乳・乳糖）とロジャー・サリバン（ビンロウの種子の中毒性）は、ヒトの摂取・消化とは何であるかについてかなりのことを教えてくれた。

アンドレアとピーターには草稿に目を通してもらった。さらに匿名の査読者2名にも協力していただき、おかげで本書の完成度はぐんと高まることとなった。食をこよなく愛するジャーナリストという立場から、草稿についてあれこれ意見してくれたリンダ・ブラックフォード。挿絵を担当してくれたジョエル・ブラス――それこそまさに、自身の脳みそを本書に捧げてくれたわけである――。そして、レストラン業界やメキシコ料理に対する鋭い考えを示してくれたリカルド・カルデナス。みなに感謝している。

ハーバード大学出版局のマイケル・フィッシャー氏には、大いに支えになっていただいた。そのリーダーシップ抜きには、こうして刊行に至ることもとうてい不可能だっただろう。当初から本書に携わってくださり、執筆・見直し段階のいずれにおいても、このうえなく貴重な指針を示していただいた。出版段階でお世話になった同局のローレン・エズダイル氏、そして原稿整理をすこぶるテキパキこなしてくださったスー・ワーガ氏にも、心より感謝を申し上げる。

長きにわたって知的な刺激いっぱいの職場で働くことができているのは、上司であり同僚でもある、ダマシオ夫妻（ハンナとアントニオ）のおかげである。アイオワ大学にはじまって、現在でも南カリフォルニア大学でご一緒し、ドーンサイフ認知神経科学イメージング研究所、および脳・創造性研究所でお世話になっている。どれほど感謝しても足りない。私が神経認知や進化学の分野で、多岐にわたるトピックを追究し続けることができているのは、なによりこの2人の支えがあってこそなのだから。

最後に、妻であるステファニー・シェフィールドにも感謝を伝えねばならない。各章が出来上がるごとに目を通し、いろいろと意見してくれた。愛をもって支えてくれたし、そのうえ、わが家の庭をすばらしいガーデニングスキルでもって彩ってくれた。息子のリードとペリーにも、ありがとうと言いたい。私の作る料理に、ささやかながら夢中になってくれて。

# 原注

## はじめに

1．レシピについてはE. Topp and M. Howard, *The Complete Book of Small-Batch Preserving* (Buffalo: Firefly Books, 2007), 174.
2．S. Pinker, *The Language Instinct*（New York: HarperPerennial, 1994).（『言語を生みだす本能』スティーブン・ピンカー著、椋田直子訳、日本放送出版協会）
3．J. Vernon, *Hunger: A Modern History* (Cambridge, MA: Belknap Press of Harvard University Press, 2007).

## 第１章
## サクサク、カリカリ、パリパリ、シャキシャキ……etc.

1．Food and Agriculture Organization of the United Nations, *New Light on a Hidden Treasure: International Year of the Potato 2008: an end-of-year review* (Rome: FAO, 2009).
2．S. Tsuji, *Japanese Cooking: A Simple Art* (Tokyo: Kodansha, 2006).
3．S. K. Srivastava, N. Babu, and H. Pandey, "Traditional Insect Bioprospecting—As Human Food and Medicine," *Indian Journal of Traditional Knowledge* 8 (2009): 485–494.
4．同上 , 486.
5．M. Harris, *Good to Eat: Riddles of Food and Culture* (Prospect Heights, IL: Waveland, 1998).（『食と文化の謎』マーヴィン・ハリス著、板橋作美訳、岩波現代文庫）
6．L. M. Berzok, *American Indian Food* (Westport, CT: Greenwood Press, 2005).
7．C. Stanford, J. S. Allen, and S. C. Antón, *Biological Anthropology: The Natural History of Humankind*, 2nd ed. (Upper Saddle River, NJ: Prentice-Hall, 2009).
8．S. Freidberg, *Fresh: A Perishable History* (Cambridge, MA: Belknap Press, 2009).
9．同上
10. J. Steingarten, *The Man Who Ate Everything* (New York: Vintage Books, 1997), 177.（『すべてを食べつくした男』ジェフリー・スタインガーテン著、柴田京子訳、文春文庫）
11. A. J. Marshall and R. W. Wrangham, "Evolutionary Consequences of Fallback Foods," *International Journal of Primatology* 28 (2007): 1219–1235.
12. J. E. Lambert, "Seasonality, Fallback Strategies, and Natural Selection: A Chimpanzee and Cercopithecoid Model for Interpreting the Evolution of Hominin Diet," in *Evolu-*

*tion of the Human Diet: The Known, the Unknown, and the Unknowable*, ed. P. S. Ungar, 324–343 (New York: Oxford University Press, 2007).
13. H. McGee, *On Food and Cooking: The Science and Lore of the Kitchen* (New York: Scribner, 2004), 778.（『マギーキッチンサイエンス：食材から食卓まで』Harold McGee 著、香西みどり監訳、北山薫ほか訳、共立出版）
14. S. W. Mintz, *Sweetness and Power: The Place of Sugar in Modern History* (New York: Penguin, 1985).（『甘さと権力：砂糖が語る近代史』シドニー・W・ミンツ著、川北稔ほか訳、平凡社）
15. McGee, *On Food and Cooking*.（『マギーキッチンサイエンス：食材から食卓まで』），14; S. Kawamura, "Seventy Years of the Maillard Reaction," in *The Maillard Reaction in Foods and Nutrition*, ACS Symposium Series, vol. 215, ed. G. R. Waller and M. S. Feather, 3–18 (Washington, DC: American Chemical Society, 1983).
16. McGee, *On Food and Cooking*, 304.（『マギーキッチンサイエンス：食材から食卓まで』）
17. R. Wrangham, *Catching Fire: How Cooking Made Us Human* (New York: Basic Books, 2009).（『火の賜物：ヒトは料理で進化した』リチャード・ランガム著、依田卓巳訳、NTT出版）
18. Stanford, Allen, and Antón, *Biological Anthropology*, 8; J. S. Allen, *The Lives of the Brain: Human Evolution and the Organ of Mind* (Cambridge, MA: Belknap Press of Harvard University Press, 2009).
19. L. Aiello and C. Dean, *An Introduction to Human Evolutionary Anatomy* (San Diego: Academic Press, 1990).
20. 同上；J. Nolte, *The Human Brain: An Introduction to Its Functional Anatomy*, 5th ed. (St. Louis: Mosby, 2002); J. S. Allen, *The Lives of the Brain: Human Evolution and the Organ of Mind*.
21. A. Damasio, *The Feeling of What Happens* (New York: Harcourt Brace, 1999).（『意識と自己』アントニオ・ダマシオ著、田中三彦訳、講談社学術文庫）
22. J. P. Lund et al., "Brainstem Mechanisms Underlying Feeding Behavior," *Current Opinion in Neurobiology* 8 (1998): 718–724; J. P. Lund and A. Kolta, "Brainstem Circuits That Control Mastication: Do They Have Anything to Say during Speech?" *Journal of Communication Disorders* 39 (2006): 381–390.
23. M. Onozuka et al., "Mapping Brain Region Activity during Chewing: A Functional Magnetic Resonance Imaging Study," *Journal of Dental Research* 81 (2002): 743–746; T. Tamura et al., "Functional Magnetic Resonance Imaging of Human Jaw Movements," *Journal of Oral Rehabilitation* 30 (2003): 614–622.
24. T. Takada and T. Miyamoto, "A Fronto-Parietal Network for Chewing of Gum: A Study on Human Subjects with Functional Magnetic Resonance Imaging," *Neurosci-*

*ence Letters* 360 (2004): 137–140.

25. Nolte, *The Human Brain.*
26. B. Pfleiderer et al., "Visualization of Auditory Habituation by fMRI," *NeuroImage* 17 (2002): 1705–1710.
27. N. Osaka, "Walk-Related Mimic Word Activates the Extrastriate Visual Cortex in the Human Brain: An fMRI Study," *Behavioural Brain Research* 198 (2009): 186–189; N. Osaka et al., "A Word Expressing Affective Pain Activates the Anterior Cingulate Cortex in the Human Brain: An fMRI Study," *Behavioural Brain Research* 153 (2004): 123–127.
28. L. Budell, P. Jackson, and P. Rainville, "Brain Responses to Facial Expressions of Pain: Emotional or Motor Mirroring?" *NeuroImage* 53 (2010): 355–363.
29. J. Munzert, B. Lorey, and K. Zentgraf, "Cognitive Motor Processes: The Role of Motor Imagery in the Study of Motor Representations," *Brain Research Reviews* 60 (2009): 306–326.

## 第２章
## 〝超〟雑食のサル――二足歩行・大きな脳・小さな顔

1. C. Stanford, J. S. Allen, and S. C. Antón, *Biological Anthropology: The Natural History of Humankind,* 2nd ed. (Upper Saddle River, NJ: Prentice-Hall, 2009).
2. C. B. Stanford, *Upright: The Evolutionary Key to Becoming Human* (New York: Houghton Mifflin Harcourt, 2003).（『直立歩行：進化への鍵』クレイグ・スタンフォード著、長野敬ほか訳、青土社）
3. P. S. Ungar, F. E. Grine, and M. F. Teaford, "Dental Microwear and Diet of the Plio-Pleistocene Hominin *Paranthropus boisei,*" *PLoS One* 3 (2008): e2044; M. Sponheimer et al., "Isotopic Evidence for Dietary Variability in the Early Hominin *Paranthropus robustus,*" *Science* 314 (2006): 980–982; T. E. Cerling et al., "Diet of *Paranthropus boisei* in the Early Pleistocene of East Africa," *Proceedings of the National Academy of Sciences* 108 (2011): 9337–9341.
4. J. S. Allen, *The Lives of the Brain: Human Evolution and the Organ of Mind* (Cambridge, MA: Belknap Press, 2009).
5. M. S. Springer et al., "Placental Mammal Diversification and the Cretaceous-Tertiary Boundary," *Proceedings of the National Academy of Sciences* 100 (2003): 1056–1061.
6. Stanford, Allen, and Antón, *Biological Anthropology.*
7. M. Cartmill, "Rethinking Primate Origins," *Science* 184 (1974): 436–443.
8. R. W. Sussman, "Primate Origins and the Evolution of Angiosperms," *American Jour-*

*nal of Primatology* 23 (1991): 209–223.

9 . R. F. Kay, C. Ross, and B. A. Williams, "Anthropoid Origins," *Science* 275 (1997): 797–804.

10. K. Milton, "The Critical Role Played by Animal Source Foods in Human (*Homo*) Evolution," *Journal of Nutrition* 133 (2003): 3886S–3892S; S. B. Eaton and M. J. Konner, "Paleolithic Nutrition: A Consideration of Its Nature and Current Implications," *New England Journal of Medicine* 312 (1985): 283–289; S. B. Eaton, S. B. Eaton III, and M. J. Konner, "Paleolithic Nutrition Revisited," in *Evolutionary Medicine*, ed. W. R. Trevathan, E. O. Smith, and J. J. McKenna, 313–332 (New York: Oxford University Press, 1999).

11. S. L. Washburn, "Australopithecines: The Hunters or the Hunted?" *American Anthropologist* 59 (1957): 612–614, 引用は p. 612.

12. R. A. Dart, "The Predatory Implemental Technique of *Australopithecus*," *American Journal of Physical Anthropology* 7 (1949): 1–38.

13. C. K. Brain, *The Hunters or the Hunted?* (Chicago: University of Chicago Press, 1981).

14. J. D. Speth and E. Tchernov, "Neandertal Hunting and Meat-Processing in the Near East: Evidence from Kebara Cave (Israel)," in *Meat-Eating and Human Evolution*, ed. C. B. Stanford and H. T. Bunn, 52–72 (New York: Oxford University Press, 2001).

15. H. T. Bunn, "Hunting, Power Scavenging, and Butchering by Hadza Foragers and by Plio-Pleistocene *Homo*," in *Meat-Eating and Human Evolution*, ed. C. B. Stanford and H. T. Bunn, 199–218 (New York: Oxford University Press, 2001).

16. H. T. Bunn and C. B. Stanford, "Conclusions: Research Trajectories on Hominid Meat-Eating," in *Meat- Eating and Human Evolution*, ed. C. B. Stanford and H. T. Bunn, 350–359 (New York: Oxford University Press, 2001), 引用は p. 356.

17. S. B. Laughlin, "Energy as a Constraint on the Coding and Processing of Sensory Information," *Current Opinion in Neurobiology* 11 (2001): 475–480.

18. Allen, *Lives of the Brain*.

19. J. W. Mink, R. J. Blumenschine, and D. B. Adams, "Ratio of Central Nervous System to Body Metabolism in Vertebrates: Its Constancy and Functional Basis," *American Journal of Physiology* 241 (1981): R203–R212.

20. Milton, "Critical Role Played by Animal Source Foods."

21. 同上

22. L. Aiello and P. Wheeler, "The Expensive-Tissue Hypothesis: The Brain and the Digestive System in Human and Primate Evolution," *Current Anthropology* 36 (1995): 199–221.

23. トレードオフに関する主張はほかにもある。鳥類を調査対象としたカーリン・イス

ラーとカーレル・バンシャイクは、脳の大きさと消化器官の大きさには何の関係性も見出せなかったが、しかし、脳の大きさと飛行に使う筋肉のサイズにトレードオフを発見した。飛行時間が短い、あるいは飛行に対する羽ばたきの割合が高い鳥は、はるか上空まで飛翔して滑空する鳥に比べて脳が小さいのである。代謝という点からすれば、筋肉という組織は高エネルギーを必要とするわけではない。が、それでも十分に発達していれば、脳にたくさんエネルギーを送り込むための、トレードオフの対象になりうるということだ。イスラーとバンシャイクは、ヒト科の進化においても、このようなトレードオフがあったのではないかとしている。すなわち二足歩行することで移動コストが減るなら、そのぶん浮いたエネルギーによって脳の増大化がもたらされることになる、と。K. Isler and C. van Schaik, "Costs of Encephalization: The Energy Trade-off Hypothesis Tested on Birds," *Journal of Human Evolution* 51 (2006): 228–243. 以下も参照 Allen, *Lives of the Brain*, 185–189.

24. C. M. Hladik, D. J. Chivers, and P. Pasquet, "On Diet and Gut Size in Non-Human Primates and Humans: Is There a Relationship to Brain Size?" *Current Anthropology* 40 (1999): 695–697; J. L. Fish and C. A. Lockwood, "Dietary Constraints on Encephalization in Primates," *American Journal of Physical Anthropology* 120 (2003): 171–181.
25. F. H. Previc, "Dopamine and the Origins of Human Intelligence," *Brain and Cognition* 41 (1999): 299–350.
26. S. C. Cunnane and M. A. Crawford, "Survival of the Fattest: Fat Babies Were the Keys to Evolution of the Large Human Brain," *Comparative Biochemistry and Physiology Part A* 136 (2003): 17–26.
27. 同上 ; M. A. Crawford et al., "Evidence for the Unique Function of Docosahexaenoic Acid during the Evolution of the Modern Hominid Brain," *Lipids* 34 (1999): S39–S47.
28. J. H. Langdon, "Has an Aquatic Diet Been Necessary for Hominin Brain Evolution and Functional Development?" *British Journal of Nutrition* 96 (2006): 7–17; S. L. Robson, "Breast Milk, Diet, and Large Human Brains," *Current Anthropology* 45 (2004): 419–425.
29. C. B. Stringer et al., "Neanderthal Exploitation of Marine Mammals in Gibraltar," *Proceedings of the National Academy of Sciences* 105 (2008): 14319–14324.
30. 同上 , 14320.
31. J. C. Joordens et al., "Relevance of Aquatic Environments for Hominins: A Case Study from Trinil (Java, Indonesia)," *Journal of Human Evolution* 57 (2009): 656–671.
32. P. S. Ungar, F. E. Grine, and M. F. Teaford, "Diet in Early *Homo*: A Review of the Evidence and a New Model of Adaptive Versatility," *Annual Review of Anthropology* 35 (2006): 209–228.
33. W. C. McGrew, *The Cultured Chimpanzee: Reflections on Cultural Primatology* (New

York: Cambridge University Press, 2004).
34. J. Holtzman, *Uncertain Tastes: Memory, Ambivalence, and the Politics of Eating in Samburu, Northern Kenya* (Berkeley: University of California Press, 2009), 引用は p. 94.
35. 同上 , 95.
36. P. Farb and G. Armelagos, *Consuming Passions: The Anthropology of Eating* (Boston: Houghton Mifflin, 1980).
37. 同上 , 207. もちろん食糧不足が長引けば、次第にその影響が色濃くなり、集団・文化の長期的な存続にとって脅威になることもある。
38. A. L. Kroeber, "The Superorganic," *American Anthropologist* 19 (1917): 163–213; A. L. Kroeber, *Anthropology: Race, Language, Culture, Psychology, Prehistory* (New York: Harcourt, Brace and Company, 1948).
39. M. Verdon, " 'The Superorganic,' or Kroeber's Hidden Agenda," *Philosophy of the Social Sciences* 40 (2010): 375–398.
40. P. Bellwood, "The Dispersals of Established Food-Producing Populations," *Current Anthropology* 50 (2009): 621–626.
41. G. W. Stocking, Jr., *Race, Culture, and Evolution: Essays in the History of Anthropology* (Chicago: University of Chicago Press, 1982).
42. M. Sahlins, *Stone-Age Economics* (Hawthorne, NY: Aldine de Gruyter, 1972).（『石器時代の経済学』マーシャル・サーリンズ著、山内昶訳、法政大学出版局）
43. A. S. Wiley and J. S. Allen, *Medical Anthropology: A Biocultural Approach* (New York: Oxford University Press, 2009).
44. D. Cook, "Subsistence Base and Health in the Lower Illinois Valley: Evidence from the Human Skeleton," *Medical Anthropology* 4 (1979): 109–124.
45. J. V. Neel, "Diabetes Mellitus: A Thrifty Genotype Rendered Detrimental by 'Progress'?" *American Journal of Human Genetics* 14 (1962): 353–362; J. V. Neel, "The Thrifty Genotype Revisited," in *The Genetics of Diabetes Mellitus*, ed. J. Köbberling and R. Tattersall, 283–293 (London: Academic Press, 1982).
46. J. S. Allen and S. M. Cheer, "The Non-Thrifty Genotype," *Current Anthropology* 37 (1996): 831–842; 以下も参照 Wiley and Allen, *Medical Anthropology*, 96–100.
47. T. B. Gage and S. DeWitte, "What Do We Know about the Agricultural Demographic Transition?" *Current Anthropology* 50 (2009): 649–655.
48. S. B. Eaton and M. J. Konner, "Paleolithic Nutrition: A Consideration of Its Nature and Current Implications," *New England Journal of Medicine* 312 (1985): 283–289.
49. Eaton, Eaton III, and Konner, "Paleolithic Nutrition Revisited."
50. S. Lindeberg, "Modern Human Physiology with Respect to Evolutionary Adaptations That Relate to Diet in the Past," in *The Evolution of Hominin Diets: Integrating Ap-*

*proaches to the Study of Palaeolithic Subsistence*, ed. J.-J. Hublin and M. P. Richards, 43–57 (New York: Springer, 2009), 引用は p. 52.
51. S. Lindeberg et al., "A Paleolithic Diet Improves Glucose Tolerance More than a Mediterranean-Like Diet in Individuals with Ischaemic Heart Disease," *Diabetologia* 50 (2007): 1795–1807.
52. G. Cochran and H. Harpending, *The 10,000 Year Explosion* (New York: Basic Books, 2009).（『一万年の進化爆発：文明が進化を加速した』グレゴリー・コクラン、ヘンリー・ハーペンディング著、古川奈々子訳、日経 BP 社）

## 第３章
## 感覚をつかさどる脳と食べ物

エピグラフの出典は *M. F. K. Fisher, The Art of Eating, published by Wiley Publishing, Inc., Hoboken, NJ. Copyright © 1937, 1941, 1942, 1948, 1949, 1954, 1990, 2004 by M. F. K. Fisher. Reprinted with permission of John Wiley & Sons, Inc., and Lescher & Lescher, Ltd. All rights reserved.*（『食の美学：さあ召しあがれ』M・F・K・フィッシャー著、本間千枝子、種田幸子訳、サントリー株式会社）

1. D. Kamp, *The United States of Arugula* (New York: Broadway Books, 2006).
2. S. Frings, "Primary Processes in Sensory Cells: Current Advances," *Journal of Comparative Physiology A* 195 (2009): 1–19; U. B. Kaupp, "Olfactory Signalling in Vertebrates and Insects: Differences and Commonalities," *Nature Reviews Neuroscience* 11 (2010): 188–200; J. R. Sanes and S. L. Zipursky, "Design Principles of Insect and Vertebrate Visual Systems," *Neuron* 66 (2010): 15–36.
3. Kamp, *United States of Arugula.*
4. M. Pollan, *In Defense of Food: An Eater's Manifesto* (New York: Penguin, 2008).（『ヘルシーな加工食品はかなりヤバい：本当に安全なのは「自然のままの食品」だ』マイケル・ポーラン著、高井由紀子訳、青志社）
5. R. L. Spang, *The Invention of the Restaurant: Paris and Modern Gastronomic Culture* (Cambridge, MA: Harvard University Press, 2000).（『レストランの誕生：パリと現代グルメ文化』レベッカ・L・スパング著、小林正巳訳、青土社）
6. 同上 , 146–169.
7. 同上 , 150–160.
8. 同上 , 158.
9. M. Montanari, *Food Is Culture*, trans. A. Sonnenfeld (New York: Columbia University Press, 2006), 引用は p. 61.

10. J. A. Brillat-Savarin, *The Physiology of Taste, or Meditations on Transcendental Gastronomy*, trans. M. F. K. Fisher (New York: Alfred Knopf, 2009 [1825]), 引用は p. 168.（『美味礼讃　上・下』ブリア＝サヴァラン著、関根秀雄ほか訳、岩波書店ほか）
11. こうした味覚生理学に関する議論の根本的なところは以下に詳しい。D. U. Silverthorn, *Human Physiology: An Integrated Approach*, 2nd ed. (Upper Saddle River, NJ: Prentice Hall, 2001), and J. B. West, ed., *Physiological Basis of Medical Practice*, 12th ed. (Baltimore: Williams and Wilkins, 1990).
12. R. D. Mattes, "Is There a Fatty Acid Taste?" *Annual Review of Nutrition* 29 (2009): 305–327.
13. M. L. Kringelbach and A. Stein, "Cortical Mechanisms of Human Eating," in *Frontiers in Eating and Weight Regulation*, Forum of Nutrition, vol. 63, ed. W. Langhans and N. Geary, 164–175 (Basel: Karger, 2010); E. T. Rolls, "Smell, Taste, Texture, and Temperature Multimodal Representations in the Brain, and Their Relevance to the Control of Appetite," *Nutrition Reviews* 62 (2004): S193–S204.
14. G. Scalera, "Effects of Conditioned Food Aversions on Nutritional Behavior in Humans," *Nutritional Neuroscience* 5 (2002): 159–188.
15. J. Nolte, *The Human Brain: An Introduction to Its Functional Anatomy*, 5th ed. (St. Louis: Mosby, 2002).
16. Rolls, "Smell, Taste, Texture, and Temperature."
17. 同上 , S193.
18. U. Sautter, "Dining in the Dark," *Time*, July 22, 2002; R. Long, "Dining in the Dark," *American Way*, March 15, 2010.
19. D. Salisbury, Dark Dining Project website, 2010, www.darkdiningprojects.com/dark-dining.htm#whydark.
20. E. T. Rolls, Z. J. Sienkiewicz, and S. Yaxley, "Hunger Modulates the Responses to Gustatory Stimuli of Single Neurons in the Caudolateral Orbitofrontal Cortex of the Macaque Monkey," *European Journal of Neuroscience* 1 (1989): 53–60.
21. M. L. Kringelbach and A. Stein, "Cortical Mechanisms of Human Eating"; Rolls, "Smell, Taste, Texture, and Temperature."
22. A. Escoffier, *Memories of My Life*, trans. L. Escoffier (New York: Van Nostrand Reinhold, 1997).（『エスコフィエの自伝：フランス料理の完成者』オーギュスト・エスコフィエ著、大木吉甫訳、中公文庫）
23. I. E. T. de Araujo et al., "Representation of Umami Taste in the Human Brain," *Journal of Neurophysiology* 90 (2003): 313–319.
24. Silverthorn, *Human Physiology*: West, *Physiological Basis of Medical Practice*.
25. R. C. Coghill, C. N. Sang, J. M. Maisog, and M. J. Iadarola, "Pain Intensity Processing

within the Human Brain: A Bilateral, Distributed Mechanism," *Journal of Neurophysiology* 82 (1999): 1934–1943.

26. C. Rennefeld et al., "Habituation to Pain: Further Support for a Central Component," *Pain* 148 (2010): 503–508.
27. D. F. Zatzick and J. E. Dimsdale, "Cultural Variations in Response to Painful Stimuli," *Psychosomatic Medicine* 52 (1990): 544–557.
28. L. Perry et al., "Starch Fossils and the Domestication and Dispersal of Chili Peppers (*Capsicum* spp. L.) in the Americas," *Science* 315 (2007): 986–988; I. Paran and E. van der Knaap, "Genetic and Molecular Regulation of Fruit and Plant Domestication Traits in Tomato and Pepper," *Journal of Experimental Botany* 58 (2007): 3841–3852.
29. P. Rozin, "Psychobiological Perspectives on Food Preferences and Avoidances," in *Food and Evolution: Toward a Theory of Human Food Habits*, ed. M. Harris and E. B. Ross, 181–205 (Philadelphia: Temple University Press, 1987); J. Gorman, "A Perk of Our Evolution: Pleasure in Pain of Chilies," *New York Times*, September 20, 2010.
30. S. Molnar, *Human Variation: Races, Types, and Ethnic Groups* (Upper Saddle River, NJ: Prentice Hall, 2006); R. J. Williams, *Biochemical Individuality: The Basis for the Genetotrophic Concept* (Austin: University of Texas Press, 1979 [1956]).
31. S. Wooding, "Phenylthiocarbamide: A 75-Year Adventure in Genetics and Natural Selection," *Genetics* 172 (2006): 2015–2023, 引用は p. 2015.
32. S.-W. Guo and D. R. Reed, "The Genetics of Phenylthiocarbamide perception," *Annals of Human Biology* 28 (2001): 111–142.
33. 同上；D. Drayna, "Human Taste Genetics," *Annual Review of Genomics and Human Genetics* 6 (2005): 217–235; B. J. Tepper, "Nutritional Implications of Genetic Taste Variation: The Role of PROP Sensitivity and Other Taste Phenotypes," *Annual Review of Nutrition* 28 (2008):367–388.
34. Drayna, "Human Taste Genetics."
35. Tepper, "Nutritional Implications of Genetic Taste Variation"; B. J. Tepper et al., "Genetic Variation in Taste Sensitivity to 6-n-propylthiouracil and Its Relationship to Taste Perception and Food Selection," *Annals of the New York Academy of Sciences* 1170 (2009): 126–139.
36. N. Soranzo et al., "Positive Selection on a High-Sensitivity Allele of the Human Bitter-Taste Receptor *TAS2R16*," *Current Biology* 15 (2005): 1257–1265.
37. S. Wooding et al., "Natural Selection and Molecular Evolution in *PTC*, a Bitter-Taste Receptor Gene," *American Journal of Human Genetics* 74 (2004): 637–646.
38. 同上
39. J.C. Wang et al., "Functional Variants in *TAS2R38* and *TAS2R16* Influence Alcohol

Consumption in High-Risk Families of African-American Origin," *Alcoholism: Clinical and Experimental Research* 31 (2007): 209–215.

40. V. B. Duffy, "Variation in Oral Sensation: Implications for Diet and Health," *Current Opinion in Gastroenterology* 23 (2007): 171–177, 引用は p.173.
41. Y. Hasin-Brumshtein, D. Lancet, and T. Olender, "Human Olfaction: From Genomic Variation to Phenotypic Diversity," *Trends in Genetics* 25 (2009): 178–184.
42. H. Kaplan et al., "A Theory of Human Life History Evolution: Diet, Intelligence, and Longevity," *Evolutionary Anthropology* 9 (2000): 156–185; C. Panter-Brick, "Sexual Division of Labor: Energetic and Evolutionary Scenarios," *American Journal of Human Biology* 14 (2002): 627–640.
43. C. B. Stanford, *The Hunting Apes: Meat Eating and the Origins of Human Behavior* (Princeton: Princeton University Press, 1999). 引用は p. 200.（『狩りをするサル：肉食行動からヒト化を考える』クレイグ・B・スタンフォード著、瀬戸口美恵子ほか訳、青土社）
44. M. F. K. Fisher, *The Art of Eating*, 50th Anniversary Edition (Hoboken, NJ: Wiley, 2004). 引用は p. 584.（『食の美学：さあ召しあがれ』M・F・K・フィッシャー著、本間千枝子、種田幸子訳、サントリー株式会社）
45. C. Lévi-Strauss, *The Raw and the Cooked* (Chicago: University of Chicago Press, 1983 [1969]), 引用は p. 269.（『神話論理　1　生のものと火を通したもの』クロード・レヴィ＝ストロース著、早水洋太郎訳、みすず書房）
46. K. Shopsin and C. Carreño, *Eat Me: The Food and Philosophy of Kenny Shopsin* (New York: Alfred A. Knopf, 2008), 91.
47. www.urbandictionary.com.
48. Y.-C. Chuang et al., "Tooth-Brushing Epilepsy with Ictal Orgasms," *Seizure* 13 (2004): 179–182.
49. J. R. Georgiadis et al., "Regional Cerebral Blood Flow Changes Associated with Clitorally Induced Orgasm in Healthy Women," *European Journal of Neuroscience* 24 (2006): 3305–3316; J. R. Georgiadis et al., "Brain Activation during Human Male Ejaculation Revisited," *NeuroReport* 18 (2007): 553–557; J. R. Georgiadis et al., "Men versus Women on Sexual Brain Function: Prominent Differences during Tactile Genital Stimulation, but Not during Orgasm," *Human Brain Mapping* 30 (2009): 3089–3101.
50. Rolls, Sienkiewicz, and Yaxley, "Hunger Modulates the Responses."

## 第4章
## 食べ過ぎる人と食べない人

1. B. Caballero, "The Global Epidemic of Obesity: An Overview," *Epidemiologic Reviews* 29 (2007): 1–5.
2. W. Allen, "Notes from the Overfed (1968)," in *Secret Ingredients: The New Yorker Book of Food and Drink*, ed. D. Remnick (New York: Random House, 2007). 引用は p. 402.（「肥満質の手記」、『これでおあいこ：ウディ・アレン短篇集』ウディ・アレン著、伊藤典夫ほか訳、CBS・ソニー出版）
3. E. J. McAllister et al., "Ten Putative Contributors to the Obesity Epidemic," *Critical Reviews in Food Science and Nutrition* 49 (2009): 868–913.
4. G. Taubes, *Good Calories, Bad Calories* (New York: Anchor Books, 2007).
5. D. C. Willcox et al., "Caloric Restriction and Human Longevity: What Can We Learn from the Okinawans?" *Biogerontology* 7 (2006): 173–177.
6. R. Wrangham, *Catching Fire: How Cooking Made Us Human* (New York: Basic Books, 2009).（『火の賜物：ヒトは料理で進化した』リチャード・ランガム著、依田卓巳訳、NTT 出版）
7. M. Jones, *Feast: Why Humans Share Food* (New York: Oxford University Press, 2007).
8. W. R. Leonard, J. J. Snodgrass, and M. L. Robertson, "Evolutionary Perspectives on Fat Ingestion and Metabolism in Humans," in *Fat Detection: Taste, Texture, and Post Ingestive Effects*, ed. J. P. Montmayeur and J. le Coutre (Boca Raton, FL: CRC Press, 2010).
9. R. D. Mattes, "Fat Taste in Humans: Is It Primary?" in *Fat Detection: Taste, Texture, and Post Ingestive Effects*, ed. J. P. Montmayeur and J. le Coutre (Boca Raton, FL: CRC Press, 2010). 甘味、酸味、苦味、塩味、うま味が基本味とみなされているのは、それぞれに固有の味情報伝達メカニズムが存在するためであるが、マテスによれば、「脂っこい」などあらゆる味のうちで何が「基本」であるかは定義次第である。
10. A. K. Outram, "Hunter-Gatherers and the First Farmers," in *Food: The History of Taste*, ed. P. Freedman, 35–61 (Berkeley: University of California Press, 2007), 引用は p. 46.（『世界　食事の歴史：先史から現代まで』ポール・フリードマン編、南直人ほか監訳、東洋書林）
11. J. E. Steiner et al., "Comparative Expression of Hedonic Impact: Affective Reactions to Taste by Human Infants and Other Primates," *Neuroscience and Biobehavioral Reviews* 25 (2001): 53–74.
12. 以下を参照 www.ers.usda.gov/webdocs/DataFiles/53304/table50.xls?v=3869.8.

13. S. B. Eaton, S. B. Eaton III, and M. J. Konner, "Paleolithic Nutrition Revisited," in *Evolutionary Medicine*, ed. W. R. Trevathan, E. O. Smith, and J. J. McKenna, 313–332 (New York: Oxford University Press, 1999).
14. F. W. Marlowe and J. C. Berbesque, "Tubers as Fallback Foods and Their Impact on Hadza Hunter-Gatherers," *American Journal of Physical Anthropology* 140 (2009): 751–758.
15. G. K. Beauchamp et al., "Infant Salt Taste: Developmental, Methodological, and Contextual Factors," *Developmental Psychobiology* 27 (1994): 353–365.
16. M. L. Power and J. Schulkin, *The Evolution of Obesity* (Baltimore: Johns Hopkins University Press, 2009), 121.（『人はなぜ太りやすいのか：肥満の進化生物学』マイケル・L・パワー、ジェイ・シュルキン著、山本太郎訳、みすず書房）
17. N. Mrosovsky and D. F. Sherry, "Animal Anorexias," *Science* 207 (1980): 837–842.
18. J. J. Brumberg, *Fasting Girls: The History of Anorexia Nervosa* (New York: Plume, 1980).
19. D. A. Kessler, *The End of Overeating: Taking Control of the Insatiable American Appetite* (New York: Rodale, 2009).（『過食にさようなら：止まらない食欲をコントロールする』デイヴィッド・A・ケスラー著、伝田晴美訳、エクスナレッジ）
20. J. Nolte, *The Human Brain: An Introduction to Its Functional Anatomy*, 5th ed. (St. Louis: Mosby, 2002); D. U. Silverthorn, *Human Physiology: An Integrated Approach*, 2nd ed. (Upper Saddle River, NJ: Prentice Hall, 2001); H.-R. Berthoud and C. Morrison, "The Brain, Appetite, and Obesity," *Annual Review of Psychology* 59 (2008): 55–92.
21. Berthoud and Morrison, "The Brain, Appetite, and Obesity."
22. E. R. Shell, *The Hungry Gene: The Science of Fat and the Future of Thin* (New York: Atlantic Monthly Press, 2002).（『太りゆく人類：肥満遺伝子と過食社会』エレン・ラペル・シェル著、栗木さつき訳、早川書房）; R. S. Ahima, "Revisiting Leptin's Role in Obesity and Weight Loss," *Journal of Clinical Investigation* 118 (2008): 2380–2383.
23. S. B. Heymsfield et al., "Recombinant Leptin for Weight Loss in Obese and Lean Adults," *Journal of the American Medical Association* 282 (1999): 1568–1575.
24. M. L. Power and J. Schulkin, *The Evolution of Obesity* (Baltimore: Johns Hopkins University Press, 2009).（『人はなぜ太りやすいのか：肥満の進化生物学』マイケル・L・パワー、ジェイ・シュルキン著、山本太郎訳、みすず書房）
25. A. Wiley, *Re-Imagining Milk* (New York: Routledge, 2011).
26. T. Kelesidis et al., "Narrative Review: The Role of Leptin in Human Physiology: Emerging Clinical Applications," *Annals of Internal Medicine* 152 (2010): 93–100.
27. M. Rosenbaum et al., "Low-Dose Leptin Reverses Skeletal Muscle, Autonomic, and Neuroendocrine Adaptations to Maintenance of Reduced Weight," *Journal of Clinical*

*Investigation* 115 (2005): 3579–3586.

28. M. Rosenbaum et al., "Leptin Reverses Weight Loss-Induced Changes in Regional Neural Activity Responses to Visual Food Stimuli," *Journal of Clinical Investigation* 118 (2008): 2583–2591. このfMRI研究から得られたデータの分析は、ちょっとややこしい。というのも、まず減量前後の画像を比較したうえで、減量後に至っては、レプチン投与時とプラシーボ投与時の画像を比較するからだ。それに減量前後のいずれにおいても、食物を見れば多数の脳領域が活性化している。これは複数の認知ネットワークが同時に活性化しているということで、食物刺激がいかに複雑なものであるかがうかがえる。
29. 同上, 2587.
30. A. J. Ho et al., "Obesity Is Linked with Lower Brain Volume in 700 AD and MCI Patients," *Neurobiology of Aging* 31 (2010): 1326–1339.
31. J. S. Allen, J. Bruss, and H. Damasio, "Normal Neuroanatomical Variation Due to Age: The Major Lobes and a Parcellation of the Temporal Region," *Neurobiology of Aging* 26 (2005): 1245–1260.
32. J. S. Allen, J. Bruss, and H. Damasio, "The Aging Brain: The Cognitive Reserve Hypothesis and Hominid Evolution," *American Journal of Human Biology* 17 (2005): 673–689.
33. S. Debette et al., "Visceral Fat Is Associated with Lower Brain Volume in Healthy Middle-Aged Adults," *Annals of Neurology* 68 (2010): 136–144; S. Gazdzinski et al., "Body Mass Index and Magnetic Resonance Markers of Brain Integrity in Adults," *Annals of Neurology* 63 (2008): 652–657.
34. D. Gustafson et al., "A 24-Year Follow-Up of Body Mass Index and Cerebral Atrophy," *Neurology* 63 (2004): 1876–1881.
35. Y. Taki et al., "Relationship between Body Mass Index and Gray Matter Volume in 1,428 Healthy Individuals," *Obesity* 16 (2008): 119–124.
36. N. Pannacciulli et al., "Brain Abnormalities in Human Obesity: A Voxel-Based Morphometric Study," *NeuroImage* 31 (2006): 1419–1425.
37. C. A. Raji et al., "Brain Structure and Obesity," *Human Brain Mapping* 31 (2010): 353–364.
38. A. J. Ho et al., "A Commonly Carried Allele of the Obesity-Related *FTO* Gene Is Associated with Reduced Brain Volume in the Healthy Elderly," *Proceedings of the National Academy of Sciences* 107 (2010): 8404–8409.
39. A. J. Ho et al., "Obesity Is Linked with Lower Brain Volume."
40. 同上
41. R. D. Terry and R. Katzman, "Life Span and Synapses: Will There Be a Primary Senile Dementia?" *Neurobiology of Aging* 22 (2001): 347–348.

42. American Psychiatric Association, *Diagnostic and Statistical Manual of Mental Disorders*, 4th ed. (Washington, DC: American Psychiatric Association, 1994).
43. G.-J. Wang et al., "Evidence of Gender Differences in the Ability to Inhibit Brain Activation Elicited by Food Stimulation," *Proceedings of the National Academy of Sciences* 106 (2009): 1249–1254.
44. P. K. Keel et al., "A 20-Year Longitudinal Study of Body Weight, Dieting, and Eating Disorder Symptoms," *Journal of Abnormal Psychology* 116 (2007): 422–432.
45. L. Passamonti et al., "Personality Predicts the Brain's Response to Viewing Appetizing Foods: The Neural Basis of a Risk Factor for Overeating," *Journal of Neuroscience* 29 (2009): 43–51.
46. J. M. McCaffery et al., "Differential Functional Magnetic Resonance Imaging Response to Food Pictures in Successful Weight-Loss Maintainers Relative to Normal-Weight and Obese Controls," *American Journal of Clinical Nutrition* 90 (2009): 928–934.
47. E. Abrahams and M. Silver, "The Case for Personalized Medicine," *Journal of Diabetes Science and Technology* 3 (2009): 680–684.
48. T. B. Gustafson and D. B. Sarwer, "Childhood Sexual Abuse and Obesity," *Obesity Reviews* 5 (2004): 129–135.
49. Kessler, *The End of Overeating*. (『過食にさようなら：止まらない食欲をコントロールする』デイヴィッド・A・ケスラー著、伝田晴美訳、エクスナレッジ)
50. M. J. Morris, E. S. Na, and A. K. Johnson, "Salt Craving: The Psychobiology of Pathogenic Sodium Intake," *Physiology and Behavior* 94 (2008): 709–721.
51. M. Lutter and E. J. Nestler, "Homeostatic and Hedonic Signals Interact in the Regulation of Food Intake," *Journal of Nutrition* 139 (2009): 629–632, 引用は p. 629. 以下も参照 J. A. Corsica and M. L. Pelchat, "Food Addiction: True or False?" *Current Opinion in Gastroenterology* 26 (2010): 165–169; M. L. Pelchat, "Food Addiction in Humans," *Journal of Nutrition* 139 (2009): 620–622.
52. P. Rozin, "Psychobiological Perspectives on Food Preferences and Avoidances," in *Food and Evolution: Toward a Theory of Human Food Habits*, ed. M. Harris and E. B. Ross, 181–205 (Philadelphia: Temple University Press, 1987); M. Lafourcade et al., "Nutritional Omega-3 Deficiency Abolishes Endocannabinoid-Mediated Neuronal Functions," *Nature Neuroscience* 14 (2011): 345–350.
53. M. J. Morris, E. S. Na, and A. K. Johnson, "Salt Craving."
54. P. M. Johnson and P. J. Kenny, "Dopamine D2 Receptors in Addiction-Like Reward Dysfunction and Compulsive Eating in Obese Rats," *Nature Neuroscience* 13 (2010): 635–641.

55. G. J. Wang et al., "Brain Dopamine and Obesity," *Lancet* 357 (2001): 354–357.
56. J. A. Mennella et al., "Sweet Preferences and Analgesia during Childhood: Effects of Family History of Alcoholism and Depression," *Addiction* 105 (2010): 666–675.
57. E. Stice et al., "Relation of Reward from Food Intake and Anticipated Food Intake to Obesity: A Functional Magnetic Resonance Imaging Study," *Journal of Abnormal Psychology* 117 (2008): 924–935.
58. E. Stice et al., "Reward Circuitry Responsivity to Food Predicts Future Increases in Body Mass: Moderating Effects of DRD2 and DRD4," *NeuroImage* 50 (2010): 1618–1625.
59. ふつうは薬物とみなされる物質が、食物と同じように摂取されているケースも考えうる。このような場合には、薬物と食物の快楽メカニズムが混ざり合っていることになる。以下を参照 R. J. Sullivan and E. H. Hagen, "Psychotropic Substance-Seeking: Evolutionary Pathology or Adaptation?" *Addiction* 97 (2002): 389–400.
60. M. R. Lowe and M. L. Butryn, "Hedonic Hunger: A New Dimension of Appetite?" *Physiology and Behavior* 91 (2007): 432–439.
61. 同上, 438.
62. American Psychiatric Association, *Diagnostic and Statistical Manual.*
63. J. J. Brumberg, *Fasting Girls.*
64. J. E. Mitchell and S. Crow, "Medical Complications of Anorexia Nervosa and Bulimia Nervosa," *Current Opinion in Psychiatry* 19 (2006): 438–443; S. Nielsen, "Epidemiology and Mortality of Eating Disorders," *Psychiatric Clinics of North America* 24 (2001): 201–214.
65. E. Lambe et al., "Cerebral Gray Matter Volume Deficits after Weight Recovery from Anorexia Nervosa," *Archives of General Psychiatry* 54 (1997): 537–542; G. K. Frank, U. F. Bailer, S. Henry, A. Wagner, and W. H. Kaye, "Neuroimaging Studies in Eating Disorders," *CNS Spectrums* 9 (2004): 539–548.
66. American Psychiatric Association, *Diagnostic and Statistical Manual.*
67. C. M. Bulik et al., "Twin Studies of Eating Disorders: A Review," *International Journal of Eating Disorders* 27 (2000): 1–20.
68. S. Bordo, "Anorexia Nervosa: Psychopathology as the Crystallization of Culture," in *Food and Culture: A Reader,* ed. C. Counihan and P. van Esterik, 2nd ed., 162–186 (New York: Routledge, 2008 [1996]), 170.
69. W. H. Kaye, J. L. Fudge, and M. Paulus, "New Insights into Symptoms and Neurocircuit Function of Anorexia Nervosa," *Nature Reviews Neuroscience* 10 (2009): 573–584.
70. A. J. W. Scheurink et al., "Neurobiology of Hyperactivity and Reward: Agreeable Restlessness in Anorexia Nervosa," *Physiology and Behavior* 100 (2010): 490–495.
71. W. H. Kaye, J. L. Fudge, and M. Paulus, "New Insights." 引用は p. 581.

72. M. N. Miller and A. J. Pumariega, "Culture and Eating Disorders: A Historical and Cross-Cultural Review," *Psychiatry* 64 (2001): 93–110.
73. A. E. Becker, "Television, Disordered Eating, and Young Women in Fiji: Negotiating Body Image and Identity during Rapid Social Change," *Culture, Medicine, and Psychiatry* 28 (2004): 533–559; A. E. Becker et al., "Facets of Acculturation and Their Diverse Relations to Body Shape Concern in Fiji," *International Journal of Eating Disorders* 40 (2007): 42–50.
74. M. A. Katzman and S. Lee, "Beyond Body Image: The Integration of Feminist and Transcultural Theories in the Understanding of Self Starvation," *International Journal of Eating Disorders* 22 (1997): 385–394.
75. K. M. Pike and A. Borovoy, "The Rise of Eating Disorders in Japan: Issues of Culture and Limitations of the Model of 'Westernization,' " *Culture, Medicine, and Psychiatry* 28 (2004): 493–531.

## 第5章
## 食の記憶

1. A. Damasio, *Self Comes to Mind* (New York: Pantheon, 2010).（『自己が心にやってくる：意識ある脳の構築』アントニオ・R・ダマシオ著、山形浩生訳、早川書房）
2. L. R. Squire, "Memory and the Hippocampus: A Synthesis from Findings with Rats, Monkeys, and Humans," *Psychological Review* 99 (1992): 195–231.
3. J. R. Manns and H. Eichenbaum, "Evolution of Declarative Memory," *Hippocampus* 16 (2006): 795–808, 引用は p. 795.
4. J. Nolte, *The Human Brain: An Introduction to Its Functional Anatomy*, 5th ed. (St. Louis: Mosby, 2002).
5. See J. S. Allen, *The Lives of the Brain: Human Evolution and the Organ of Mind* (Cambridge, MA: Belknap Press, 2009), 92–99.
6. R. Carter, *Mapping the Mind* (Berkeley: University of California Press, 1999).（『脳と心の地形図：ビジュアル版』リタ・カーター著、養老孟司監修、藤井留美訳、原書房）; B. Carey, "H.M., an Unforgettable Amnesiac, Dies at 82," *New York Times*, December 5, 2008; S. Corkin, "What's New with the Amnesic Patient H.M.?" *Nature Reviews Neuroscience* 3 (2002): 153–160.
7. 私はダニエル・トラネル、ジョエル・ブラス、ハンナ・ダマシオとともに、ある患者グループの海馬の大きさを測定する研究を行った。いずれもかつて酸素欠乏を経験したことのある患者で、欠乏時間の長短はさまざまであった。無酸素状態の原因となったのは二酸化炭素中毒、重度のぜんそく発作、心肺停止、溺水などである。海馬は酸素欠乏

の影響をことさら受けやすく、無酸素状態にさらされれば長期にわたって健忘症状の生じることが多い。過去の記憶を保持することは可能だが、新たな記憶を形成する能力がほとんど損なわれてしまうのだ。ところが、なかには記憶に関する問題点のほとんど見当たらないケース、あるいは問題があったとしても軽度にすぎないケースがある。このような患者の海馬を調べた結果わかったのは、海馬の大きさと健忘症の有無や程度のあいだに、強い相関関係があるということだ。つまり重度の健忘症に陥った患者ほど、無酸素状態のときに多量の海馬を失っていて、いっぽう、新たな記憶の形成能力に問題のない患者ほど、より無傷に近い形で海馬が残っていたのである。海馬が大きいほど（すなわち、無酸素状態を経験する以前の海馬サイズに近いほど）、機能面ですぐれていたのである。J. S. Allen et al., "Correlations between Regional Brain Volumes and Memory Performance in Anoxia," *Journal of Clinical and Experimental Neuropsychology* 28 (2006): 457–476.

8. S. Cavaco et al., "The Scope of Preserved Procedural Memory in Amnesia," *Brain* 127 (2004): 1853–1867.
9. J. M. Fuster, "Cortex and Memory: Emergence of a New Paradigm," *Journal of Cognitive Neuroscience* 21 (2009): 2047–2072.
10. Ebert, *Life Itself* (New York: Hachette Book Group, 2011), 377–383.
11. A. Damasio, *The Feeling of What Happens* (New York: Harcourt Brace, 1999), 221.（『意識と自己』アントニオ・ダマシオ著、田中三彦訳、講談社学術文庫）
12. K. M. Johnson, R. Boonstra, and J. M. Wojtowicz, "Hippocampal Neurogenesis in Food-Storing Red Squirrels: The Impact of Age and Spatial Behavior," *Genes, Brain, and Behavior* 9 (2010): 583–591.
13. 同上; D. F. Sherry, L. F. Jacobs, and S. J. C. Gaulin, "Spatial Memory and Adaptive Specialization of the Hippocampus," *Trends in Neurosciences* 15 (1992): 298–303.
14. H. J. Jerison, "Brain Size and the Evolution of Mind," James Arthur Lecture on the Evolution of the Human Brain, American Museum of Natural History, New York, 1991.
15. J. A. Amat et al., "Correlates of Intellectual Ability with Morphology of the Hippocampus and Amygdala in Healthy Adults," *Brain and Cognition* 66 (2008): 105–114.
16. E. A. Maguire et al., "Navigation-Related Structural Change in the Hippocampi of Taxi Drivers," *Proceedings of the National Academy of Sciences* 97 (2000): 4398–4403; E. A. Maguire, K. Woollett, and H. J. Spiers, "London Taxi Drivers and Bus Drivers: A Structural MRI and Neuropsychological Analysis," *Hippocampus* 16 (2006): 1091–1101.
17. K. Woollett, J. Glensman, and E. A. Maguire, "Non-Spatial Expertise and Hippocampal Gray Matter Volume in Humans," *Hippocampus* 18 (2008): 981–984.
18. T. L. Davidson et al., "A Potential Role for the Hippocampus in Energy Intake and

Body Weight Regulation," *Current Opinion in Pharmacology* 7 (2007): 613–616.

19. N. Germain et al., "Constitutional Thinness and Lean Anorexia Nervosa Display Opposite Concentrations of Peptide YY, Glucagon-Like Peptide 1, Ghrelin, and Leptin," *American Journal of Clinical Nutrition* 85 (2007): 967–971.
20. S. A. Farr, W. A. Banks, and J. E. Morley, "Effects of Leptin on Memory Processing," *Peptides* 27 (2006): 1420–1425; J. Harvey, N. Solovyova, and A. Irving, "Leptin and Its Role in Hippocampal Synaptic Plasticity," *Progress in Lipid Research* 45 (2006): 369–378; P. R. Moult and J. Harvey, "Hormonal Regulation of Hippocampal Dendritic Morphology and Synaptic Plasticity," *Cell Adhesion and Migration* 2 (2008): 269–275.
21. P. K. Olszewski, H. B. Schiöth, and A. S. Levine, "Ghrelin in the CNS: From Hunger to a Rewarding and Memorable Meal?" *Brain Research Reviews* 58 (2008): 160–170.
22. Davidson et al., "Potential Role for the Hippocampus."
23. C. Messier, "Glucose Improvement of Memory: A Review," *European Journal of Pharmacology* 490 (2004): 33–57.
24. 同上
25. A. L. Macready et al., "Flavonoids and Cognitive Function: A Review of Human Randomized Controlled Trial Studies and Recommendations for Future Studies," *Genes and Nutrition* 4 (2009): 227–242; J. P. E. Spencer, "The Impact of Fruit Flavonoids on Memory and Cognition," *British Journal of Nutrition* 104 (2010): S40–S47.
26. Spencer, "Impact of Fruit Flavonoids."
27. G. W. Arendash and C. Cao, "Caffeine and Coffee as Therapeutics against Alzheimer's Disease," *Journal of Alzheimer's Disease* 20 (2010): S117–S126.
28. P. Wostyn et al., "Increased Cerebrospinal Fluid Production as a Possible Mechanism Underlying Caffeine's Protective Effect against Alzheimer's Disease," *International Journal of Alzheimer's Disease* 2011 (2011): 617420.
29. Arendash and Cao, "Caffeine and Coffee."
30. W. Grimes, "First, a Little Something from the Chef . . . Very, Very Little," *New York Times*, July 22, 1998.
31. D. R. Paul et al., "Validation of a Food Frequency Questionnaire by Direct Measurement of Habitual Ad Libitum Food Intake," *American Journal of Epidemiology* 162 (2005): 806–814; A. F. Subar et al., "Comparative Validation of the Block, Willett, and National Cancer Institute Food Frequency Questionnaires," *American Journal of Epidemiology* 154 (2001): 1089–1099.
32. Paul et al., "Validation of a Food Frequency Questionnaire"; Subar et al., "Comparative Validation"; W. Willett, "A Further Look at Dietary Questionnaire Validation," *American Journal of Epidemiology* 154 (2001): 1100–1102; G. Block, "Another Perspec-

tive on Food Frequency Questionnaires," *American Journal of Epidemiology* 154 (2001): 1103–1104.

33. Paul et al., "Validation of a Food Frequency Questionnaire," 812.
34. Willett, "A Further Look at Dietary Questionnaire Validation," 1100.
35. B. Wansink, *Mindless Eating: Why We Eat More Than We Think* (New York: Bantam, 2006).（『そのひとクチがブタのもと』ブライアン・ワンシンク著、中井京子訳、集英社）
36. 同上 , 40.
37. P. Rozin et al., "What Causes Humans to Begin and End a Meal? A Role for Memory for What Has Been Eaten, as Evidenced by a Study of Multiple Meal Eating in Amnesic Patients," *Psychological Science* 9 (1998): 392–396.
38. 同上 , 394.
39. S. Higgs et al., "Sensory-Specific Satiety Is Intact in Amnesics Who Eat Multiple Meals," *Psychological Science* 19 (2008): 623–628.
40. I. L. Bernstein, "Food Aversion Learning: A Risk Factor for Nutritional Problems in the Elderly?" *Physiology and Behavior* 66 (1999): 199–201; C. C. Horn, "Why Is the Neurobiology of Nausea and Vomiting So Important?" *Appetite* 50 (2008): 430–434.
41. P. Rozin, "Psychobiological Perspectives on Food Preferences and Avoidances," in *Food and Evolution: Toward a Theory of Human Food Habits*, ed. M. Harris and E. B. Ross, 181–205 (Philadelphia: Temple University Press, 1987).
42. F. Bermúdez-Rattoni, "Molecular Mechanisms of Taste-Recognition Memory," *Nature Reviews Neuroscience* 5 (2004): 209–217.
43. 同上
44. K. Koops, W. C. McGrew, and T. Matsuzawa, "Do Chimpanzees (*Pan troglodytes*) Use Cleavers and Anvils to Fracture *Treculia africana* Fruits? Preliminary Data on a New Form of Percussive Technology," *Primates* 51 (2010): 175–178; W. C. McGrew, "Primatology: Advanced Ape Technology," *Current Biology* 14 (2004): R1046–R1047; D. J. Povinelli, J. E. Reaux, and S. H. Frey, "Chimpanzees' Context-Dependent Tool Use Provides Evidence for Separable Representations of Hand and Tool Even during Active Use within Peripersonal Space," *Neuropsychologia* 48 (2010): 243–247.
45. A. D. Baddeley, "Is Working Memory Still Working?" *American Psychologist* 56 (2001): 851–864.
46. F. L. Coolidge and T. Wynn, "Working Memory, Its Executive Functions, and the Emergence of Modern Thinking," *Cambridge Archaeological Journal* 15 (2005): 5–26; T. Wynn and F. L. Coolidge, "Beyond Symbolism and Language: An Introduction to Supplement 1, *Working Memory*," *Current Anthropology* 51 (2010): S5–S16.「近代精神」と

いう概念は、まゆつばものだと考えておくべきだろう。というのもここでは、次のような疑問点がすっ飛ばされているからだ。すなわち近代というのは、前近代と対照的なものとして正確に定義できるものなのか？　近代人と前近代人のあいだに、くっきりと線を引けるものなのか？　以下を参照 J. J. Shea, "*Homo sapiens* Is as *Homo sapiens* Was," *Current Anthropology* 52 (2011): 1–35.

47. D. E. J. Linden, "The Working Memory Networks of the Human Brain," *Neuroscientist* 13 (2007): 257–267; D. M. Barch and E. Smith, "The Cognitive Neuroscience of Working Memory: Relevance to CNTRICS and Schizophrenia," *Biological Psychiatry* 64 (2008): 11–17; T. Klingberg, "Training and Plasticity of Working Memory," *Trends in Cognitive Sciences* 14 (2010): 317–324.
48. C. P. Beaman, "Working Memory and Working Attention," *Current Anthropology* 51 (2010): S27–S38; M. N. Haidle, "Working-Memory Capacity and the Evolution of Modern Cognitive Potential," *Current Anthropology* 51 (2010): S149–S166.
49. Shea, "*Homo sapiens* Is as *Homo sapiens* Was."
50. G. O. Einstein et al., "Multiple Processes in Prospective Memory Retrieval: Factors Determining Monitoring Versus Spontaneous Retrieval," *Journal of Experimental Psychology: General* 134 (2005): 327–342; J. Fish, B. A. Wilson, and T. Manly, "The Assessment and Rehabilitation of Prospective Memory Problems in People with Neurological Disorders: A Review," *Neuropsychological Rehabilitation* 20 (2010): 161–179.
51. Fish, Wilson, and Manly, "Assessment and Rehabilitation"; P. W. Burgess, "Strategy Application Disorder: The Role of the Frontal Lobes in Human Multitasking," *Psychological Research* 63 (2000): 279–288; P. W. Burgess, A. Quayle, and C. D. Frith, "Brain Regions Involved in Prospective Memory as Determined by Positron Emission Tomography," *Neuropsychologia* 39 (2001): 545–555; H. E. M. den Ouden et al., "Thinking about Intentions," *NeuroImage* 28 (2005): 787–796; Y. Wang et al., "Meta-Analysis of Prospective Memory in Schizophrenia: Nature, Extent, and Correlates," *Schizophrenia Research* 114 (2009): 64–70.
52. R. Wrangham, *Catching Fire: How Cooking Made Us Human* (New York: Basic Books, 2009).（『火の賜物：ヒトは料理で進化した』リチャード・ランガム著、依田卓巳訳、NTT 出版）
53. D. E. Sutton, *Remembrance of Repasts* (Oxford: Berg, 2001); D. E. Sutton, "A Tale of Easter Ovens: Food and Collective Memory," *Social Research* 75 (2008): 157–180.
54. Sutton, *Remembrance of Repasts*, 28.
55. 同上 , 29.
56. T. Suddendorf, "Episodic Memory versus Episodic Foresight: Similarities and Differences," *Wiley Interdisciplinary Reviews Cognitive Sciences* 1 (2009): 99–107; T. Sudden-

dorf and M. C. Corballis, "The Evolution of Foresight: What Is Mental Time Travel, and Is It Unique to Humans?" *Behavioral and Brain Sciences* 30 (2007): 299–351; T. Suddendorf, D. R. Addis, and M. C. Corballis, "Mental Time Travel and the Shaping of the Human Mind," *Philosophical Transactions of the Royal Society B* 364 (2009): 1317–1324.

57. Suddendorf, "Episodic Memory."
58. J. D. Holtzman, "Food and Memory," *Annual Review of Anthropology* 35 (2006): 361–378.
59. J. Siskind, "The Invention of Thanksgiving: A Ritual of American Nationality," *Critique of Anthropology* 12 (1992): 167–191, 引用は p. 185.
60. M. Halbwachs, *The Collective Memory* (New York: Harper and Row Colophon, 1980), 44.（『集合的記憶』モーリス・アルヴァックス著、小関藤一郎訳、行路社）

## 第6章
## カテゴリー：良い食べ物、悪い食べ物、食べていいもの、食べてはいけないもの

1．A. Escoffier, *Memories of My Life*, trans. L. Escoffier (New York: Van Nostrand Reinhold, 1997), 33.（『エスコフィエの自伝：フランス料理の完成者』オーギュスト・エスコフィエ著、大木吉甫訳、中公文庫）
2．以下などを参照 , M. Douglas, *Purity and Danger: An Analysis of Concepts of Pollution and Taboo* (New York: Praeger, 1966).（『汚穢と禁忌』メアリ・ダグラス著、塚本利明訳、ちくま学芸文庫）; M. Harris, *Good to Eat: Riddles of Food and Culture* (Prospect Heights, IL: Waveland, 1985).（『食と文化の謎』マーヴィン・ハリス著、板橋作美訳、岩波現代文庫）
3．R. J. Sullivan and E. H. Hagen, "Psychotropic Substance-Seeking: Evolutionary Pathology or Adaptation?" *Addiction* 97 (2002): 389–400.
4．J. Waugh, "DNA Barcoding in Animal Species: Progress, Potential, and Pitfalls," *BioEssays* 29 (2007): 188–197; 以下も参照 the PhyloCode Project at www.ohio.edu/phylocode/index.html.
5．S. Atran, "Folk Biology and the Anthropology of Science: Cognitive Universals and Cultural Particulars," *Behavioral and Brain Sciences* 21 (1998): 547–609; M. Bang, D. L. Medin, and S. Atran, "Cultural Mosaics and Mental Models of Nature," *Proceedings of the National Academy of Sciences* 104 (2007): 13868–13874.
6．Atran, "Folk Biology and the Anthropology of Science."
7．R. Bulmer, "Why Is the Cassowary Not a Bird? A Problem of Zoological Taxonomy among the Karam of the New Guinea Highlands," *Man* 2 (n.s.) (1967): 5–25; I. S. Majnep and R. N. H. Bulmer, *Bird of My Kalam Country (Mnmon yad Kalam Yakt)* (Auck-

land: Auckland University Press, 1977).

8. Bulmer, "Why Is the Cassowary Not a Bird?"

9. 同上, 17.

10. S. R. Kellert, "The Biological Basis for Human Values of Nature," in *The Biophilia Hypothesis*, ed. S. R. Kellert and E. O. Wilson, 42–72 (Washington, DC: Island Press, 1993).（『バイオフィーリアをめぐって』スティーヴン・R・ケラート、エドワード・O・ウィルソン編、荒木正純ほか訳、法政大学出版局）

11. F. G. Ashby et al., "A Neuropsychological Theory of Multiple Systems in Category Learning," *Psychological Review* 105 (1998): 442–481; F. G. Ashby and W. T. Maddox, "Human Category Learning," *Annual Review of Psychology* 56 (2005): 149–178; B. Z. Mahon and A. Caramazza, "Concepts and Categories: A Cognitive Neuropsychological Perspective," *Annual Review of Psychology* 60 (2009): 27–51.

12. Ashby and Maddox, "Human Category Learning."

13. 同上, 167.

14. C. Piras, *Culinaria Italy: Pasta, Pesto, Passion* (Potsdam: H. F. Ullmann, 2007).

15. Ashby et al., "A Neuropsychological Theory."

16. H. McGee, *On Food and Cooking: The Science and Lore of the Kitchen* (New York: Scribner, 2004), 153.（『マギーキッチンサイエンス：食材から食卓まで』Harold McGee 著、香西みどり監訳、北山薫ほか訳、共立出版）

17. Ashby and Maddox, "Human Category Learning," 169.

18. C. A. Seger and E. K. Miller, "Category Learning in the Brain," *Annual Review of Neuroscience* 33 (2010): 203–219, 引用は p. 213.

19. P. Fusar-Poli et al., "Functional Atlas of Emotional Faces Processing: A Voxel-Based Meta-Analysis of 105 Functional Magnetic Resonance Imaging Studies," *Journal of Psychiatry and Neuroscience* 34 (2009): 418–432.

20. J. S. Foer, *Eating Animals* (New York: Back Bay Books, 2009), 6.（『イーティング・アニマル：アメリカ工場式畜産の難題《ジレンマ》』ジョナサン・サフラン・フォア著、黒川由美訳、東洋書林）

21. G. A. Miller and P. M. Gildea, "How Children Learn Words," in *The Emergence of Language: Development and Evolution*, ed. W. S.-Y. Wang, 150–158 (New York: W. H. Freeman, 1991).

22. Oxford Dictionaries Online, "How Many Words Are There in the English Language?" 2010, www.lexico.com/en/explore/how-many-words-are-there-in-the-english-language.

23. P. T. Schoenemann, "Syntax as an Emergent Characteristic of the Evolution of Semantic Complexity," *Minds and Machines* 9 (1999): 309–346.

24. S. Savage-Rumbaugh and D. Rumbaugh, "The Emergence of Language," in *Tools,*

*Language, and Cognition in Human Evolution*, ed. K. R. Gibson and T. Ingold, 86–108 (Cambridge: Cambridge University Press, 1993); S. Savage-Rumbaugh, S. G. Shanker, and T. J. Taylor, *Apes, Language, and the Human Mind* (New York: Oxford University Press, 1998); P. T. Schoenemann, "Conceptual Complexity and the Brain: Understanding Language Origins," in *Language Acquisition, Change, and Emergence: Essays in Evolutionary Linguistics*, ed. W. S.-Y. Wang and J. W. Minett, 47–94 (Hong Kong: City University of Hong Kong Press, 2005).

25. 言語の起源と脳に関する仮説は以下を参照 J. S. Allen, *The Lives of the Brain: Human Evolution and the Organ of Mind* (Cambridge, MA: Belknap Press, 2009), 232–272.
26. J. Painter, J.-H. Rah, and Y.-K. Lee, "Comparison of International Food Guide Pictorial Representations," *Journal of the American Dietetic Association* 102 (2002): 483–489, 引用は p. 489.
27. M. Nestle, *Food Politics: How the Food Industry Influences Nutrition and Health*, rev. ed. (Berkeley: University of California Press, 2007).（『フード・ポリティクス：肥満社会と食品産業』マリオン・ネスル著、三宅真季子ほか訳、新曜社）
28. 同上 , 27; S. P. Murphy and S. I. Barr, "Food Guides Reflect Similarities and Differences in Dietary Guidance in Three Countries (Japan, Canada, and the United States)," *Nutrition Reviews* 65 (2007): 141–148.
29. S. W. Katamay et al., "*Eating Well with Canada's Food Guide (2007)* : Development of the Food Intake Pattern," *Nutrition Reviews* 65 (2007): 155–166; N. Yoshiike et al., "A New Food Guide in Japan: *The Japanese Food Guide Spinning Top*," *Nutrition Reviews* 65 (2007): 149–154.
30. M. Pollan, *In Defense of Food: An Eater's Manifesto* (New York: Penguin, 2008).（『ヘルシーな加工食品はかなりヤバい：本当に安全なのは「自然のままの食品」だ』マイケル・ポーラン著、高井由紀子訳、青志社）
31. G. Taubes, *Good Calories, Bad Calories* (New York: Anchor Books, 2007).
32. 同上 , 28.
33. C. D. Naylor and J. M. Paterson, "Cholesterol Policy and the Primary Prevention of Coronary Disease: Reflections on Clinical and Population Strategies," *Annual Review of Nutrition* 16 (1996): 349–382.
34. A. M. Brownawell and M. C. Falk, "Cholesterol: Where Science and Public Health Policy Intersect," *Nutrition Reviews* 68 (2010): 355–364.
35. 同上
36. 同上 , 361.
37. Naylor and Paterson, "Cholesterol Policy and the Primary Prevention of Coronary Disease."

38. Taubes, *Good Calories, Bad Calories* 19.
39. J. Haidt et al., "Body, Psyche, and Culture: The Relationship between Disgust and Morality," *Psychology and Developing Societies* 9 (1997): 107–131, 引用は p. 121.
40. A. R. Damasio, *Descartes' Error: Emotion, Reason, and the Human Brain* (New York: Avon, 1994).（『デカルトの誤り：情動、理性、人間の脳』アントニオ・R・ダマシオ著、田中三彦訳、ちくま学芸文庫）
41. 同上, 173.
42. C. M. Funk and M. S. Gazzaniga, "The Functional Brain Architecture of Human Morality," *Current Opinion in Neurobiology* 19 (2009): 678–681.
43. T. Wheatley and J. Haidt, "Hypnotic Disgust Makes Moral Judgments More Severe," *Psychological Science* 16 (2005): 780–784.
44. J. S. Borg, D. Lieberman, and K. A. Kiehl, "Infection, Incest, and Iniquity: Investigating the Neural Correlates of Disgust and Morality," *Journal of Cognitive Neuroscience* 20 (2008): 1529–1546.
45. J. Wechsberg, *Blue Trout and Black Truffles (New York: Alfred A. Knopf, 1954).*

## 第７章
## 食べ物と創造的な旅

1. S. Kawamura, "The Process of Sub-Culture Propagation among Japanese Macaques," *Primates* 2 (1959): 43–60.
2. T. Keller, S. Heller, and M. Ruhlman, *The French Laundry Cookbook* (New York: Artisan, 1999). 引用は p. 3.
3. F. Adrià, J. Soler, and A. Adrià, *A Day at El Bulli: An Insight into the Ideas, Methods, and Creativity of Ferran Adrià* (London: Phaidon, 2008).（『エル・ブリの一日：アイデア、創作メソッド、創造性の秘密』フェラン・アドリアほか著、清宮真理ほか訳、ファイドン）
4. 同上, p.240-241 間の差し込みページ
5. G. Achatz, *Alinea* (Berkeley, CA: Ten Speed Press, 2008); G. Achatz, "Diner's Journal: What Grant Achatz Saw at El Bulli," *New York Times*, February 16, 2010.
6. G. Cochran and H. Harpending, *The 10,000 Year Explosion* (New York: Basic Books, 2009), 127.（『一万年の進化爆発：文明が進化を加速した』グレゴリー・コクラン、ヘンリー・ハーペンディング著、古川奈々子訳、日経 BP 社）
7. D. K. Simonton, *Origins of Genius: Darwinian Perspectives on Creativity* (New York: Oxford University Press, 1999).
8. A. Flaherty, "Frontotemporal and Dopaminergic Control of Idea Generation and Creative Drive," *Journal of Comparative Neurology* 493 (2005): 147–153, 引用は p. 147.

9. G. Miller, *The Mating Mind* (New York: Anchor Books, 2000).（『恋人選びの心：性淘汰と人間性の進化』ジェフリー・F・ミラー著、長谷川眞理子訳、岩波書店）
10. S. Blackmore, *The Meme Machine* (Oxford: Oxford University Press, 1999).（『ミーム・マシーンとしての私』スーザン・ブラックモア著、垂水雄二訳、草思社）
11. C. Stanford, J. S. Allen, and S. C. Antón, *Biological Anthropology: The Natural History of Humankind*, 2nd ed. (Upper Saddle River, NJ: Prentice-Hall, 2009).
12. 以下で論じられている T. I. Lubart, "Models of the Creative Process: Past, Present and Future," *Creativity Research Journal* 13 (2000–2001): 295–308.
13. 同上
14. V. Drago et al., "What's Inside the Art? The Influence of Frontotemporal Dementia in Art Production," *Neurology* 67 (2006): 1285–1287.
15. L. C. de Souza et al., "Poor Creativity in Frontotemporal Dementia: A Window into the Neural Bases of the Creative Mind," *Neuropsychologia* 48 (2010): 3733–3742.
16. 同上
17. Flaherty, "Frontotemporal and Dopaminergic Control."
18. R. E. Jung et al., "Neuroanatomy of Creativity," *Human Brain Mapping* 31 (2010): 398–409. 質問票は10種の領域（視覚芸術、音楽など）における創造性を評価できるように作られている。ユングらはさまざまなタスクを用いて「拡散的思考」（創造性のさらなる尺度）も測定し、その結果を評価する際には、評価する側の総意が反映されるような方法をとり、最終的に「複合的創造指標」としてまとめた。こうしたうえで、被験者（計61名）の脳のMRI画像をそれぞれ比較、さらにコンピューターのプログラムを使用することで、創造性の尺度と皮質――すなわち灰白質――の厚さに何らかの相関性がないかを測定した。
19. H. Takeuchi et al., "Regional Gray Matter Volume of Dopaminergic System Associate with Creativity: Evidence from Voxel-Based Morphometry," *NeuroImage* 51 (2010): 578–585.
20. Ö. de Manzano et al., "Thinking Outside a Less Intact Box: Thalamic Dopamine D2 Receptor Densities Are Negatively Related to Psychometric Creativity in Healthy Individuals," *PLoS One* 5 (2010): e10670.
21. Flaherty, "Frontotemporal and Dopaminergic Control."
22. A. Harrington, *Medicine, Mind, and the Double Brain* (Prince ton: Prince ton University Press, 1987); S. Finger, *Minds Behind the Brain* (New York: Oxford University Press, 2000).
23. R. Sperry, "Roger W. Sperry— Nobel Lecture," 1981. 以下を参照 Nobelprize.org, http://nobelprize.org/prizes/medicine/1981/sperry/lecture.
24. M. Jung-Beeman et al., "Neural Activity When People Solve Verbal Problems with

Insight," *PLoS Biology* 2 (2004): 0500–0510.

25. A. Dietrich and R. Kanso, "A Review of EEG, ERP, and Neuroimaging Studies of Creativity and Insight," *Psychological Bulletin* 136 (2010): 822–848; R. D. Whitman, E. Holcomb, and J. Zanes, "Hemispheric Collaboration in Creative Subjects: Cross-Hemisphere Priming in a Lexical Decision Task," *Creativity Research Journal* 22 (2010): 109–118.
26. K. M. Mihov, M. Denzler, and J. Förster, "Hemispheric Specialization and Creative Thinking: A Meta-Analytic Review of Lateralization of Creativity," *Brain and Cognition* 72 (2010): 442–448.
27. R. E. Jung et al., "White Matter Integrity, Creativity, and Psychopathology: Disentangling Constructs with Diffusion Tensor Imaging," *PLoS One* 5 (2010): e9818.
28. S. T. Hunter, K. E. Bedell, and M. D. Mumford, "Climate for Creativity: A Quantitative Review," *Creativity Research Journal* 19 (2007): 69–90.
29. 同上
30. 同上
31. V. Chossat and O. Gergaud, "Expert Opinion and Gastronomy: The Recipe for Success," *Journal of Cultural Economics* 27 (2003): 127–141.
32. Adrià, Soler, and Adrià, *A Day at El Bulli*; Achatz, *Alinea*; Keller, Heller, and Ruhlman, *The French Laundry Cookbook*.
33. J.-S. Horng and M.-L. Hu, "The Mystery in the Kitchen: Culinary Creativity," *Creativity Research Journal* 20 (2008): 221–230; J.-S. Horng and M.-L. Hu, "The Creative Culinary Process: Constructing and Extending a Four-Component Model," *Creativity Research Journal* 21 (2009): 376–383.
34. 以下を参照 www.foodandwine.com/chefs/every-fw-best-new-chef-winner-list.
35. L. Heldke, "Let's Cook Thai: Recipes for Colonialism," in *Food and Culture: A Reader*, ed. C. Counihan and P. van Esterik, 2nd ed., 327–341 (New York: Routledge, 2008).
36. 同上, 334.
37. J. Anderson, *The American Century Cookbook* (New York: Clarkson Potter, 1997), 3.
38. Amana Heritage Society, *Guten Appetit from Amana Kitchens* (Amana, IA: Amana Preservation Foundation, 1985).
39. J. Baer and J. C. Kaufman, "Gender Differences in Creativity," *Journal of Creative Behavior* 42 (2008): 75–105, 引用は p. 98.

## 第8章
## 心の理論と「食の理論」

1. K. L. Sakai, "Language Acquisition and Brain Development," *Science* 310 (2005): 815–819.
2. D. Premack and G. Woodruff, "Does the Chimpanzee Have a Theory of Mind?" *Behavioral and Brain Sciences* 4 (1978): 515–526; D. Premack and G. Woodruff, "Chimpanzee Problem-Solving: A Test for Comprehension," *Science* 202 (1978): 532–535.
3. A. M. Leslie, " 'Theory of Mind' as a Mechanism of Selective Attention," in *The New Cognitive Neurosciences*, ed. M. S. Gazzaniga, 2nd ed., 1235–1247 (Cambridge, MA: MIT Press, 2000).
4. 同上, 1235.
5. S. Baron-Cohen, "The Cognitive Neuroscience of Autism: Evolutionary Approaches," in *The New Cognitive Neurosciences*, ed. M. S. Gazzaniga, 2nd ed., 1249–1257 (Cambridge, MA: MIT Press, 2000); G. J. Pickup, "Relationship between Theory of Mind and Executive Function in Schizophrenia: A Systematic Review," *Psychopathology* 41 (2008): 206–213.
6. S. Baron-Cohen, "Autism: The Empathizing-Systemizing (E-S) Theory," *Annals of the New York Academy of Sciences* 1156 (2009): 68–80, 引用は p. 69.
7. S. J. Carrington and A. J. Bailey, "Are There Theory of Mind Regions in the Brain? A Review of the Neuroimaging Literature," *Human Brain Mapping* 30 (2008): 2313–2335.
8. M. A. Just and S. Varma, "The Organization of Thinking: What Functional Brain Imaging Reveals about the Neuroarchitecture of Complex Cognition," *Cognitive, Affective, and Behavioral Neuroscience* 7 (2007): 153–191.
9. 同上, 154.
10. M. Tomasello and J. Call, *Primate Cognition* (New York: Oxford University Press, 1997).
11. J. Call and M. Tomasello, "Does the Chimpanzee Have a Theory of Mind? 30 Years Later," *Trends in Cognitive Sciences* 12 (2008): 187–192.
12. 同上, 131.
13. S. L. Anzman, B. Y. Rollins, and L. L. Birch, "Parental Influence on Children's Early Eating Environments and Obesity Risk: Implications for Prevention," *International Journal of Obesity* 34 (2010): 1116–1124.
14. K. R. Daffner, "Promoting Successful Cognitive Aging: A Comprehensive Review," *Journal of Alzheimer's Disease* 19 (2010): 1101–1122; B. R. Reed et al., "Cognitive Activi-

ties during Adulthood Are More Important than Education in Building Reserve," *Journal of the International Neuropsychological Society* 17 (2011): 615–624.
15. M. K. Rohr and F. R. Lang, "Aging Well Together—A Mini-Review," *Gerontology* 55 (2009): 333–343; B. D. James et al., "Late-Life Social Activity and Cognitive Decline in Old Age," *Journal of the International Neuropsychological Society* 17 (2011): 998–1005.

著者プロフィール（原著執筆当時）

ジョン・アレン（John S. Allen）

人類学者。南カリフォルニア大学のドーンサイフ認知神経科学イメージング研究所、および同校脳・創造性研究所、インディアナ大学人類学部の研究員。研究テーマ：ヒトの脳構造と進化。日本、ニュージーランド、パプアニューギニア、パラオで文化人類学のフィールドワーク経験がある。

訳者プロフィール

成広あき（なすひろ・あき）

翻訳家。愛知県生まれ。神戸大学工学部建築学科中退。共訳書に『世界のラン大図鑑』（三省堂）がある。

PEAK books

# 美食《びしょく》のサピエンス史《し》

2020年10月10日　第1刷発行
2020年10月10日　第2刷発行

著　　者　ジョン・アレン
翻　　訳　成広《なすひろ》　あき
発 行 人　一戸裕子
発 行 所　株式会社 羊土社
〒101-0052　東京都千代田区神田小川町2-5-1
www.yodosha.co.jp/
TEL 03（5282）1211 ／ FAX 03（5282）1212

印刷所　　大日本印刷株式会社
翻訳協力　小川浩一、伊藤伸子、
　　　　　株式会社 トランネット　www.trannet.co.jp/
校正・校閲　株式会社 鷗来堂
装幀　　　羊土社編集部デザイン室


ISBN 978-4-7581-1214-7

PEAK books

Passion

Evidence

Arts

Knowledge

を届けたい

PEAK booksは科学と医療をこよなく愛する編集者が生み出したレーベルです。私たちは日々の本づくりのなかで、自然と生命の神秘さや不思議さに目を見はり、知的好奇心に胸を躍らせています。そして、巨人の肩に立つ科学者が無から有を発見するドラマに感動し、医療関係者が真摯な想いで献身する姿に心を奮わせています。そこには、永く語り継ぎたい喜びや情熱、知恵や根拠や教養が詰まっていました。

激動の現代だからこそ、頂を目指して一歩一歩挑み続ける多くの方に、人生の一助となる道標を届けたい。それがPEAK booksの源泉です。